"两只眼睛"看临床

——疾病与心理

曹秋云 施利国 著

东南大学出版社
·南京·

图书在版编目(CIP)数据

"两只眼睛"看临床——疾病与心理/曹秋云，施利国著. —南京：东南大学出版社，2011.7
 ISBN 978-7-5641-2868-5

Ⅰ.①两… Ⅱ.①曹… ②施… Ⅲ.①临床医学 ②医学心理学 Ⅳ.①R4 ②R395.1

中国版本图书馆 CIP 数据核字(2011)第 120346 号

"两只眼睛"看临床

著 者：	曹秋云 施利国
出版发行：	东南大学出版社
出 版 人：	江建中
社 址：	南京四牌楼 2 号 邮编 210096
电 话：	(025)83793330 (025)83362442(传真)
网 址：	http://www.seupress.com
电子邮件：	press@seupress.com
经 销：	全国各地新华书店
印 刷：	江苏兴化印刷有限公司
开 本：	700 mm×1 000 mm 1/16
印 张：	15.75
字 数：	270 千字
版 次：	2011 年 7 月第 1 版 2011 年 7 月第 1 次印刷
书 号：	ISBN 978-7-5641-2868-5
定 价：	32.00 元

本社图书若有印装质量问题，请直接向读者服务部联系。
电话(传真)：025-83792328

《大医学术文库》编委会名单

(排名不分先后)

杜治政　《医学与哲学》杂志主编
张大庆　北京大学医学人文研究院院长
孙慕义　东南大学人文医学系教授
高兆明　南京师范大学应用伦理学研究所所长
赵明杰　《医学与哲学》杂志副主编
王　虹　南京医科大学第一附属医院院长
鲁　翔　南京医科大学第二附属医院院长
丁义涛　南京大学医学院附属鼓楼医院院长
潘淮宁　南京市第一人民医院院长
易学明　南京军区总医院院长

选题策划：刘　虹　刘庆楚

有研究发现,高达80%的心理障碍患者并不首先在医学心理门诊就诊,而是到躯体疾病专科就诊。这是因为原发性心理障碍本身如抑郁、焦虑、疑病和恐怖等会以各种躯体不适或功能障碍为表现形式,而患者的心理因素被隐藏在这些躯体化症状中。所以,临床医师由病溯"源"时,要寻找病人的生物因素,更应注意病人的心理因素,学会用"两只眼睛"看病人!

——作者谨识

目 录

序 言 ·· 1

临床的"另一只眼睛" ·· 1

心慌、胸闷的背后——发生在心脏内科的故事 ····································· 7

 案例 1-1 张先生反复出现濒死的感觉 ·· 8
 案例 1-2 胸部紧缩的马先生 ·· 9
 案例 1-3 一到特定场合就透不过气来的赵先生 ··························· 10
 案例 1-4 高女士为什么坚信自己有心脏病？ ····························· 11
 【解读 1-1】 貌似心血管疾病的惊恐发作 ······································· 11
 案例 1-5 激烈争吵后突发剧烈胸痛 ·· 13
 案例 1-6 中规中矩的马医生突发剧烈的胸前区疼痛 ····················· 14
 【解读 1-2】 过度紧张和激动易引起心脏疾病 ······························· 14
 案例 1-7 缓解情绪的药物把顽固的高血压降下来了 ····················· 15
 案例 1-8 多种降压药为何降不下廖女士的血压？ ························· 16
 【解读 1-3】 过度焦虑易使血压居高不下 ······································· 16
 案例 1-9 吴先生心梗后出现幻觉 ·· 17
 案例 1-10 心梗后焦虑让郭先生的心脏症状难以消失 ····················· 18
 案例 1-11 夏女士心梗后乐趣尽失 ·· 19
 【解读 1-4】 心梗后容易出现心理障碍 ··· 19
 案例 1-12 贾先生的早搏与情绪障碍有关 ······································ 20
 案例 1-13 缓解艾女士的情绪问题帮助她控制了房颤 ····················· 20
 案例 1-14 丁女士需要急救的心律失常系由焦虑引起 ····················· 21
 【解读 1-5】 心律失常往往与心理障碍有关 ···································· 22

【总读】"另一只眼睛"看心血管系统疾病 …………………… 24

受尽头痛、头晕折磨的人们——为什么神经系统病症常规治疗的效果不佳？ … 31
案例 2-1　经常头痛的银行行长 …………………………………… 32
案例 2-2　任女士的头痛越来越重 ………………………………… 32
案例 2-3　梅女士反复头痛 3 年 …………………………………… 33
【解读 2-1】内心紧张常让一些人感到头痛 ……………………… 33
案例 2-4　王女士头晕 3 年未愈 …………………………………… 38
【解读 2-2】内心压力也会让人头晕 ……………………………… 38
案例 2-5　刘先生脑梗症状好转后又出现情绪低落 ……………… 39
【解读 2-3】脑血管病后易出现抑郁 ……………………………… 40
案例 2-6　她在患帕金森氏病后出现情绪异常 …………………… 45
【解读 2-4】帕金森病患者之抑郁 ………………………………… 46

失眠的秘密——辗转反侧原来是心病 …………………………… 47
案例 3-1　什么原因使得黄女士睡眠困难？ ……………………… 48
案例 3-2　王女士失眠 30 年 ……………………………………… 48
【总读】失眠的由来 ………………………………………………… 49

疼痛的困扰——心病亦可引起疼痛 …………………………… 74
案例 4-1　全身不定位疼痛的杨女士 ……………………………… 75
案例 4-2　持续背痛的郑会计 ……………………………………… 75
案例 4-3　经常腹痛的郭女士 ……………………………………… 75
案例 4-4　腰痛不止的董先生 ……………………………………… 76
【总读】何故出现无名"原因"的疼痛 …………………………… 77

令人郁闷的胃肠道疾病——有胃肠症状并非一定是消化科疾病 …… 91
案例 5-1　苗条的小李讨厌吃饭 …………………………………… 92
案例 5-2　为了保持好的形象葛女士出现闭经 …………………… 92
案例 5-3　小蒋为了学业而减肥，结果"走火入魔" …………… 93
【解读 5-1】"苗条美"带来的后患 ……………………………… 93
案例 5-4　减肥的小周却在暴食 …………………………………… 97

案例 5-5　小魏难以控制不停地吃 ………………………………… 98
【解读 5-2】　暴饮暴食的缘由 …………………………………… 99
案例 5-6　高中生吐到呕血 ……………………………………… 101
案例 5-7　她想把虫子全"吐"出来 ……………………………… 101
案例 5-8　余女士失男友后反复呕吐 …………………………… 102
【解读 5-3】　顽固性呕吐的心理因素 …………………………… 102
案例 5-9　十几次的胃镜、肠镜没有查出病来 ………………… 104
案例 5-10　久治不愈的胃病？ …………………………………… 104
案例 5-11　韩女士的胃病折磨她十余年 ………………………… 105
【解读 5-4】　表达情绪的器官——胃肠道 ……………………… 106
案例 5-12　争强好胜的软件工程师患了胃溃疡 ………………… 108
【解读 5-5】　心理应激的胃肠道表现——胃溃疡 ……………… 108
案例 5-13　她总是大便异常 ……………………………………… 112
【解读 5-6】　心理应激的肠道表现——肠道易激综合征 ……… 112
案例 5-14　他为何反复腹胀？ …………………………………… 115
【解读 5-7】　功能性消化不良常见于有慢性压力的人 ………… 116
【总读】　"另一只眼睛"看消化系统疾病 ……………………… 119

代谢性疾病患者闷闷不乐——有些内分泌系统疾病与心理障碍有关 …… 126
案例 6-1　丁先生患糖尿病5年后出现抑郁 …………………… 127
【解读 6-1】　糖尿病患者常享受不到快乐 ……………………… 127
案例 6-2　失恋的她出现了甲状腺机能亢进 …………………… 131
【解读 6-2】　心理应激可以促发甲状腺机能亢进 ……………… 131
案例 6-3　霍女士甲状腺手术后出现精神症状 ………………… 134
案例 6-4　无聊让余先生出现甲状腺机能减退 ………………… 134
【解读 6-3】　甲状腺机能减退常与心理状况相互"促进" …… 134
案例 6-5　父母不和让小赵越吃越胖 …………………………… 135
【解读 6-4】　肥胖症患者常有心理压力 ………………………… 135

女性常见疾病背后的"心事"——妇科医生更应善于"两只眼睛"看病人 …… 138
案例 7-1　侯女士在月经前期非常紧张 ………………………… 139
【解读 7-1】　经前期紧张者常有难以解决的内心冲突 ………… 139

案例 7-2　何女士围绝经期与家人关系越来越僵 …………………… 141
【解读 7-2】　更年期综合征的心理观 ………………………………… 142
案例 7-3　陆女士只因下腹疼痛就不想活 ……………………………… 144
【解读 7-3】　慢性盆腔炎引发的苦恼 ………………………………… 144
案例 7-4　吴女士常常外阴瘙痒 ………………………………………… 145
【解读 7-4】　外阴瘙痒者不要忽视心理障碍 ………………………… 146
案例 7-5　什么原因让"健康夫妇"不能怀孕生子 …………………… 147
案例 7-6　杨女士的不孕与她的不开心有关 …………………………… 147
案例 7-7　刘女士的不孕与紧张形成恶性循环 ………………………… 147
【解读 7-5】　不孕与不良情绪 ………………………………………… 148
案例 7-8　怀上宝宝却剧吐不止 ………………………………………… 150
【解读 7-6】　妊娠剧吐与不良情绪 …………………………………… 151
案例 7-9　她怀孕后为什么血压升高？ ………………………………… 153
【解读 7-7】　妊娠高血压与心理因素 ………………………………… 153
案例 7-10　孩子喜降人间妈妈却郁郁寡欢 …………………………… 155
案例 7-11　儿科医生产下女儿自责 …………………………………… 156
【解读 7-8】　产后抑郁 ………………………………………………… 156
案例 7-12　高龄孕产妇需用"心"来呵护 …………………………… 160
【解读 7-9】　高龄产妇的心理更脆弱 ………………………………… 160
【总读】　女性特殊状态下的心理障碍 ………………………………… 164

五官的异常感觉让人痛不欲生——五官科病人的困惑 ……………… 166
案例 8-1　石女士的眼睛出现视物模糊 ………………………………… 167
【解读 8-1】　心理不悦让人视物不清 ………………………………… 167
案例 8-2　鼻中隔手术后他再也无法找到从前的感觉 ………………… 167
【解读 8-2】　当鼻中隔偏曲遇上感觉异常 …………………………… 168
案例 8-3　她为什么老是感觉咽喉有异物？ …………………………… 168
【解读 8-3】　咽炎的心理成因 ………………………………………… 169
案例 8-4　她突然不能咬东西了 ………………………………………… 169
【解读 8-4】　颞颌关节紊乱与内心压力 ……………………………… 170

一些像病的"病"——他们的机体真的生病了吗？ …………………… 171

案例 9-1　反复要求做肠镜检查的谢先生 …………………… 172
　　案例 9-2　栾先生的心脏病到底该如何处理 …………………… 172
　　案例 9-3　魏女士总怀疑自己患上了胃癌 ……………………… 173
　　案例 9-4　杨女士全身疼痛 10 余年 …………………………… 173
　　【总读】　有的病为何症状明显而查无异常 …………………… 174

让人郁闷的病——他们为何感觉生活了无生趣？ ……………… 185
　　案例 10-1　小王近来总是寡言少语 …………………………… 186
　　案例 10-2　袁女士怎么也开心不起来 ………………………… 186
　　案例 10-3　周先生的记忆力快速下降 ………………………… 187
　　案例 10-4　杨先生经常唉声叹气 ……………………………… 187
　　案例 10-5　葛女士最近失眠了 ………………………………… 188
　　【总读】　心灵"感冒"也是病 ………………………………… 189

惶惶不可终日的日子——心病还需"心药"医！ ………………… 202
　　案例 11-1　梁先生常常莫名其妙的紧张 ……………………… 203
　　案例 11-2　反复心悸的公务员 ………………………………… 203
　　案例 11-3　整天提心吊胆和惊慌恐惧的女教师 ……………… 203
　　【总读】　大难临头的感觉并非空穴来风 ……………………… 204

恐怖得合情但不合理——为何他们终日生活在恐怖之中 ……… 210
　　案例 12-1　特别容易紧张脸红的大学生 ……………………… 211
　　案例 12-2　卢先生不敢与他人交流 …………………………… 211
　　【解读 12-1】　与人打交道的难堪 …………………………… 212
　　案例 12-3　害怕坐飞机的公务员 ……………………………… 212
　　【总读】　异常恐怖的来由 ……………………………………… 213

"控制不住重复"的烦恼——谁在"强迫"他们？ ……………… 218
　　案例 13-1　小包总是怀疑自己做的事情 ……………………… 219
　　案例 13-2　唐女士为什么会无休止担心 ……………………… 219
　　案例 13-3　反复洗手的女性会计 ……………………………… 220
　　案例 13-4　反复怀疑自己是同性恋的女学生 ………………… 220

案例 13-5　胡思乱想的邢老师 …………………………… 221
　【总读】　内心的"矛"与"盾"的冲突……………………………… 221

重大创伤之后——生活中"灾难性"事件的后遗症…………… 226
　　案例 14-1　来自"9·11"的心理创伤 ………………………… 227
　　案例 14-2　汶川大地震后应激障碍 …………………………… 227
　【总读】　人在遭受重大创伤后的反应……………………………… 228

参考文献 ……………………………………………………………… 234

序 言

人是由躯体和心理共同组成的,人的心理和躯体是矛盾的统一体。心理是依托于躯体而存在的,心理反过来对躯体的影响也是巨大的:什么样的心理状态,决定什么样的躯体功能状态。良好的心理状态,让一个人的全身器官处于协调的工作状态,能够全身心投入生活和工作,可以感受到人生的快乐。不良的心理状态,会引起器官功能紊乱,进而影响生活和工作状态,也难以找到人生的乐趣。

过去,人们对于健康的理解就是指身体的无病状态,只要身体没有疾病就称为健康。上世纪80年代中期,世界卫生组织(WHO)对健康重新定义:健康是指身体上、心理上和社会适应上的完好状态,而不仅仅是没有疾病或者不虚弱。这一定义一直沿用到现在。

WHO对健康的重新定义,说明人是社会的人,作为医生在预防、诊断和治疗疾病的时候,不仅要考虑到身体的情况,还要考虑到社会、心理因素对人体健康的影响。由社会、心理因素引起疾病的例子很多。比如:人在情绪激动时可以引起血压升高、心脏病发作;较大的精神打击可以使人的眼睛突然失明;情绪郁闷可以引起胃部不适等。这些现象都说明人的身体状况是受社会、心理因素影响的。

人,想健康地生活,首先身体要好,否则,一切将不存在。所以,很多人都非常注重身体的健康,这是对的。其实心理健康也很重要,一个人的心理不健康,对一个人的健康安全影响不逊于身体疾病,比如由于患抑郁症自杀的人大有人在;而且受影响的往往不只是其个人的人身安全问题,还会影响到周围人的安全,比如曾轰动一时的马加爵事件。但是关注心理健康的人却远远不如关注身体健康的人多,这是为什么?在几千年的人类历史中,因为人类对心理疾病的某些行为症状产生较多的误解,加之过去对心理疾病的治疗效果也不满意,所以人们往往对心理疾病存在病耻感,对它产生抵触情绪,不愿面对它和接受它。然而,这类疾病不会因为人们对它反感,就不存在。

正是由于人们对心理的认识还没有达到一定的高度。所以,在现实社会有很多综合医院设置很多有关人体各个部位、各个系统的科室,治疗人躯体各器官系统疾病;而治疗心理疾病的科室设置很少或没有。在当今社会中,经济的发展,人与人之间的竞争加大,工作压力、学习压力、生活压力都很大,由压力造成的心理障碍明显增加。另一方面,人的身体受到伤害的同时,人的心理同时也受到轻重不一的影响。作为医生在治疗身体疾病的同时,要关注人的心理状态,良好的心理状态有利于身体的恢复。近年来,人们开始逐渐认识到心理状态对人身体健康的重要性,很多综合医院也逐渐开设医学心理科或医学心理门诊。

心理障碍的病人在综合医院中普遍存在,尤其是在心内科、消化科、神经内科、内分泌科、免疫科、妇产科及肿瘤科等。**然而有研究发现,高达80%的心理障碍患者并不首先在医学心理门诊就诊,而是到躯体疾病专科就诊。这是因为原发性心理障碍本身如抑郁、焦虑、神经症、疑病和恐怖等会以各种躯体不适或功能障碍为表现形式,而患者的心理因素被隐藏在这些躯体化症状中。**更有些患者常常诉说某部位有什么症状,忽略情绪问题及心理症状,尽管所有生物检测和CT、MR等先进设备检查,均不能发现异常,医生告之没有大事,而病人却坚信自己有病,反复多次看医生。这部分病人让临床医生很困惑,病人很痛苦,家人也很苦恼,都认为得了什么"怪病"。其实这部分患者得的不是什么"怪病",就是心理问题的躯体表现。所以在临床门诊碰到这类患者,不妨建议其看医学心理医生,住院的病人建议请医学心理医生会诊。作者把临床上这类"怪病"的案例进行整理,主要有心内科、神经科、消化科、内分泌科、妇产科、五官科等疾病患者,同时参考相关文献报道做初步分析,希望能对临床医生遇到的一些困惑有所帮助,在他们处理本专业领域疾病感到困惑时,能想到患者是否有心理问题,学会"两只眼睛"看病。书中部分病例是由我们的同事杨海龙医师、赵鹏医师、沈迪文医师提供,在此表示感谢。鉴于本书涉及临床专业较多,加之作者水平有限,书中描述难免有不妥甚至错误之处,希望同道不吝赐教,不胜感激。

临床的"另一只眼睛"

医疗的对象是人，人不仅仅是一个生物体，生活在一定的社会环境中，还有复杂的心理活动。人类疾病不仅是细胞、组织、器官的病理过程，而且还是人与自然环境、社会环境、心理活动相互作用的结果。研究证明，社会心理因素对人的健康状况有极大的影响，现代人的生活中，经常发生因经济困难、交通意外、竞争失败、与自己的配偶争吵等形形色色、数不胜数的应激事件，这些应激因素就像细菌、病毒、营养不良和理化因素一样，正成为人类身心健康的杀手。

传统的生物医学模式从人体解剖、生理、病理、生化等方面去探究疾病的原因和治疗方法，这种概念框架称为生物医学模式（biomedical model）。这种模式借助于自然科学的方法，着重研究人体大量物理化学系统和过程，解释和处理正常和病理现象。许多生物检测手段的发明，新药的制造和新的手术方法的创造，使人们征服了许多疾病，某些疾病也得到较好的控制。此时，生物医学模式是十分清晰、非常实用的。在人类历史上，这一模式的确为医学发展作出了不可磨灭的贡献。因生物、理化因素的变化导致疾病而进行疾病研究，取得了巨大成绩。如哈维所发现的血液循环现象，莫干尼（Morgani）所揭示的疾病的器官损害本质，Vir-chow 的疾病为细胞损害学说，巴斯德对许多病原微生物的发现，直到近代，研究深入到分子水平，还有器官移植和人工脏器的应用等等，所有这些辉煌的成就都是激动人心的。长期以来，医生亦已习惯于生物医学模式处理疾病，乐于采用明确的、精密的理化概念和技术，而往往怀疑不符合自然科学标准的知识。所以，生物医学模式长期以来在医学实践中占据主导地位。

但是，生物医学模式也暴露出种种缺陷和消极影响，最重要的是它忽略了社会心理因素的致病作用。传统生物医学模式使医生只眼盯躯体疾病，或只关注人体的一部分,而忽略整体,治疗也仅是患病的器官,而不是患病的人。对人类疾病和健康的理解陷入了片面性,从而也阻碍了医疗事业的发展。下面的这个事例很能说明这种模式的缺陷。这是一位29岁的女病人,她曾因剧烈腹痛诊断为急性阑尾炎,给予两次杜冷丁肌肉注射后手术。此后患者产生了药物依赖,为了得到杜冷丁,她申诉腹痛,因为有了阑尾炎腹痛的经验,她模拟腹痛时的行为到各医院求诊,同时患者对杜冷丁的需要也越来越多。因为多次模拟腹痛到各大医院就诊,医生误认为肠粘连,一次又一次剖腹探查,先后竟在多家三级医院做腹部手术,连同静脉切开、引流等在内,全身的疤痕多达54处。这表明,只关注生物学的人,忽略其社会心理因素的严重后果。再如,一位疑病症患者,因他本人怀疑患有胃病,请求做胃镜和腹部B超数次,均未发现异常。但是,患者仍然认为自己有病,并强烈要求医生进行剖腹探查,结果进行剖腹探查也没找到他怀疑的疾病。本例患者有疑病症状,而医生也不顾检查结果的阴性,听从患者的要求进行不必要的检查、治疗,甚至手术。这是对心理疾病不熟悉导致的结果。

　　人是由生理和心理组成的一个整体,不能分割。生命不只是一堆原子、分子的组合,人也不仅仅是各种器官组织组成的总和,人是由生物、心理、社会整合而成的整体系统。正因为如此,人的健康就不仅仅是身体无疾病,而是要身体、心理健康和社会适应良好。在医疗过程中,应全面了解病人生理、心理和社会适应的状态,既要重视疾病,更要重视生病的人;既要重视药物和手术的治疗作用,又要重视心理治疗和社会干预的重要性。这种概念框架则称为生物—心理—社会模式,这一模式包含生物医学研究取得的一切成果,但比生物医学模式更为全面,也更符合医学实际和社会发展的需要。

　　大约从20世纪50年代开始,医学模式开始了从生物医学模式向生物—心理—社会模式转变的过程。在这一模式转变过程中,涌现出一大批新学科,例如行为医学、心身医学、医学心理学、社会医学、康复医学等,各种学科交叉渗透,既是学科知识的分化,同时又加强了学科之间的联系,促成科学知识的整体化。在生物—心理—社会模式指导下发展起来的医学心理学,对医学模式的转化无疑起着强有力的促进作用。医学心理学的发展,必将促进全科医学的发展,医学将更加重视预防,重视人类潜能的开发,医学的整体水平必将大为提高。

　　人体作为一个整体,心理和生理是相互影响的。心理因素影响躯体状态,反过来躯体状态也影响心理状态。近年来用"心理生理障碍"或"心身疾病"来表述与心理因素相关联的躯体疾病。随着人类社会的发展,生产方式和生活方式的变化,现代"文明病"和各种心身疾病越来越多见。顺应形势的发展,医学模式也由生物医学模式转为生物-心理-社会医学模式。

目前绝大多数心理疾病的病因尚未研究清楚,心身疾病的病因及病理机制也未研究明了。关于与心理因素相关的躯体疾病的病因学研究,开展了很多,形成了几种假说。[①]

一、心理动力学与躯体疾病

经典精神分析是在19世纪90年代由弗洛伊德(S. Freud)创立的,其特征是对于人的潜意识和人格发展,提出了内容十分丰富、复杂的一套心理动力学学说。由于缺乏实证研究的可能性,精神分析学说到今天也还未成为公认的科学理论。但尽管如此,它仍然是心理治疗领域里最重要的一个流派;无论是心理治疗的理论还是技术,都深深地受其影响。经典的精神分析因耗时太多而不再流行。近40多年以来,以精神分析理论为基础的各种短程治疗(brief-therapy)较为普遍,理论、操作技术和治疗安排、疗程与经典精神分析不完全相同,但基本思想仍基于心理动力学理论,统称为心理动力性心理治疗。

心理动力学派认为,未解决的潜意识的冲突是导致心身疾病的主要原因。特殊的无意识的矛盾冲突情境,可以引起焦虑以及一系列无意识的防御性和退行性的心理反应,导致相应的植物神经活动变化,一旦作用在相应的特殊器官和具有易感素质的人身上,最终将产生器质性病理变化或心身疾病。但是,该学派片面夸大无意识的作用,把躯体疾病的许多症状都解释为潜意识中情绪反应的象征。这就影响了对其他病因的研究和对躯体疾病的全面治疗,这也是该学派发展受限的原因之一。

二、情绪与躯体功能

心身相关的心理生理学派以Cannon的情绪生理学说和巴甫洛夫高级神经活动类型学说为基础,采用科学实验来研究心理因素在疾病中的作用。认为情绪对一些躯体疾病影响很大,对植物神经支配的器官影响更为明显,

---

[①] 沈渔邨.精神病学.第五版.北京:人民卫生出版社,2009,639-642.

他们还发现了心理社会刺激引起的情绪是如何影响生理变化的。

心理因素之所以能影响躯体内脏器官的功能，一般是通过情绪活动作为中介实现的。情绪可以分为积极的和消极的两大类。积极的情绪，如愉快、开心、轻松等，对人体的生命活动起着良好的促进作用，可以提高体力和脑力劳动的强度和效率，使人保持健康；消极的情绪，如愤怒、怨恨、焦虑、忧郁和痛苦等，虽然是适应环境的必要反应，但是如果持续过久或者强度过大，均可导致神经活动机能失调，对机体的器官功能产生不利影响，最终造成疾病。Cannon 于 1922 年研究了植物神经所控制的器官功能与不良情绪之间的关系。发现胃是最能表现情绪的器官之一，并提出焦虑、抑郁、愤怒等情绪可使消化活动受抑制；情绪对心血管、肌肉、呼吸、泌尿、新陈代谢和内分泌等功能也都存在着类似的关系。近代通过动物实验及模拟心理压力的研究，发现压力可以使机体对许多病原的抵抗力降低，反复或持续的压力，可以使内脏发生功能性改变，最后可以导致器官产生不可逆的组织形态学上的变化。

但是，心理因素与疾病的关系不能简单地理解为直接的因果关系，这也是最初心身观念得不到支持的原因。因为心身疾病是多种因素相互作用的结果，既有心理社会因素的影响，也有遗传生物因素的影响，需要以整体的观点来看待。

三、性格与心身疾病

人类的性格类型与躯体疾病的关系，在医学发展史上有过许多研究，结论不一。1935 年，Dunbar 提出了某些疾病与性格特点和生活方式密切相关。她提出至少有八种疾病是和性格特点有联系的：冠心病、消化性溃疡、糖尿病、类风湿性关节炎、原发性高血压、甲状腺功能亢进、支气管哮喘、神经性皮炎等。Freedman 等认为 A 型行为模式与冠心病密切相关，这类人富有闯劲、雄心勃勃、竞争性强、爱炫耀、急躁、难以自我克制。这些人的胆固醇、甘油三酯、去甲肾上腺皮质激素等如果都高，则患冠心病的几率很高。而患消化性溃疡的病人多数比较被动、顺从、好依赖、不喜欢与人交往、缺乏创造性等；患有类风湿关节炎的患者常常表现为喜欢安静、敏感、情感不轻易外露，并有洁癖、求全及刻板等特点；患癌症的患者则往往具有克制自己的情感、不善于发泄，并长期处于孤独、矛盾、忧郁和失望之中，有人称之为 C 型性格。这些个性特征与躯体疾病的关系尚需更多的前瞻性研究来证实。

四、生活事件与心身疾病

美国 Holmes 等为了调查人们在生活中遭受变故而重新适应所需付出的努力程度,运用生活变化计算单位(life change unit)的分值多少为指标,制定了社会重新适应评定量表。量表共列出 43 项常见的生活变化事件,如生病、丧偶、离婚、失业、退休、入监等,各给予一定的分值。认为当半年内积累分数超过 300 单位,则来年患病的可能性为 70%。在使用的过程中人们发现,该量表漏掉了个人的主观态度。因此,Brown 等专门设计了生活事件和困难量表(LEDS)。这种方法让医生在诊治病人的过程中,重视患者发病前的生活环境。Greene 在研究的过程中,不但发现了心身疾病与性格和内心矛盾有联系,还发现客观环境的变化,尤其是人际关系的变化,对心身疾病也有影响。他研究发现淋巴肉瘤、白血病与何杰金病患者,不仅有类似的病前性格,在起病前都有遭受心理创伤的情况,而且病情恶化与患者的丧失感,尤其是亲人的丧亡、人际关系破裂等有密切关系。Schmale 继承了 Greene 的工作,重点研究亲人的分离以及抑郁与各种疾病起病的关系,发现在住院的大部分患者中在疾病的症状出现之前就有丧失感,如失去亲人或失去帮助。有人研究配偶死后,存活的一方近期出现死亡和冠心病的几率都增加。Parkes 等观察了英国的一组寡妇,在居丧的 6 个月之内主要死因是冠心病。

心身疾病与心理社会因素密切相关。随着工业化和科学技术现代化的发展,生活和工作节奏的加快,矛盾冲突和竞争意识的增强,均可造成人们的心理压力,也会影响健康,增加心身疾病的发生率。

五、个体易感性与心身疾病

相同的心理社会刺激,有部分人出现心身疾病,另一部分不出现。造成这种差别的原因是个体的遗传素质,当具有某些生理条件时,再遇到心理社会因素的刺激,就有可能出现某一器官的病态反应。Mirsky 曾在加拿大对伞兵做调查,根据伞兵胃蛋白酶原含量多少,分为两组。经过 16 周的紧张训练,胃蛋白酶原含量高的一组发生胃溃疡的几率高于胃蛋白酶原含量低的一组,认为胃蛋白酶原就是消化性溃疡的生理始基(analogue)。当具有生理素质上的易感性时,遇到心理社会因素的刺激,易感器官就出现病态反应。

六、心身疾病的中介机制

心理应激通过中枢神经系统影响植物神经、内分泌系统和免疫功能。心理应激引起情绪变化,可通过边缘系统、下丘脑使植物神经功能发生变化,引起有关器官的功能活动过度或减弱。植物神经反应一般具有防止机体受损的作用,但是如果反应过于持久或强烈,就有可能造成器官的器质性损害。

内分泌系统在维持机体内环境稳定方面起着重要的作用,各种内分泌腺参与机体的各种代谢过程。一方面内分泌系统功能受下丘脑的调节和控制,另一方面各种内分泌的活动也反馈性地影响下丘脑的功能。所以,在心理应激作用下,内分泌系统功能的变化可以引起机体功能的变化。

各种情绪状态的改变,除了伴有植物神经功能和内分泌活动的变化外,还有神经递质和肽类物质的改变。神经递质和肽类物质的变化也可以引起相应器官功能活动的变化。

在心理应激下,机体的免疫功能也可能发生变化。动物实验表明,应激状态可以使其免疫功能低下:在血液循环中,肾上腺皮质激素水平升高的同时,抗体和免疫球蛋白的水平却下降,巨噬细胞的活力减弱,T细胞的成熟速度延缓,致使机体对疾病的抵抗力削弱。

心慌、胸闷的背后
——发生在心脏内科的故事

在心脏内科，可以见到许多与心理障碍相关的问题。有些是纯粹的心理障碍，但是却表现为心血管系统的症状，往往让患者或医生误认为是心血管疾病，如惊恐障碍及疑病症；另有一些是心血管系统的心身疾病；还有一些是心血管疾病伴发心理障碍。后两种情况的患者确实存在心血管病变，但是病变的程度与患者表现症状的程度不符合，且按心血管疾病的常规治疗往往达不到预期的效果。也就是说，心理问题的存在影响心血管疾病的治疗效果。在解决患者的心理问题之后，其症状可能会得到显著改善。故提醒心脏内科医生，在对心血管疾病进行治疗效果不明显，并且患者症状的表现大于其现有疾病应有症状时，建议患者看医学心理医生，或请医学心理医生会诊，给予其心身同治。

案例 1-1　张先生反复出现濒死的感觉

张先生,47岁。发作性心慌、胸闷,伴有濒死感3年。

3年前,张先生在一个较远程的路上开车,突然感觉心慌、胸闷,有要死去的感觉,考虑到安全的问题,将车停在路边休息。约过了半小时,心慌、胸闷的感觉就消失了,又继续开车行走。到家的当晚,睡眠后又突发心慌、胸闷、气短、透不过气来,感觉自己马上要死去了。急起身,让妻子打120急救。等120急救车把他送到医院,进行心脏、肺、气道等器官检查,未见异常,再查血常规、血生化等指标,亦未见异常。给予吸氧,缓解后回家。从此以后,张先生不敢一个人出差,不敢一个人在家,担心万一"病情"发作,无人救自己。不敢开车,担心在行车途中万一再发病,会出车祸等。这种担心影响自己的工作及日常生活。更为严重的是,他本人为此放弃工作,赋闲在家,因不敢一个人呆在家里,要求妻子陪他,其妻也辞掉工作,在家陪他。一直三年。期间还经常出现发作,基本上每次发作,都叫120,每次120把他送到急诊室,检查结果都是正常。奇怪的是,后来再发作时,听到120急救车来到了,发作就缓解了。对此,张先生和家人都很苦恼。两人商量决定,住院做个全面体检,看看到底出了什么毛病。全面体检的结果出来后,仍然让他摸不着北:所有检查结果均在正常范围内!

照理说这是个好的结果,但是张先生高兴不起来:"如果能查出某一个部位有问题,就进行相应治疗就完事了;现在是没有什么部位有问题,怎么治疗?"怎么消除这个让他们夫妻共同奋斗了三年、让人烦恼的问题呢?用赵忠祥的话说:这,到底是怎么回事呢?

住院检查结果出来后,医生根据结果分析,张先生的病不在身体具体某个部位上,而在于心理上,于是建议他看医学心理医生。张先生很不解:我是个很开朗、很坚强的人,我怎么会得心理疾病呢?出于无奈,还是听从医生的意见,找医学心理医生看看吧。

医学心理医生和他及其妻子进行了较长时间的谈话,了解到张先生一直是个"工作狂",平时工作很忙,经常外出联系业务,很少休息,回家就像住宾馆一样,家里的一切都是妻子打理。而发病前的那段时间,业务进展有点不顺利,内心有点苦闷,但是并没有感到太痛苦;他的一个同事在他发病3

个月前突然因心脏病猝死。对此,他自己说并没有感到太害怕,但有时会担心自己的心脏。

张先生到底得的是什么"怪病"呢?是惊恐障碍。每次发作性的心慌、胸闷伴濒死感都是惊恐发作,也叫作急性焦虑发作,虽然表现出来的是躯体的症状,其实是心理疾病,其发病多与心理压力积聚有关,也与性格有一定的关系,发作无规律性,不可预期。该病是可以治疗的,通过心理调整并配合适当的药物治疗,一般半个月就可以起效果,有效后要认真巩固,不要轻易自行停药。多数患者经过治疗都能好起来,只是该病的治疗时程较长,需要坚持。

案例 1-2　胸部紧缩的马先生

马先生,26岁,因"阵发性的胸闷、心慌伴失眠一年"到医学心理门诊就诊。

马先生于一年前出现阵发性的胸闷、心慌,伴胸部紧缩感,呼吸急促,感觉自己快要发疯、死去,并伴头晕、手麻、全身潮热感,睡眠差,夜间难以入睡,总是担心夜里会发作胸闷和心慌,即使夜间睡着了也经常会惊醒。病初发作不是很频繁,每次发作一般一刻钟到半个小时就可以缓解过来了,最近一个月内先后4次于夜间由120送至医院诊治,有两次都是在送往医院的途中就缓解过来了,先后在多家三甲医院就诊,心电图、全胸片、CT以及相关血液学检查均正常。

心理医生经过和马先生的深入交谈,了解到他最初开始出现发作时的一些具体情节。马先生说,他以前性格急躁,遇事容易紧张,平时顾虑较多。在发病之初,马先生的一个同龄的好朋友因为患有白血病过世了,当时感慨:"生命是如此之脆弱"。那一段时间心情苦闷,在家里因为一件小事和家人发生了争执,当时出现胸闷、心慌、头晕、手麻、潮热等症状。因为自己的父亲患有高血压、冠心病,所以对这些疾病有一定的了解,于是他就开始担心自己是否也患有心脏病,甚至担心自己的生命也会受到影响。他说当他在被送往医院的途中看见穿工作服的医生时就觉得心里踏实多了,心想:"这下有救了。"

从医学心理学的角度来看,马先生的发病为惊恐发作。平时脾气暴躁、遇事不冷静、顾虑多是其惊恐发作的基础原因,而他同龄朋友的不幸过世以及他所获得的对心脏疾病方面的一知半解是惊恐发作的诱导因素。经过支持性心理治疗、放松治疗,辅以一些药物以改善其情绪和睡眠,之后马先生再也没有发过了。

案例1-3 一到特定场合就透不过气来的赵先生

赵先生,51岁,曾从事建筑装潢,现从事进出口贸易,病史5年。

赵先生5年前发现心脏早搏、心悸,发作时有气急胸闷,喘不过气来的症状。先后做过冠状动脉造影、运动平板试验、心电图等检查。都没有发现明确问题,故也没有经过任何治疗,过了一段时间自然恢复正常。4年前因血尿症状做过膀胱息肉内窥镜切除术,当时曾怀疑膀胱肿瘤而受了一场虚惊。2年前其弟因肺癌去世,赵先生非常害怕自己患癌症。曾体检发现胆结石而作胆囊切除手术;又因呼吸困难,怀疑有鼻息肉造成呼吸不畅而做鼻息肉切除术。1年前又出现心悸、早搏,心电图检查示房性早搏。

赵先生每次发作突出的表现为呼吸困难,自觉有严重缺氧,要大口吸气,同时伴有坐立不安,需到屋外来回走动才能缓解,尤其在密闭的环境如在饭店、商场等嘈杂环境中,容易发作;在轿车里也容易发作,此时要马上停下车,打开车门呼吸空气,严重时要上医院急诊。曾有一次做头颅核磁共振检查时,躺在检查台上当听到机器发出的嗡嗡声时,马上感到胸闷得受不了,憋得难受,一定要跑到室外透透气,然后再回来做,就这样进来出去3次,最终还是没有做成。

就这样,赵先生每次发作都非常紧张,就近医院看急诊,从未发现过异常。接诊医生解释不清,赵先生感到非常困惑,不明白自己究竟生了什么病。

根据上述情况,赵先生的主要症状是紧张、担心,害怕密闭空间;躯体表现为心慌、胸闷、透不过气来;躯体检查无异常发现。根据《中国精神疾病诊断手册》(CCMD-3)诊断为广泛性焦虑伴场所恐怖症,给予抗焦虑药物治疗,一星期后赵先生胸闷、呼吸困难等症状缓解,紧张焦虑程度明显减轻,坚持治疗,上述类似症状没有再发生过。

案例 1-4　高女士为什么坚信自己有心脏病？

高女士,40 岁。感觉整天异常恐慌就诊。半年前高女士的姨妈因高血压引起心肌梗死而死亡,3 个月前高女士一同事因饮酒猝死。此后高女士万分恐慌,自己去社区医院检查身体,发现收缩压偏高,收缩压140～150mmHg,舒张压正常。社区医院医生建议平时要监测血压,如果血压控制不好会增加中风、心梗的可能性。高女士听后心里非常紧张,经常测血压,但血压总是忽高忽低,高女士更加紧张不安,心中不踏实,有时出现发作性心慌、胸闷,甚至感觉气快没了,有好几次晚上打车去医院急诊,但到医院后就没事了。症状反反复复,更加坚信自己得了心脏病,反复到心脏科诊治,并强烈要求住院观察治疗。住院期间查 24 小时动态心电图、运动平板试验及冠状动脉造影等检查,均未见异常,因住院期间监测血压稍偏高,心率偏快,予倍他乐克治疗。但高女士有时仍有心慌、胸闷发作,故请医学心理科会诊。高女士起初还不同意,认为自己心理素质过硬,性格开朗,不会有什么心理问题。会诊后心理医生认为,高女士患有急性焦虑症,即惊恐发作。但高女士当场并不认可心理科的诊断和治疗。等心理医生回心脏科办公室写会诊意见时,高女士一个人悄悄走进来,向医生告知自己想一个人去心理科门诊看,她不想让周围的人知道。

像高女士一样对心理问题有所认识,但心里不太接受者大有人在,对于这样的病人可以试探性地进行沟通引导,帮助其接受治疗。后来高女士在心理科门诊接受抗焦虑、抗抑郁药治疗,半年后康复。

【解读 1-1】　貌似心血管疾病的惊恐发作

在现实生活中,几乎所有的人出现心慌、胸闷首先想到去心脏科诊治,而国内外调查资料显示,在心脏科门诊中有 1/3 的患者完全是心理问题(抑郁或焦虑),有 1/3 的患者既有心脏的问题,也有心理的问题,而仅有 1/3 的患者是纯粹的心脏病。故心脏科的医生要提高警惕,注意排查患者的心理问题。

在心脏内科,无论是门诊还是病房,每天都会遇到不少这样的病人,他们有明显的胸闷、胸痛、心悸等各种各样心血管病不适症状,但做各种相应的检查,没有找到与症状相符的心血管疾病,或者病人有相关心血管疾病,但其表现的症状与疾病严重程度不符。时至今日,从生物医学模式转化为生物—社会—心理医学模式,来重新审视这一问题时,对疾病的认识有了很大的进步,除考虑疾病的生物因素外,还要考虑这些病人是否有心理障碍的可能。是否有抑郁、焦虑、疑病和躯体化障碍等心理问题的存在。这是一个被我们长期忽略的问题。

值得关注的是,存在心理障碍的患者常会有比躯体疾病更严重的健康受损、社会功能残缺以及社会危害,其所引起的绝望、无助可能超过一般躯体疾病所带来的痛苦。这些病人虽反复就医,但往往得不到正确的诊断和处理,致使症状迁延不愈,给病人造成更加沉重的经济、精神负担。但是,大多数老百姓对去看心理科存在抵触,对心理疾病存在歧视和偏见。这种现象在国外也存在,外国人认为,某人有心理问题是其懦弱的表现;而国内老百姓则把心理问题看成是"神经病"、"精神病"。故往往不会主动去就诊,甚至其他科医生建议其去看心理医生,自己也不会接受。故还需要社会进一步去宣传,使大家提高对心理疾病的认识。

焦虑是预感到来自未来的威胁,是人们在面临困难或感到不利情况来临而又觉得难以应付时,产生的一种内心紧张、担心和不祥预感的压抑体验。这是一种常见的情绪状态。正常人的焦虑是人们预期到某种危险或痛苦境遇即将发生时的一种适应反应,为生物学的防御现象,是一种复杂的综合情绪,也可以是其他疾病引起的一种症状。病理性焦虑是一种控制不住,没有明确对象或内容的恐惧,其威胁性与焦虑的程度很不相符。

焦虑障碍是普通人群之中最为常见的一种心理障碍。在综合医院中,对焦虑(anxiety)的诊断和治疗是非常富有挑战性的。因为焦虑情绪非常普遍,正常的焦虑状态能提高人们在应对困难时的能力,它常是由一定原因引起,可以理解的、适度的和相对短暂的。而病态焦虑常是不能明确焦虑原因,或引起焦虑的原因与焦虑反应程度不相称,或引起的紧张、压抑程度超出了当事人承受的能力,且不是短暂的,而是呈持续性的。病态焦虑的情绪及行为往往影响日常生活的应对,如产生回避和退缩行为。焦虑障碍根据发病的情况不同可分为几种类型:惊恐障碍、广泛性焦虑、社交恐怖症、场所恐怖症、特殊恐怖症以及强迫障碍等。在心脏内科,经常见到的是惊恐障碍和广泛性焦虑。

惊恐障碍是以惊恐发作为主要临床表现的一种心理疾患,它又被称之为急性焦虑症,一般在20～40岁人群比较容易出现。前面案例中异常惊恐的高女士就属于惊恐障碍。

惊恐障碍也称惊恐发作,女性患病率是男性的3倍。起病突然,无明显原因,不能预测,症状在10分钟左右迅速达到高峰,30分钟到1小时左右可自行缓解。发病时症状除了有强烈的焦虑不安和恐惧、死亡恐惧、频死感和植物神经功能紊乱外,都伴有明显的心悸感。研究发现,在惊恐发作时患者的心血管症状往往是其最突出的症状。

惊恐障碍可反复发作,在两次发作间隙期患者可无症状,或有因害怕再次发作而出现预期性焦虑症状。惊恐障碍患者多数到综合医院急诊室反复就医,90%以上患者先看内科,尤其是心内科。但这些患者常常被当成一般"植物神经功能紊乱"处理,或被误诊为心肌炎、心绞痛以及心力衰竭进行治疗。心内科所见的惊恐障碍常在夜间睡眠时发作,有较突出的心悸、胸闷等心血管症状,患者常疑为心脏病发作而前往急诊就医,除一部分患者心电图可有窦性心动过速外,其他检查没有相关心脏病证据。患者往往在到达医院后不久,或给予输液后短时间内症状即可明显缓解。

总之,焦虑障碍可出现多种躯体疾病的症状和体征,被形容为躯体疾病的"模仿师"。因患者并不明了焦虑与其他症状间的关系,他们反复去到综合医院就诊,辗转于不同科室或医院,以期寻找一个满意的医学诊断来解释其症状。医生以及家人或朋友常常把他们当成"疑病症"、"体弱"、"有点神经质"对待,往往给予一些苯二氮䓬类药或劝慰,然而却不能提供适当或肯定的诊断和治疗。

案例1-5 激烈争吵后突发剧烈胸痛

贺先生,27岁。典型的A型性格:急躁、易怒、好冲动。一次与他人发生激烈的争执,愤怒之际突发剧烈胸痛,紧急送医院救治。心电图表现和血清酶谱变化均证实患者发生前壁急性心肌梗死。经过电除颤和药物除颤,消除患者心室颤动,30分钟后复苏成功;但事后进行冠脉造影,并未发现其冠脉有斑块破裂和冠脉阻塞性病变。患者发生的急性心肌梗死很可能是由情绪激动而引起严重的冠脉痉挛所导致部分心肌坏死。

案例1-6　中规中矩的马医生突发剧烈的胸前区疼痛

马医生,56岁。一位有名的心脏科医生,一贯生活规律,关注身体。将血压、血脂、血糖等指标都控制在正常范围之内。他注意饮食控制,烟酒不沾,宁可步行不乘车,宁愿爬楼不乘电梯,热爱网球运动;常称赞自己是执行健康生活方式的典范。有一日,他外出度假时,有重要的紧急会诊,需要他紧急返回医院,但由于天气原因航班延误了8个小时,他在机场烦躁不安,紧张焦虑,突发剧烈的胸前区疼痛。急送医院,检查的结果证实,马医生患了广泛性急性心肌梗死(前壁),经过抢救后脱险。从此以后,马医生强调,必须保持良好的心态,心理压力过大、过度的紧张焦虑可以引起严重的心脏病,并认为心理健康防治冠心病的重要性绝不亚于控制体重、血压、血脂和血糖的重要作用。

【解读1-2】　过度紧张和激动易引起心脏疾病

长期以来,临床与病理方面出现一些难以解释的疑问:①为什么有的冠心病猝死或急性心肌梗死患者的心电图出现广泛的ST-T改变,而冠状动脉并未发现明显的狭窄?②为什么冠心病猝死者发病之前的心电图可无异常改变,而尸检发现冠脉有严重的狭窄病变?③为什么在强烈的情绪应激后,短时间内可诱发急性心肌梗死或猝死?

种种疑问均指向"冠脉痉挛"。冠脉痉挛是指各种原因引起冠状动脉平滑肌节段或弥漫性痉挛性收缩,引起心肌缺血,甚至心肌坏死。在临床上常促发心绞痛、急性心肌梗死或猝死等严重的心血管疾病。有学者对120例猝死病例进行临床病理研究,发现冠状动脉狭窄的程度与猝死不成比例;在猝死患者的诱发因素中,情绪应激占1/3,体力应激占1/4。近年来,越来越多的资料提示,心理应激和行为类型与促发冠脉痉挛有关,焦虑、抑郁、恐惧、愤怒、社会遗弃以及A型行为的AIAI反应在急性心梗发生中起主要作用。

A型行为的主要特征是快节奏、高效率、好胜心极强,热衷于竞争中取胜;A型行为者是促进现代社会发展的中坚力量,但其缺点是易发脾气、好冲动,面对激烈的竞争,具有A型行为的人遇到应激事件的反应常常为恼火(aggravation)、激动(irritation)、发怒(anger)和不耐烦(impatience),即著名的 AIAI 反应,是促发冠脉痉挛或心源性猝死的心理预测因子。①

Huffman 等发现,焦虑障碍可以使冠心病患者发生胸痛,促发急性冠脉综合征。对焦虑障碍患者的检测发现,患者血浆内啡肽浓度有明显的增加。Zaubler 认为,只要存在焦虑或惊恐障碍,均可促使交感张力增加,释放儿茶酚胺,促发冠脉痉挛,并引起急性冠脉综合征。Grace 等报道冠心病患者突发剧烈胸痛者,约有 25% 是缘于惊恐发作,重症可引起心源性猝死。可惜这一观点尚未被临床医生所熟知,使不少患者丧失获得及时和正确治疗的机会。

案例 1-7 缓解情绪的药物把顽固的高血压降下来了

张先生,61 岁,有轻度高血压(150/90mmHg 左右)3 年。每日服西拉普利 1/2～1 粒,每日一次,平时血压基本稳定在 140/80mmHg 左右。张先生喜欢打麻将,一次打麻将回家,按其个人惯例测量血压,往常此环境下血压一般在 158/95mmHg 以下,但此次结果大出意外,第一次达 187/110mmHg,张先生一下紧张起来,第 2 次再测 202/107mmHg,第 3 次张先生吓得不敢再测量,立即站着不动,感觉马上要死掉,立即再服 1 粒西拉普利,然后急赴医院急诊科就诊。在医院测血压 190/110mmHg,查血、心电图均正常,心率 90 次/分,给予一般输液,半个多小时后,张先生平静了下来,血压也下降至 120/80mmHg。第 2 日,吃过晚饭后血压又升高,再到医院急诊科就诊,测血压 194/102mmHg,再行输液,很快血压降至 130/80mmHg。就这样,张先生经常在家里与医院两边跑,痛苦不堪。

以下是张先生的生病期间的自我感受:①多次发生早搏、心悸,好像心一下停跳的样子,而且觉得胸腔内有抽动现象,有时背上汗淋,内心更是烘烘火燎一般。②经常容易不高兴,血压会一下升高很多,安静 10 分钟后就正常了。不敢看电视,哪怕电视中并不恐怖的情节变化(如儿童卡通电视中的一些情节)也会让张先生感觉头脑中一下血涌上来,血压也会马上升高。

---

① The review panel on coronary-prone behavior and coronary heart disease. *Coronary-prone behavior and coronary heart disease:a critical review*. Circulation,1981,63(3):1199-1215.
何耀,李兰荪,李良寿等. A 型性格与冠状动脉病变的关系研究. 中华心血管杂志,1991,19(4):214-216.

听到马路上的汽车喇叭声、电话铃声、敲门声时,张先生也多会紧张,血压升高,所以干脆将电话线也拔掉了。③体力上明显感到不支,常常浑身乏力,散散步也会额头冒汗。视力模糊,有时眼睛发红出血。④睡眠极差,有时整夜未睡,噩梦很多。⑤容易胡思乱想,非常担心、害怕,害怕自己会得脑中风,心肌梗死。不难看出,张先生有高血压,也伴有明显的焦虑抑郁情绪,此情绪状态反过来使张先生血压难以控制。经过解释血压的生理过程,张先生逐渐明白其高血压之所以时高时低,可能与其紧张情绪有关。在给予抗焦虑治疗后,张先生上述情况得到明显缓解,不再感到紧张害怕,不再感到乏力没有精神,自感身体又恢复到以前正常水平,生活工作能力也全部恢复正常。尤其是血压得到了很好控制,虽偶尔会高些,但血压一般在(130~145)/(75~92)mmHg,自觉相当稳定,不再需要反复叫120了。

案例1-8 多种降压药为何降不下廖女士的血压?

廖女士,53岁,反复出现发作性高血压,发作一次,持续数天不等。血压最高可以达到220/140mmHg,联合应用几种降压药,2天时间血压都没有降下来。患者表现很紧张,惶恐不安,影响睡眠。心脏科医生请医学心理科会诊,医学心理医生认为患者存在明显的焦虑状态,这种状态会影响降血压的效果,给予短时起效的抗焦虑药,患者的血压在10小时内降至正常上限内,继续给予短效加长效的抗焦虑药,根据长效药物起效时间,将短效药物减量,患者血压维持在正常水平。

【解读1-3】 过度焦虑易使血压居高不下

高血压是典型的心身疾病。一般认为,在高血压发生中,遗传因素与心理社会因素共同起作用。从生物学的角度看,凡是能影响心输出量和血管紧张度的因素都能导致血压的变化。具有高血压遗传素质的人处于心理社会应激或情绪应激时,人的大脑皮质与边缘系统功能失调,通过自主神经及内分泌途径使全身细小动脉痉挛,血压升高。研究发现,恐惧、焦虑时,肾上腺素分泌相对增加,于是心输出量增加而使收缩压明显上升,伴皮肤电阻增高;愤怒和敌意时,则以舒张压升高为主,皮肤电阻也是增高的。进一步研究表明,若焦虑或愤怒情绪外露时,血液内去甲肾上腺素浓度升高,外周血管阻力增加,使舒张压明显上升;如有敌意情绪而强制阻抑,血液内去甲肾上腺素及肾上腺素水平则都明显增高。因此,把被压抑的敌视情绪看作是导致高血压的重要心理因素。其生理机制被认为是大脑皮质、丘脑下部和交感肾上腺系统的激活现象。起初是精神紧张状态下的阵发性血压升高,一旦心理社会紧张刺激或情绪刺激被解除,影响血压的各项生理指标变化都很快自动恢复正常。但是,如果心理社会应激或情绪应激强烈、持久,就会使神经、体液、内分泌等的血压调节机制遭到破坏,导致数月乃至数年的血压反复波动,最终形成持续性高血压。所以,遇到高血压患者,不要单纯看其躯体情况,还要看其心理状况,如果存在社会心理因素,要同时解决,血压才能降下来。当然,这里有一个前提,就是要首先排除嗜铬细胞瘤、下丘脑病变、心血管疾病等重大躯体疾病。

研究表明,高血压患者焦虑抑郁症状明显,据报道62%的病人有明显的焦虑,82%的病人有不同程度的抑郁。严重的情绪心理障碍不利于治疗和康复,在所谓的顽固性高血压患者中,有50%~80%的患者存在着抑郁、焦虑等情绪障碍。老年高血压患者抑郁症状严重者,卒中和死亡率也增高,抑郁症状与血压控制、卒中发生及心血管相关死亡率存在同期关系和长期关系。鉴别和治疗高血压患者伴有的心理障碍,可使患者的高血压易于控制,症状得到改善。另外,有些治疗高血压的药物可以引起抑郁,如利血平、甲基多巴等。所以在接受高血压药物治疗的患者,应定期接受抑郁的评估,如果有抑郁发生,应考虑到抗高血压药物在其中的作用。

案例1-9 吴先生心梗后出现幻觉

吴先生,56岁,因阵发性胸痛4天余,加重伴头晕、心悸2小时,以"急性心肌梗死"收入院。入院后立即安装临时起搏器,并于右冠脉置支架2枚。于一小时后安全返回病房,当夜睡眠差,常有噩梦惊醒。次日,患者出现空间视幻觉,看到天花板上有鬼样影子,伴有头晕、恶心及呕吐数次。第3天症状加重,表现为兴奋,语言增多,凭空听到有人说话,不断告诉家人有人要害自己。请医学心理科会诊,诊断为"谵妄状态",应用氟哌啶醇治疗,第4天晨该患者幻听及幻视消失,无胸痛、胸闷,进食、排便、排尿正常。

吴先生5年前曾患脑梗死,已痊愈。一年前患前间壁心肌梗死在医院保守治疗后病情稳定。既往情绪稳定、精神正常。

吴先生产生心理问题的相关因素：①疾病因素：急性心肌梗死起病急，持久的胸骨后剧烈疼痛伴有濒死感，且患者一年前曾患前间壁心肌梗死，5年前患脑梗死，疾病接二连三的侵袭，病痛的折磨，高额医疗费用的支付等，使吴先生产生悲观、失望的不良情况，认为自己已无药可救，对死亡的恐惧使吴先生极度紧张、焦虑、烦躁不安；②应激反应：吴先生入院即刻紧急行临时起搏术，对手术的无知使他对手术产生极大的恐惧。这种应急手术是一种强烈的应激源，引起他强烈的应激反应。应激反应的神经内分泌基础是交感神经的兴奋和肾上腺髓质分泌增加，这种神经内分泌基础恰与焦虑症发病机制的理论一致，因此人体在经历应激反应过程中的情感体验就是焦虑；③对预后的不确定：担心疾病的再次复发，害怕家庭、社会的遗弃，成为吴先生术后最大的心理负担。

案例1-10　心梗后焦虑让郭先生的心脏症状难以消失

郭先生，68岁，因突发心前区压榨性疼痛急送医院心脏内科就诊，诊断前壁心梗。给予心导管检查、放置支架等处理后，郭先生病情稳定出院。出院后郭先生经常感觉心前区不适、隐痛、心慌，感紧张不安。去医院心脏内科复查，发现病窦综合征伴有房颤。郭先生更加紧张，严格按医生医嘱用药，整日担心、紧张，总担心自己说不定哪一天就不行了，惶惶不可终日，吃不好、睡不安，隔三五天就去看医生，医生安慰他说现在心率维持正常范围，支架也无异常，虽然房颤偶有发生，但问题不大，不用太担心。可郭先生总是放不下心，反复询问心脏的问题，以及任何生活细节对心脏的影响。医生发现他顾虑太多，太焦虑，建议他看医学心理科。

医学心理医生认真耐心地听完他的长长的故事，问他："你现在觉得怎么样？"他回答："现在我还好，但不能保证以后好。"给予心理测试（症状自评量表）焦虑因子分3.89，抑郁因子2.58。郭先生有明显的焦虑情绪。给予抗焦虑药物，合并认知行为治疗。半个月后，紧张减轻，担心减少，继而心前区不适、隐痛、心慌也减轻。房颤发生的次数明显减少。

案例 1-11 夏女士心梗后乐趣尽失

夏女士,56 岁。因为突发心前区不适,就诊心脏内科,诊断为急性心梗,给予安放支架,好转后出院。出院后,听从医生的指导,不干重活,定期复查。但是她总是觉得自己左侧胸部不适、胸闷、透不过气来,伴有心情不好、开心不起来,任何事都没有兴趣做,尽管每次复查,医生都告诉她一切正常,她仍不开心,连吃饭都没有胃口,睡眠也不好。

以上很多情况都无法用心脏的情况来解释。她的儿子便想到带她看医学心理医生。在和心理医生的沟通过程中,夏女士透露出悲观、低落的情绪,自我感觉差,感觉自己不行,认为自己没有希望,不能做事了,也不愿与人交流。心理测试:抑郁因子分为 4.3。给予解释、支持,并予以抗抑郁药治疗,2 周后好转。

【解读 1-4】 心梗后容易出现心理障碍

急性心肌梗死后的最主要的心理反应是焦虑和抑郁。有美国学者报道,心梗病人住院期间,约 67% 的病人有情绪障碍,42% 的病人有焦虑,29% 的病人有抑郁。在冠心病病房中的病人约 33% 请过精神科会诊,请精神科会诊的理由依次为:焦虑、抑郁、行为异常、敌意、谵妄、对症状的功能性影响、家庭干扰、睡眠障碍、征求用药意见等。一般病人在心梗后第 1 天为焦虑,第 2 天有部分病人呈现"否认"的防卫反应,第 3~5 天主要为抑郁。

由于急性心肌梗死有剧烈胸痛、濒死感等严重躯体症状,在抢救过程中紧张气氛的影响,以及医学知识的普及,人们对心肌梗死可能导致死亡的恐惧心理,都会使患者容易产生明显的心理障碍。急性心肌梗死后 15% 的病人有焦虑抑郁症状,40% 的病人自诉有焦虑抑郁情绪。焦虑反应多于抑郁反应,焦虑最容易出现在急性心肌梗死的 1~3 天内。心肌梗死合并焦虑抑郁有三种情况:(1)急性心肌梗死发生以前就患有焦虑抑郁,对这些患者而言,焦虑抑郁障碍可以是心肌梗死的病因之一。(2)首次入院时无焦虑抑郁症状,在诊治过程中产生焦虑抑郁,这是继发于心肌梗死的焦虑抑郁反应。(3)有心肌梗死病史,因反复胸痛和怀疑心肌梗死入院的患者,往往有持续的焦虑抑郁障碍。焦虑抑郁可增加心肌梗死后急性期(3 周)内的死亡率,原因之一是心律失常，另一原因是心功能减退。大部分急性心肌梗死后焦虑抑郁症状可视为一种情绪反应，随着疾病的控制可迅速消退。但如果心肌梗死后，患者持续存在焦虑抑郁障碍，则不利于患者康复，发生再次心脏病事件以及死亡风险几率增加。心肌梗死急性期，心肌梗死本身与焦虑抑郁症状有很大关系，而慢性期焦虑抑郁症状主要与病前性格及长期患病有关。

案例 1-12　贾先生的早搏与情绪障碍有关

贾先生，62岁，2年前退休。退休前夕，体检发现有心脏早搏。进一步检查，没有发现心脏其他器质性病变，也没有其他相应的心血管病症状。医生告诉他，没大事，属于"功能性早搏"。随后贾先生却逐渐出现胸闷、心悸等心血管病症状，但这些症状程度与室性早搏程度不符。家人告诉医生，自从贾先生发现早搏，出现明显的焦虑，爱发脾气，经常闷闷不乐，睡眠也不好。2年来，他特别关注自己的感受，经常要求去医院，找各科专家诊治，效果都不明显。心脏内科医生建议到医学心理门诊看医生，起初病人不太接受，认为自己是心脏问题，不是心理问题。在家人的不断劝说下，贾先生来到医学心理门诊，医学心理科医生经过和他交谈，并进行心理测试，发现贾先生有明显的抑郁和焦虑。

案例 1-13　缓解艾女士的情绪问题帮助她控制了房颤

艾女士，76岁。因反复胸闷、心悸伴乏力18年，发现房颤10年入院。18年来艾女士反复出现胸闷、心悸、全身乏力，曾单纯按高血压、冠心病、房颤和心功能不全治疗，但治疗效果并不理想，也曾合并服用中药一年，症状虽有一些缓解，但总的效果仍不理想。10年前体检时发现有房颤，心率110次/分钟，血压200/100mmHg，主动脉听诊区有Ⅱ级收缩期和舒张期杂音，双下肢浮肿。之后经常有快速房颤发作，血压也经常不稳定，忽高忽低，反复就医，症状仍经常发作，且容易紧张不安，担忧害怕，多思多虑，容易情绪低落，伴有食欲减退，睡眠困难，生活受到很大影响。胸片显示心影增大，心脏超声显示左房(54.7mm)右房(48mm)明显增大，轻度三尖瓣、二尖瓣以及主动脉瓣关闭不全，少量肺动脉瓣关闭不全，轻度肺高压(33mmHg)，心功能55%。

对艾女士进行心理测试：焦虑自评量表(SAS)43分，抑郁自评量表

(SDS)42分。显示艾女士存在抑郁焦虑。故在原有治疗不变的基础上,加用抗抑郁抗焦虑药物治疗。一星期后艾女士症状得到明显改善,心率下降80次/分钟左右,血压下降并维持在140/90mmHg左右。

在艾女士发病之初,其丈夫(当时58岁)因支气管炎住院治疗,经治疗后病情基本好转,准备出院,但在出院的当日中午,其丈夫一口痰没有咳出,引起气道堵塞窒息,当时医院恰好停电,吸引器无法工作,最终其丈夫没能抢救成功而死亡。这件事发生突然,艾女士毫无思想准备,除了悲伤,还受到惊吓。以后整整一星期艾女士不思饮食,不能入睡,神志恍惚。从此,她的情绪一直处于低落状态,并逐渐出现胸闷、心悸等症状。

在以后的2年治疗中,其症状一直得到很好的控制,很少出现心慌、胸闷等症状的发作,焦虑抑郁心理量表测试,SAS从43分下降到27分,SDS从42分下降到23分。

案例1-14 丁女士需要急救的心律失常系由焦虑引起

丁女士,56岁,退休前为某公司业务部经理。2000年丁女士发现自己有室性早搏二联律、心肌缺血,非常紧张、担忧、害怕,焦虑症状明显。服用胺碘酮疗效不佳,后给予抗焦虑药物治疗,焦虑情绪逐渐改善,心律失常也明显减少,治疗6个月,丁女士自觉好转而停药。2004年因其女儿谈恋爱受挫,又出现胸闷、气短,多次去医院急诊室吸氧,并出现严重的情绪低落、没有自信心、自责、后悔、反复考虑等症状。曾用各种抗心律失常的药物治疗效果不佳,当地医生建议进行射频手术治疗,但她本人因害怕没有同意。当出现胸闷气短时,往往拨打120急救,急诊入院检查心电图示窦性心动过速。

丁女士性格开朗,心直口快,争强好胜。其姑妈62岁、叔叔70岁、父亲70岁时均死于心脏猝死,使其对心脏病一直怀有恐惧感。

丁女士患的是焦虑障碍,虽有心动过速和心脏早搏,这些情况不足以让其出现心慌、胸闷需要急救的程度。经过胺碘酮合并抗焦虑药的治疗,丁女士的上述症状逐渐缓解至消失。

本案例的意义是,心律失常的患者往往伴有焦虑,焦虑也会加重患者的心律失常。当患者同时存在焦虑症与心律失常时,要考虑在治疗心律失常的同时合并抗焦虑治疗,只有在充分治疗焦虑症的基础上,患者的心律失常才能得到较好控制。

【解读1-5】 心律失常往往与心理障碍有关

心律失常是临床上常见的心血管疾病之一,其病因可能为病理、生理、心理变化交互作用的结果。心悸是在心脏正常或不正常情况下均可产生的一种心跳不适的体验,其被描述为患者自觉心跳,同时伴有心前区(左前胸)不适感的一种症状。心悸在临床上常见,在门诊病人中发生率约为16%,它并无特异性,但通常人们习惯把心悸与心律失常联系在一起。在临床上,我们常可以看到一些心律失常程度并不严重的患者可有较严重的心悸。相反,一些频发室早甚至房颤的患者,可以没有心悸。心悸除了造成患者躯体不适外,许多时候由于患者对心悸及心律失常的认识不足,会造成其思想负担。在心悸与心律失常的相关性研究中,以动态心电图检查结果与病人症状日记或心跳知觉进行对照分析,当患者症状或心跳知觉与心律失常的发生一致时,则判断为阳性预测值。结果显示,有15%～41%的心悸与心律失常有关。对762例疑为与心律失常有关临床症状的患者连续两年的电话心电图随访,发现有真正心律失常的患者为28.3%,其中律失常与症状有关者只占8.8%,即多数心悸与心律失常无关。在许多情况下,对于心率的突然改变,人们可以不知觉,老年人的房颤就是一个例子。所以,在临床上应认识到,心悸并不等同于心律失常,它并不一定与心律失常有关。也就是说,心悸可由心律失常引起,也可由心理障碍引起。大多数继发性心悸患者无潜在严重心脏疾患,但却可有普遍而持续的心理问题。心理因素影响躯体感觉,当心悸患者有或无心律失常但同时伴有心理障碍时,会造成诊断和治疗上的困难,影响患者的愈后,并使医疗资源浪费。对功能性心律失常患者,仅有少数患者需要心脏内科专科治疗,但对伴有心理障碍的心律失常的患者,仅仅通过检查劝说使他们放心的做法并不能彻底改善患者症状。经过严格评估的进一步治疗,尤其是针对心理障碍的药物治疗和心理治疗,可改善这些患者的预后。有研究者对有心悸等心血管病症状的房性、室性早搏且久治症状不能缓解的患者进行心理量表评分,将伴有明显的焦虑抑郁的患者随机分成抗焦虑抑郁药物治疗组及安慰剂组,进行6周的双盲治疗研究。结果抗焦虑抑郁药物治疗组患者的心悸等心血管不适症状得到明显缓解,说明这些患者的心悸可能并不来源于心脏早搏,而是来源于伴随着的心理障碍。

很久以来,人们就意识到不良情绪可导致各种心律失常,有时甚至是致命的恶性心律失常。这是因为心理压力过于强烈或持久,抑郁和焦虑等负性情绪可激活下丘脑—垂体—肾上腺系统,能促使交感神经功能亢进,儿茶酚胺分泌增多,从而导致心肌细胞自律性异常增加,有可能诱发各种心律失常。有一项研究,对 46 名志愿者进行 24h 心电图检查,每半小时进行一次情绪和身体症状的自我评价。结果发现,消极的情绪与心律失常的增加有关。另外,在左室射血分数降低的志愿者中,这种关联更加明显。反过来,心律失常也常常会引起患者的心理障碍。用心理测试量表 SCL-90 对 50 例无器质性心脏病的心律失常患者进行评分,并与对照组比较。结果发现,研究组较对照组有明显的躯体化、强迫、焦虑、抑郁和敌对症状群。其中,女性患者的恐怖症状评分高于男性患者。当功能性心律失常患者处于这种状态时,他的临床心血管症状多可能是由心理障碍引起,但这种情况在临床上常常会被患者本人甚至医生所忽视。

心脏性猝死是心血管疾病的主要死亡原因之一。心脏性猝死大多由恶性室性心律失常如室性心动过速、心室颤动引起。心理因素参与致死性心律失常的可能性也已成为一个重要的临床课题。一旦器质性心脏病确立,则在一些生活事件或心理应激的冲击下常导致猝死。曾有人报道,美国肯尼迪航天中心的雇员在裁员期间猝死率高于正常。另外也有人发现,抑郁或亲人丧亡的体验都可促进猝死的发生。有学者调查 100 例因心律失常而猝死的病人死前当天的情况,有 23 人死前 30 分钟内有突然的心理应激体验史;相应的 100 例非致死性心律失常的对照组中,只有 8 例有类似心理应激体验。另有学者对 117 名发作前 24 小时有情绪体验的致死性心律失常经抢救而幸存的病人进行晤谈及心理测验表明,触发心律失常的因素可以从一般的生活事件到剧烈的情绪障碍,称之为"心理触发者"。对"心理触发者"的个体特征研究发现,半数以上是精力旺盛、高度的情绪反应性个体,常处于轻躁狂状态。用 MMPI(明尼苏达人格测试量表)作匹配对照研究表明,"心理触发者"的疑病、癔症及抑郁量表得分较高。引起心律失常的情绪状态主要是"愤怒",其他的情感是失望、恐惧、悲伤或胜利的喜悦。伴随的躯体应激(运动、疲劳等)也不能忽视。

在临床上,心脏自动转复除颤器(ICD)能终止患者致命性室速和室颤。

但研究显示,高达二分之一的ICD植入术后,患者出现明显的抑郁、焦虑情绪,以及害怕自动转复除颤的发生。有40%~63%的患者的这种消极情绪持续一年以上,并且患者不能自行缓解这种紧张担忧情绪。所以有必要对接受心脏自动转复除颤器(ICD)植入术的患者进行早期焦虑和抑郁的评价。尽管ICD植入能明显提高患者的生存率,对患者的生活质量有一定改善。但植入术后对该疾病危险性认识的增加,放电除颤时的不适,使患者随时处于担心发作状态,再加上经济负担较重等原因,使ICD植入术患者伴有不可避免的精神压力,容易产生抑郁焦虑障碍,明显影响生活质量,故其心理问题需要特别的关注。

【总读】"另一只眼睛"看心血管系统疾病

目前,人们已对心理障碍和心血管疾病之间的关系进行了许多横向和纵向研究。心血管疾病可以引起心理障碍或加重心理障碍;反之,心理障碍可以诱发、加重心血管疾病,并对心血管疾病的预后有显著的影响。

心血管疾病可以引起抑郁或加重抑郁。在一项由8 000例患者参加的大型流行病学调查发现,心血管疾病与抑郁有关,特别是严重的心血管疾病。随访6.6年后发现合并抑郁的心血管疾病患者死亡率上升,心脏病发作后出现抑郁的患者6个月的死亡率是未出现抑郁患者的5倍。研究还表明,不同心血管疾病患者中伴发心理障碍者比例各异,心肌梗死占45%、冠心病占40%、高血压占20%。

合并心理障碍的心血管疾病患者预后差,它可加重心血管疾病患者功能性残疾,增加躯体不适的主诉,造成自我照料不良和对疾病的处理不当,不利于患者的治疗和康复。但是临床上存在的问题是对心血管疾病合并心理障碍的识别率不高,治疗不足。主要是由于心理障碍所引起的症状缺乏特异性,极易被原发疾病的躯体症状所掩盖。

一、心血管疾病常伴发的心理障碍

心血管疾病常伴发各种心理障碍,不同的心血管疾病伴发的心理症状亦不同,临床常见各类心血管疾病心理障碍的表现如下。

1. 冠状动脉硬化性心脏病　冠状动脉硬化性心脏病可以造成慢性脑组织缺氧,引起各种心理障碍和神经系统症状。其中以焦虑症状最为多见,患者表现为易激动、紧张、恐惧等。对病程较长的患者常出现抑郁情绪。严重者可出现幻听、妄想等精神病性症状,幻听常为议论性或命令性,妄想多为被害性。极少病人出现失神、晕厥等意识障碍表现。若有意识障碍出现,一般在出现前常先有心前区轻度疼痛,后出现无力、恶心,继而出现黑蒙、短暂的意识丧失。心绞痛、心律失常和心肌梗死病人更常见意识障碍。在脑部形成栓塞或脑血栓时,可出现癫痫样痉挛发作等神经症状。合并心力衰竭时,特别在心绞痛发作或心肌梗死时,可出现明显的死亡恐怖感,出现严重的焦虑、抑郁症状。有的病人则出现失神、晕厥、眩晕等。在严重心功能代偿不全时,可出现意识障碍,如谵妄和精神错乱状态。

2. 心律失常　由于心律失常而出现心源性脑缺氧综合征或称阿—斯(Adams-Stokes)综合征,也可出现抑郁、兴奋性增高、死亡恐惧感、嗜睡、无欲或梦样状态等异常。主要症状有:(1)脑缺氧症状。表现为反应迟钝、记忆降低、联想困难等症状。发作频繁的病人常处于衰弱状态。(2)抑郁状态。表现为兴趣减退、对前途丧失信心、疲乏无力或精神不振、食欲不振,或体重明显减轻、性欲明显减退、自我评价下降。严重者有自责或有内疚感,可达妄想程度,觉得生活没有意义,反复出现想死的念头,或有自杀行为。(3)兴奋状态。患者兴奋不安、言语混乱、手舞足蹈、行为紊乱等。(4)意识障碍。常表现为意识模糊,此时患者烦躁不安、自言自语、可出现幻听、幻视、被害妄想等,但事后大多不能回忆。此外还可出现有失神发作、嗜睡状态等。

3. 风湿性心脏病　指主要由于心脏瓣膜狭窄和闭锁不全,引起脑部缺血、缺氧导致的心理障碍和神经系统症状。风湿性心脏病患者在不同病程其心理障碍表现各异:(1)早期以神经衰弱综合征为常见,次为脑缺血发作、癔症样症状或舞蹈症等;(2)中期表现有晕厥或幻觉、妄想、木僵、癫痫样痉挛发作,以及脑梗死症状等;(3)晚期可有昏睡、谵妄或错乱以至昏迷。

4. 先天性心脏病　指由于先天性心脏结构缺陷所致脑部缺血、缺氧等引起的心理障碍和神经系统症状。临床约有90％的病人均伴有不同程度的心理障碍。(1)神经衰弱综合征:表现为易疲劳、易激惹、抑郁、情感不稳、淡漠、无欲、注意力不集中、动作迟钝等;(2)性格改变:表现为胆怯、任性、好哭、怕羞、无信心；(3)智力发育迟滞：概念和知识的储存能力差、计算能力差；(4)语言障碍：发音欠清，表达能力差；(5)失神、眩晕、晕厥、起立性黑蒙等发作；(6)神经系统症状：癫痫性痉挛发作，如出现局限性癫痫性发作时应考虑有无脑脓肿或其他脑部局灶性病变等可能。

5. 心内膜炎 指由于心内膜炎症、栓塞等导致脑部缺血缺氧引起的心理障碍和神经系统症状。(1)幻觉妄想状态；(2)精神分裂样精神病表现；(3)意识丧失发作，如有发热往往出现谵妄状态；(4)神经系统可有脑栓塞、脑出血、脑脓肿症状等。

二、心血管疾病伴发心理障碍机制

所有躯体疾病伴发的心理障碍，并不取决于原发躯体疾病的种类，而是与以下两个因素有关：其一，对躯体疾病发生时所产生的心理反应，如患了某种躯体疾病后的焦虑、抑郁、易激惹、多疑、孤独感等。其二，躯体疾病引起的生物因素造成，如能量供应不足（脑供血不足、脑缺氧等）、毒素作用、水电解质紊乱、应激反应、神经递质改变等，导致精神症状。临床上心理障碍的产生，往往是由上述两者共同作用的结果。

几乎所有的心脏疾病在心功能不全时均可产生心理障碍。尽管心脏病的病因不同，但所产生的心理障碍并无特异性，其发病机制也类似。均系心搏出量减少，血氧饱和度降低，脑供血量减少，致使大脑缺血、缺氧进而出现脑功能障碍，而导致精神症状的出现，只是不同疾病伴发的心理障碍侧重点不同和附加了一些各类疾病本身所容易发生的症状。如风湿性心脏病时可由心脏瓣膜狭窄和闭锁不全易引起脑部缺血；风湿性脑血管改变也易产生脑血栓或脑栓塞而发生不同类型的意识障碍（昏厥、嗜睡、昏睡、谵妄或错乱以至昏迷）或癫痫发作等；心内膜炎则因伴有感染、发烧、毒血症等因素出现谵妄的几率较多；在先天性心脏病时，由于目前心脏外科手术的推广，心脏功能的改善能得到较及时解决，因而脑缺血、缺氧导致脑循环障碍所引起的精神症状比以前减少了，但由于心功能不全会影响大脑发育，可造成患者性格改变和智力发育迟滞等。

三、心血管疾病伴发心理障碍的诊断

在心脏内科，无论是门诊还是病房，心理障碍患者十分常见，每日都会遇到不少患者，他们有明显的胸闷、胸痛、心悸等各种各样心血管病不适症

状,但做各种相应的检查,没有找到与症状相符的相关心血管疾病,或者患者有相关心血管疾病,但其表现的症状与疾病严重程度不符。当我们从生物医学模式转化为生物—心理—社会医学模式来重新审视这一问题时,我们要考虑这些患者是否有心理障碍的可能。比如在心脏内科中经常遇到Da Costa 综合征。Da Costa 综合征是指未发现器质性损害基础,以交感神经功能亢进为表现,尤以心血管系统的有关症状为特征,同时伴有焦虑、紧张、恐惧等情绪障碍的一组症状群,实际上是一种焦虑障碍。从 1871 年发现本病至今 100 多年以来,一直是心脏内科医生所知的唯一的心理障碍在心脏内科中的表现,但对其诊断和治疗一直存在诸多困扰。历史上它有许多名称:激惹性心脏、神经性循环无力症、奋力综合征、心脏神经症、血管运动神经症、神经质性衰竭、神经质性心动过速、血管调节无力症、士兵心脏、功能性心血管运动紊乱等约 20 个名称。时至今日,对心理障碍的认识有了很大的进步,实际上心脏内科中除了 Da Costa 综合征外,还有焦虑、抑郁、疑病和躯体化障碍等心理障碍存在,这是一个被我们长期忽略的问题。

由于生物医学模式的影响,有些医生只关注病人的躯体,而忽视对人心理的了解,只见"病"不见"人",只见树木不见森林。在面对心理疾病的患者时,常常觉得如坠迷雾之中,发生误诊、误治,或导致病情曲折,甚至加剧。实际上,有心理障碍的患者常常比患躯体疾病有更严重的健康受损、社会功能的残缺,心理疾病所引起的绝望、无助可以超过一般躯体疾病所带来的痛苦。这些患者虽反复就医,但往往得不到正确的诊断和处理,给患者造成沉重的经济负担和精神负担。正确认识心理障碍在心脏内科中的表现,并给予正确的诊断和处理,可以很好的缓解患者病痛,加快患者躯体疾病的恢复,减轻患者的经济和精神负担,提高患者生活质量和社会功能。

在心脏内科中诊断心理障碍一直存在困难和争议。根据 WHO 组织的有 14 个国家参加的"综合医院就诊者中的心理障碍"多中心协作研究表明,综合医院医生对心理障碍的识别率只有 15.9%,有 84.1% 的心理障碍患者被误诊为内科躯体性疾病。其误诊的原因有多种因素,长期以来,精神医学和其他临床医学分属两个不同的范畴,综合医院中相当部分的医生对心理障碍的知识相对贫乏,对心理障碍引起的躯体化症状表现认识不足;过去的生物医学模式,又使综合医院中的医生对患者心理障碍诊断普遍持谨慎态度,对患者的症状多作一元化诊断,且习惯于依靠实验室检查对疾病做出诊断,而心理障碍性疾病缺乏明确的实验室检查指标,主要靠病人的主诉和医生的经验来诊断,再加上前往综合医院就诊的心理障碍患者常拒绝与医生讨论抑郁焦虑等心理问题,这使综合性医院里的医生对诊断此类疾病更加困难。

心脏内科中诊断心理障碍可从以下几点考虑:

1. 症状出现持续半年以上,可有轻重反复,发病可与季节气候变化有关。

2. 发病前往往有较重大的负性生活事件的影响,如亲人重病、死亡;本人患严重的心血管疾病等,但也可以找不到原因,如处于更年期的妇女。

3. 人格基础:易敏感多疑,多思多虑,遇事常拿得起但放不下。

4. 情绪方面:易担心害怕、紧张焦虑、烦躁激动,或情绪低落抑郁,严重者可有无用感、无望感,自我评价过低等。

5. 行为方面:睡眠障碍较为突出,包括失眠、早醒、多梦;精力减退,无明显原因的疲乏;易受惊吓、怕吵闹、对声音过敏;严重者对人对事情缺乏兴趣,想哭或易哭泣。

6. 智力方面:思维迟钝,记忆力减退,注意力不能集中,叙述表达不清晰。

7. 躯体症状:首先,心血管系统的表现为:胸闷不适、非心脏性胸痛、阵发性心悸、心跳加快,血压不稳定,易上下波动等。其次,可伴有其他系统症状:(1)植物神经肌肉感觉系统:头痛头晕、肌肉不适或疼痛、四肢发麻、双手颤抖、易出汗、视物模糊。(2)泌尿生殖系统:尿意频数、性欲下降。(3)呼吸系统:窒息感,喜欢大叹气。(4)消化系统:食欲减退、无饥饿感、口干、便秘、易腹胀消化不良,可有体重减轻。

8. 实验室检查:没有发现相应的器质性心血管疾病,或有器质性心血管疾病,但所引起的临床症状与病情不符。

在诊断中,上述临床表现可以组合出现。没有抑郁焦虑主诉,并不能排除心理障碍的存在。需要注意的是,到心脏内科就诊的心理障碍患者,他们有心血管疾病的先占观念。所以,在了解患者的病情时,不要直截了当询问患者的心情如何,这样会引起患者的误解和抵触,而应从患者的行为方面以及其他多系统症状方面了解病情。另外,在心脏内科诊断心理障碍仍然需谨慎,要十分注意心血管本身疾病的诊断和病情的评估。

四、心血管疾病伴发心理障碍的治疗

1. 纠正错误理念　治疗心脏内科中的心理障碍要充分重视，下述观念是错误的：(1)既使认识到病人有心理障碍方面的问题，也不认为是疾病，不认为会对病人造成危害；(2)认为心理问题能自行好转而无需治疗；(3)认为患者一旦有器质性疾病，有抑郁或焦虑反应是正常的，只要治疗好原发疾病，其焦虑抑郁自然会消除。

在心脏内科可以治疗的心理障碍多为轻中程度，如遇严重的抑郁焦虑障碍、有自杀倾向的，或治疗效果不佳的则必须尽早请精神科或医学心理科医生会诊。

2. 心理障碍治疗的目标　减少或消除心理障碍所引起的症状和体征；改善患者躯体疾病的预后；改善患者的生活质量，恢复患者的社会功能；降低患者复发或再发心理障碍的危险。

3. 心血管疾病伴发心理障碍的药物治疗与心理治疗

在心血管疾病伴发心理障碍的治疗过程中，药物治疗和心理治疗都是需要的，两者的关系是：药物治疗能及时改善心理障碍症状、控制急性焦虑发作，起效较快，可作为心理治疗的基础；心理治疗能巩固药物治疗的效果，防止疾病复发，起效慢，疗效持久。

药物治疗主要是应用抗抑郁药、抗焦虑药及镇静催眠药。药物治疗的原则：(1)诊断明确；(2)全面考虑病人症状特点，个体化合理用药；(3)剂量逐步递增，采用最小有效剂量，使不良反应减至最小，提高服药依从性；(4)小剂量疗效不佳时，根据不良反应和耐受情况，增至足量（有效药物上限）和用足够长的疗程（4～6周）；(5)如无效，可考虑换药（同类另一种或作用机制不同的另一类药）；(6)尽可能单一用药，足量、足疗程治疗，一般不主张联用两种以上抗抑郁药。

必须说明的是，在心脏内科，除了在治疗前给患者解释病情外，在用药前也要向患者及家人阐明药物性质、作用和可能发生的不良反应及对策。因为这类治疗药物是患者不愿意接受的。所以，要向他们说明以取得理解，争取他们的主动配合，以便遵嘱按时按量服药。治疗期间密切观察病情和不良反应，及时处理。大多数抗抑郁药物都具有抗焦虑作用，对混合性抑郁焦虑都有治疗效果。另外，对心脏专科医生来说，有时诊断患者是否有心理障碍比较困难，但如果怀疑患者的疾病有焦虑抑郁参与，可给予进行心理测试,必要时进行抗焦虑抑郁药物的诊断性治疗。

心理障碍的治疗除了药物治疗,还要配合心理治疗。这有利于提高缓解率,巩固治疗效果,减少复发。由于到心脏内科伴有心理障碍的患者对本病认识不足,或对所患心脏疾病感到压力太大,这就需要从心理上帮助患者重新认识本病,合理解释患者心脏疾病转归和预后,纠正患者不合理的负性认知,恢复患者的自信心。具体方式有:

(1) 理解和同情 有心理障碍的患者往往有一大堆主诉,在漫长的就医过程中,患者做了许多检查,用了许多药物治疗,但患者的病情仍然得不到很好的缓解,这容易使患者心生怨言。另外,患者常会感到自己的病得不到医生的重视和家人理解。这时,医生要对患者的病情表示理解,对患者的病痛表示同情,耐心倾听和接受患者对疾病描述,要戒除平淡、犹豫的态度,要明确表达出关心和同情。

(2) 询问和了解 在患者阐述病情时,除了心血管病症状,要尽可能详细询问患者有无其他不适主述,如睡眠问题、饮食问题、有无紧张和担心害怕、有无乏力和情绪不佳;讨论症状出现时的心理情绪问题,要了解患者对本身心脏疾病的认识,有无随时感到疾病会对自己造成重大威胁,或有无对疾病的治疗和恢复失去信心;要了解患者发病之初有无负性生活事件,如亲人病故、病重以及其他重大精神创伤和压力等。

(3) 安慰和保证 有时患者虽然有强烈的求治愿望,但因屡治不好,也会对医生失去信赖。在上述与患者充分交流沟通的基础上,可重新取得患者的信任。在对患者病情充分了解的情况下,结合本专业的知识,对患者进行合情合理的安慰,劝患者不要把注意力集中在躯体疾病上,他的病可能没有他想象的那样严重,他的病是可以得到很好的治疗,打消其顾虑,使患者看到希望,恢复患者战胜疾病的勇气和信心。

(4) 答疑和解惑 一般情况下,心理障碍患者的心理防御机制,使他们倾向于隐瞒自己的抑郁焦虑情绪,同时也担心医生如果考虑患者的心理因素时,会耽误对他心脏疾病的诊断和治疗。此时,必须帮助患者认清事实,认识到他自己目前的病情与心理情绪障碍可能有关,解释抑郁焦虑会对患者躯体造成怎样的影响,同时帮助患者正确判断其心血管疾病的程度,客观评价患者临床症状与心血管疾病之间的关系,纠正患者夸大的看法和歪曲的感觉。要详细解释心理障碍的治疗要求,解释药物使用过程中的特点和注意事项,以取得患者对疾病诊断的充分理解和对治疗的积极配合。

受尽头痛、头晕折磨的人们
—— 为什么神经系统病症常规治疗的效果不佳？

神经系统疾病的发病原因很多，不同的疾病有不同的病因。研究证明，不少心理因素为促发神经系统疾病的诱因，或在神经系统疾病的发生过程中起一定的作用。例如，脑出血的主要发病原因是高血压和血管硬化，但心理因素作为诱因可以使血压骤升导致血管破裂出血。即心理因素作用于中枢神经，并通过下丘脑—垂体—肾上腺系统使体内分泌大量儿酚胺，引起血压骤升，使血管破裂出血，或者引起心脏血管系统栓子脱落以及血管痉挛等导致脑血管病。其他如偏头痛、癫痫发作、重症肌无力及帕金森病的发病等也被认为与心理因素有一定的关系。心理因素在神经系统疾病的发生、发展和转归上都有一定的影响。现代医学不仅强调治疗躯体疾病的重要性，也逐渐重视躯体疾病相关的心理障碍的治疗。Maree L. Hackett 等通过对 1977~2004 年的文献资料荟萃分析，发现中风患者普遍存在抑郁症状，其发生率在中风恢复早期、中期和晚期基本相同。提示在中风治疗中进行相关心理障碍的治疗是十分必要的。如果只注重生物学因素而忽略心理因素，这部分病人很难治愈。

案例 2-1 经常头痛的银行行长

黄先生,42岁,本科学历,银行行长。反复头痛、头胀,睡眠不好一年。

一年前,黄先生无名诱因出现头痛、头胀,睡眠不好,多梦,早醒。后来头痛症状加重,感觉内心有压抑感,常感悲伤,想哭,自己感觉无助无望,社交活动越来越少,工作效率严重低下。曾到医院神经科就诊,给予头颅MR平扫,未见异常;经颅多普勒(TCD)检查:椎动脉供血"不足";脑电图无异常。以"慢性脑供血不足"给予改善脑供血治疗,疗效不好。黄先生否认有高血压、糖尿病、结核、肝炎等病史。神经科医生建议其看医学心理门诊。起初,黄先生非常强烈地反对看医学心理科,但看过多家医院专家,病情不见好转,最后在亲人的极力劝说和陪同下来看医学心理医生。医生根据黄先生常常头痛、头胀,睡眠不好、情绪低落,对任何事情不感兴趣,自感无助无望,回避正常社交,影响社会功能,心理测试抑郁分值很高,诊断抑郁症。给予抗抑郁药物治疗加心理疏导,2个星期后,症状缓解,2个月后,基本恢复正常状态。

案例 2-2 任女士的头痛越来越重

任女士,65岁,小学文化,家庭妇女。因经常头痛、睡眠差、乏力,到医学心理门诊就诊。

5年前,任女士因小事与他人闹矛盾,加之感冒,出现身体不适、头痛、乏力、食欲差,在当地医院治疗,疗效不好,上述症状未消失,还渐渐出现睡眠不好,多梦。2年前,任女士无名原因又出现烦躁、胸闷,乏力更加明显,整日躺在床上,也睡不着,头痛越来越重,需要经常服用止痛药。对任何事情不感兴趣,自认为活着没意思。家属带其到多家医院的内科、神经科、耳鼻喉科就诊,反复做各种检查、化验,均未发现异常。认为是神经衰弱。给予谷维素、安定、止痛片等治疗,均不见明显疗效。

任女士患的是抑郁症。经过抗抑郁药物治疗加心理疏导,2个星期后症状逐渐缓解,一个月后痊愈,恢复正常生活。

案例 2-3　梅女士反复头痛 3 年

梅女士,45 岁,教师。反复发作性头痛 3 年,加重一个月入院。

梅女士于 2002 年 1 月在与朋友聚会后突然出现剧烈头痛,为全头跳痛,右侧头顶部为主,伴恶心、呕吐。到当地医院就诊,头颅 CT 显示"未见异常",给予"甘露醇"静滴后缓解。此后每隔 1～2 个月,星期五下午 4 时左右即头痛发作,发作前自觉眼前有"冒烟"状,消失后即出现右侧头顶剧烈跳痛,伴恶心、呕吐。发作时测血压,收缩压 150～160mmHg,发作 5～6h 后缓解。梅女士头痛反复发作,发作间期无不适,反复到当地医院就诊,多次行头颅 CT 检查,均报告"未见异常"。2005 年 3 月,梅女士再次出现上述头痛,静滴"甘露醇"效果不佳。并出现发热,口干,全身游走性疼痛,全身乏力。为明确诊治进行住院治疗。查体:血压 150/90mmHg。心、肺、腹部未见异常。神经系统检查未见异常。经颅多普勒示左侧颈内动脉、大脑中动脉及右侧椎—基底动脉血流速度增快,余未见异常。血常规、尿常规、血沉、凝血四项结果正常,甘油三酯:2.04mmol/L。颈部血管 B 超未见明显异常,24h 动态血压检测结果无明显异常。既往体健,否认高血压、糖尿病、心脏病病史,母亲有头痛病史。初步诊断:偏头痛。给予前列地尔、脑安胶囊、尼莫地平等治疗,症状缓解不明显。加用抗抑郁药物治疗,一周后头痛发作次数减少,2 周后症状明显缓解。治疗过程中未见不良反应。

黄先生和任、梅二位女士,主诉症状都是头痛,但是针对颅脑的生物学检查均难以发现能解释其头痛的疾病,进一步询问可以发现患者伴有抑郁、焦虑症状,治疗除用生物学手段外,配合抗抑郁、抗焦虑治疗均达到意想不到的效果。

【解读 2-1】　内心紧张常让一些人感到头痛

头痛是神经科门诊最常见的症状之一。研究显示,69% 的城市居民有过头痛经历;45 岁以下人群的头痛发生率超过 70%;各年龄段头痛发生比例都超过半数。据美国"全国头痛基金会"统计,至少有 4 500 万美国人患有慢性头痛或复发性头痛,而在 10 年前,这个数字是 1 000 万;大约 90% 的美国成年人有过紧张性头痛；全国有3 000万偏头痛患者，多达75%的女性曾受偏头痛困扰。同样，德国一项针对约1万人的调查显示，1/3的女性和1/5的男性在一个月内会多次头痛。丹麦的头痛流行病学统计显示，在一生中，93%的男性和99%的女性曾有过头痛。这些数据充分显示，现代人受头痛所困是一个普遍现象，也是一个全球现象。

在我国，头痛发病率越来越高，但是就诊率却相对低下。有数据显示，在各种常见病中，头痛的发病率仅次于感冒，但54%的头痛患者根本不治疗，而感冒发热的患者86%主动就诊。由此可见，头痛并未引起大家的足够重视。造成这种结果的原因，除了患者本身不重视之外，部分医务工作者也对头痛采取轻视态度，认为头痛只是一个症状，而不应作为一种独立的疾病来看待。事实上，头痛的病因有许多种，常见有感染、外伤、头部器官的疾病等。但是，越来越多的人是由于紧张的工作状态，或长期处于焦虑、压抑的情绪状态，或不良的生活和工作习惯而导致头痛。在德国，头痛就一直被看作是重要的心身医学问题受到重视。头痛带给人们的不仅仅是疼痛、失眠、不良情绪等，它还给人们带来免疫功能下降，间接造成高血压、冠心病、消化道溃疡等多种心身疾病。在发达国家，由于头痛而导致的经济损失已经引起重视，因此有些国家纷纷成立专业的头痛学会，承担患者的教育、头痛的研究、预防和治疗工作。由此看来，头痛应该引起我国医务工作者的重视。

1988年，国际头痛学会头痛分类委员会首次制订头痛疾病的分类及诊断标准。2004年1月，在第1版《头痛疾病的国际分类》使用15年后，国际头痛分类委员会发布了历经3年半时间修订的第2版《头痛疾病的国际分类》。在新制订的分类标准中，不仅对"原发性头痛"进行修订，还对偏头痛的分类进行了扩充，并且在"继发性头痛"中增加了"归因于精神疾病的头痛"，鼓励医生对头痛的精神因素进行研究。充分显示学术界对心理社会因素影响头痛的重视程度。

一般来说，紧张性头痛和偏头痛与心理社会因素的关联性较高。

一、紧张性头痛

紧张性头痛又称肌收缩性头痛，它是慢性头痛中最常见的心身疾病。紧张性头痛起病缓慢，患者多在20岁左右起病，以女性多见。90%以上为双侧头痛，涉及双颞侧、枕、头顶或整个头部。其性质属钝痛、胀痛，有压迫麻木或束带样紧箍感。虽然患者整日头痛,但一日内可逐渐增强和逐渐减轻,很少因头痛卧床不起而影响生活。大多数患者伴有焦虑、抑郁、失眠等症状。

研究发现,经常头痛患者,其额部肌肉收缩强度较大。长期的情绪紊乱和精神紧张,使头颅部肌肉处于收缩状态。肌肉持续性收缩,使局部肌肉出现触痛和疼痛,肌肉收缩还可以压迫肌肉内小动脉,发生继发性缺血而加重头痛的程度。

虽然紧张性头痛不如偏头痛带来的不适典型,但它的慢性形式明显影响着患者的社会功能及能力。关于紧张性头痛的病因及病理仍不十分清楚,研究者们纷纷就其心理因素进行详尽的调查和研究。早在1963年Kolb等就发现紧张性头痛患者常处于慢性焦虑状态。Perozzo(2005年)对201名头痛患者的愤怒和情绪痛苦特征及程度进行评估,通过STAEI、贝克抑郁自评量表和认知行为等测评,发现肌紧张头痛及肌紧张头痛伴偏头痛患者具有更明显的易怒气质,慢性肌紧张头痛患者有更明显的焦虑、抑郁甚至惊恐发作和强迫特征。表明慢性肌紧张性头痛的患者对情绪的控制能力明显较低。也提示患者对疼痛的忍受程度与易怒气质之间存在着某种关系。

Murtin认为,这种头痛常由于人际关系矛盾、不如意、羞怯、罪恶感、嫉妒、钻牛角尖、内心恐惧,以及有依赖性、性欲和冲动的控制等心态所致。此外,还与人格特征有关,这种头痛的人多数患者有疑病症、抑郁症、癔症;患者性格常有好强、固执孤僻、谨小慎微、内省力缺乏,以及对他人的言论过度敏感等特点。

治疗紧张性头痛的关键在于消除其紧张情绪,保持心理松弛,合理地安排好工作与休息。药物治疗:头痛时也可用止痛剂、肌肉松弛剂和血管扩张药物。不少治疗头痛的药物以短期或间断使用为宜,不宜长期服用。长期服用会使疗效逐渐减退,以致患者不得不逐渐增加用药剂量,结果服药越多,头痛却越发严重,临床上称之为药物回跳性头痛,应加以避免。可以用抗抑郁、抗焦虑药作为辅助治疗。另有报道,采用生物反馈疗法不仅可以治疗疼痛,还可以预防头痛。肌电生物反馈治疗有效率可达95%。有心理障碍者可进行宣泄、疏导等放松治疗,消除其紧张行为。日常生活注意控制训练,学会做到遇事不慌,遇难不忧,精神放松。调控紧张情绪,可以预防和治疗紧张性头痛。

二、偏头痛

偏头痛是以发作性、搏动性头痛为特征,表现为一侧或双侧头部跳痛,可伴有恶心、呕吐等自主神经症状。按新的国际头痛学会偏头痛分类法分为六类:无先兆偏头痛、有先兆偏头痛、可能为偏头痛前驱的儿童周期综合征、视网膜性偏头痛、偏头痛的并发症、很可能的偏头痛。

偏头痛是一古老疾患,它的发病率难以估计,一般认为占人口的10%～50%,儿童发病率估计也有4%～20%。一般认为女性发病率较高,男女之比为2:3～1:4,且女性患者常常症状较剧烈,持续时间较长,伴发症状也较多。发病年龄不一,在早年发病患者较多,一般随年龄增长症状可逐步减轻。

1. 偏头痛的病因

偏头痛病因复杂,发病机制迄今尚未完全阐明。近年来许多资料表明,偏头痛的发生主要与心理、血管、生化等因素有关。情绪紧张、焦虑、抑郁、疲劳、行为冲突、个性缺陷等是激惹和加重偏头痛的重要因素。据文献报道,家庭因素占57%,职业问题占45%,人际关系紧张占62%,心理应激适应不良占62%。偏头痛患者习惯于把愤怒或敌意压在心里,这种内心的冲突,往往激发偏头痛的发作。有学者报道(1990年),偏头痛中A型行为者占68%,C型27%,B型5%。一般认为,偏头痛患者多有A型人格特点。个性调查显示,患者有情绪不稳定、过分因循、缺乏独创性思维,对问题处理欠灵活,缺乏对付紧张和心理压力的能力,极端关心身体,偏于抑郁、悲观,易于不满、缺乏自信,过低评价自己等个性特点。这些个性缺陷可能是偏头痛不易根治、易于复发的内在因素之一。另外,偏头痛患者在早期生活中,常有过重的体力劳动、家庭或环境的压力及心理应激等经历。总之,人格特点、行为方式和对心理应激的认知评价,均会影响偏头痛症状的发作以及发作的频度和强度。研究发现,偏头痛患者在非发作期也呈现出一些心身的特征:①脑内单胺氧化酶活性及5-羟色胺水平均低;②5-羟色胺能神经元的冲动发放频率增加;③突触间隙5-羟色胺分解加速;④5-羟色胺合成受阻;⑤血小板聚集倾向;⑥血小板吸收与储存5-羟色胺能力降低;⑦肾上腺素释放增加;⑧前列腺素合成增加;⑨头部血管肾上腺能受体敏感性增加。这些都是偏头痛患者易伴发抑郁、焦虑等心理障碍的直接生理生化基础。

偏头痛患者还存在神经、心理方面的功能障碍。Hooker等(1986年)

研究证实,偏头痛患者手指敲击、触摸操作、韦氏记忆量表中理解记忆、韦氏智力量表中的数字符号和失语甄别等项测验与非头痛被试者相比,存在明显差异。有人还证实,严重偏头痛患者反应时间减慢,信息加工处理低效,语词记忆成绩差。偏头痛患者在发作期、发作前后期可有视觉、体感、运动、反射、语言、意识、记忆等多种神经功能障碍。

2. 心理因素诱发偏头痛的机制

心理应激因素首先影响交感神经功能,表现在偏头痛发作前期先是颅内血管收缩,接着颅外血管扩张;头痛发作期出现搏动性头痛,同时颅内血管亦扩张,脑血流量减少,从而产生神经功能及高级神经功能障碍等症状,包括烦燥、恐惧及发怒、悲观失望和注意力不集中等情绪改变,后者又影响交感神经功能。由于血管扩张,血管通透性增强,严重时形成脑水肿,而致持续性头痛。

心理应激、中枢神经系统紊乱和交感神经系统紧张还导致肾上腺素、去甲肾上腺素分泌增多,影响 β 受体,提高腺苷酸环化酶活性,从而使血浆中游离脂肪酸及肾上腺素、ADP、胶原蛋白、凝血酶、5-羟色胺等增加。5-羟色胺释放过多可引起颅内血管收缩,而出现先兆期症状。随即 5-羟色胺下降(因迅速降解反应),又导致颅内外血管扩张,引起偏头痛发作。此外,应激情况下的缓激肽、前列腺素、催乳素等神经介质增高和血小板聚集和释放,都有强烈扩张血管作用,进一步增强痛觉纤维敏感性,并引起脑水肿,促使偏头痛发作进入血管扩张期(搏动性头痛期)和水肿期(持续性疼痛期),从而产生持续性剧烈头痛。此外,偏头痛发病与遗传因素有关,50%以上有家族史。

3. 偏头痛的治疗

偏头痛的治疗包括药物治疗和心理治疗。

(1) 药物治疗:麦角胺咖啡因可阻止血浆 5-羟色胺浓度下降,在偏头痛先兆期应用可解除偏头痛发作。目前临床上也应用钙离子拮抗剂如尼莫地平、氟桂利嗪等治疗。

(2) 消除心理因素:防止过于紧张、焦虑和恐惧感,保持正常睡眠。头痛时短期睡眠也有治疗价值。慢性头痛患者伴有抑郁、焦虑者,可选用选择性 5-羟色胺再摄取抑制剂(SSRIs)、5-羟色胺去甲肾上腺素再摄取抑制剂(SNRIs)、三环类抗抑郁药(TCAs,如阿米替林、多塞平等)等。

(3) 生物反馈治疗:目前广泛应用生物反馈治疗偏头痛,其疗效优于气功等放松训练。有人应用肌电生物反馈疗法配合头痛停糖浆治疗,显效率94%,经过半年随访无头痛发作,治疗前后血流变有明显改善。此外,催眠疗法、交互分析、认知行为矫正和自我控制法等有一定效果。

(4) 自我调节:在日常生活中防止噪音、强光、气候变化等刺激,对于摄取奶酪、熏鱼、巧克力、酒类、避孕药等引起头痛发作者应禁止摄取上述物品。

案例 2-4　王女士头晕 3 年未愈

王女士,68 岁,退休在家,头晕 3 年。3 年前始感觉头晕,为晃动不稳的感觉,无旋转感,无耳鸣,无恶心、呕吐。不敢一个人出门,担心摔倒,更担心摔倒后没有人扶自己,尽管从没摔倒过,仍是很担心,连买菜都不敢去。进食及睡眠尚好。曾查 TCD,显示双侧椎动脉痉挛,颅脑 MRI 未见异常。曾服用扩血管药物以及改善血循环的药物,未见明显疗效。儿女们来家时,稍有好转,走后又感严重。老伴患中风瘫痪,需要照顾,每日在家照顾老伴的生活起居。但是老伴脾气很急,经常稍不如意,就对她发脾气。王女士被诊断为焦虑状态,经过认知行为调整和抗抑郁药物治疗,王女士的头晕逐渐减轻,并好转,可以自己出门做事。

【解读 2-2】　内心压力也会让人头晕

像王女士这样由于长期生活压力较大、内心压抑,出现情绪障碍,以头晕的形式表现出来者大有人在。情绪波动、生气激动、紧张压力等心理因素是发生脑血管痉挛最常见的原因之一。脑血管痉挛还与天气变化、气温变化有一定关系,季节交替的时候增多。病人不分年龄,以学生及年轻人常见,特别是中考、高考前的学生,另外,公司白领因工作、学习生活紧张,睡眠不足,又不会放松自己,容易发生脑血管痉挛。一般来说,青年女性比男性发病率高,脑力劳动者比体力劳动者高。

头晕是脑血管痉挛的常见症状,头晕呈持续性,也可以呈短暂发作性,主要表现为非旋转性眩晕。头晕发作时不敢活动,卧床不起,特别不能活动头部,严重时可伴恶心,或者伴随耳鸣,一般呈持续性低音调的耳鸣,心情烦躁焦虑,或胸闷,心慌,气短,呼吸紧迫感,头脑不清晰,思维与记忆受影响。

脑血管痉挛是指脑动脉在一段时间内的异常收缩状态，属于功能性疾病。也就是说，该病是由于各种因素引起的脑血管功能障碍，脑血管没有实质性的损坏或病变。病人多数是年轻人，自我调节能力比较好，所以预后良好，大多数病人经过治疗和放松是完全可以痊愈的。平时生活中要注意缓解压力、放松心情、保持情绪稳定。

对于功能性脑血管痉挛，单纯应用扩血管、抗凝治疗难以达到较好的治疗效果，如果同时给予相应的心理治疗，辅以调整情绪的药物治疗，往往会起到较好的治疗效果。

案例 2-5 刘先生脑梗症状好转后又出现情绪低落

刘先生，男性，58岁。左侧肢体活动不便3小时入院。3小时前刘先生无明显诱因出现左侧上肢活动不灵，并有言语不清，无头昏，无恶心、呕吐，无饮水、进食呛咳，无耳鸣、听力障碍、意识丧失、肢体抽搐等症状。既往有高血压病史5年，血压控制欠佳，否认家族中有遗传病病史。头颅CT显示：多发腔隙性脑梗死。查体：血压160/90mmHg，急性病容，营养良好，心肺未见异常。神经系统检查：意识尚清晰，语言不能。瞳孔等大同圆，直径3.0mm，对光反射灵敏，眼球运动正常，左侧中枢性面、舌瘫。右侧肢体肌力5级，左侧肢体肌力2~3级，肌张力高。共济运动、感觉检查不合作，无不自主运动。腹壁反射、提睾反射对称存在，四肢腱反射对称存在，原始反射阴性，左侧病理征阳性，脑膜刺激征阴性。心电图示ST-T改变。3日后复查头颅CT示右侧大脑中动脉供血区大面积脑梗死，经颅多普勒彩色超声示右侧颈内动脉血流速增快，脑PET示：5-羟色胺偏低，多巴胺显著降低。颈部血管B超示：双侧颈动脉硬化改变，右侧颈动脉斑块形成。诊断为脑梗死。给予脱水、活血化瘀、补液、营养神经等治疗。2个星期后刘先生言语流利，左侧中枢性面、舌瘫较前好转，左侧肢体肌力3级，四肢腱反射存在，左侧病理征阴性。在治疗过程中刘先生脑梗症状逐渐好转，但却出现情绪低落、沮丧、悲观、少语、易激惹、思维行为迟滞、睡眠差等症状。自诉心前区不适，伴全身麻木、多汗。遂加抗焦虑抑郁药物治疗。2个星期后刘先生情绪症状明显缓解，无其他不适诉述。

【解读 2-3】 脑血管病后易出现抑郁

脑血管病是一组发病率高、致残率高和死亡率高的疾病。流行病学调查表明,脑血管病、心脏病和恶性肿瘤是我国以及其他许多国家位列前三位的致死原因。脑血管病主要是高血压和(或)动脉硬化所致。迄今国内外多从生理、生化、遗传、免疫等分子生物学方面进行研究,对其进行生物—心理—社会医学模式的综合研究比较匮乏。脑血管病的防治也多仅限于生物医学,很少对脑血管病进行心理和行为干预治疗。

据报道,脑血管病患者心理障碍的发生率为23%～65%,多为焦虑和抑郁。这种心理障碍可影响患者的免疫功能、营养状态及治疗的有效性,进而影响到患者的预后。近年来应用PET对脑梗死患者的脑代谢研究也表明,脑梗死后抑郁患者的去甲肾上腺素和5-羟色胺神经递质低下。脑梗后的抑郁可能为梗死的脑区损害破坏了去甲肾上腺素能神经元和5-羟色胺能神经元及其通路,使这两种神经递质水平低下,从而导致抑郁。

实际上,情绪、人格和行为方式既可作为脑血管病发病基础,又可以改变脑血管病的过程和转归。急性脑血管病有发病急骤、病死率高、病残率高、再发率高、恢复时间长的特点,因此特别容易产生特殊的心理压力,从而影响患者的恢复和预后。

一、心理社会因素与脑血管病发病

1. 情绪因素和紧张性生活事件

目前认为,情绪因素是脑血管疾病发生的重要相关因素之一,情绪激动所引起的神经—体液改变往往会引起血压升高,从而导致脑血管意外的发生。由于老年人大脑功能衰退,其丘脑下部功能失调,对情绪的调节作用明显降低,从而易导致情绪的不稳定性。因此,明显的情绪应激因素极易引起脑血管病的发生。Adler等对35名缺血性中风患者中的32名男性做了回顾性调查,发现在中风发生前都有一段时期的或间断或持续的严重情绪障碍,时间为数星期或几个月,在发病前不久有所加重。

日常生活中的失恋、离婚、失窃、失业、亲人死亡、环境变化等生活事件均可引起过强的情绪反应,这些生活事件都与急性脑血管病的发生有一定相关性。紧张情绪兴奋交感神经系统,使其末梢释放大量去甲肾上腺素,同时肾上腺素分泌增多,在儿茶酚胺与皮质类固醇的作用下,使血压升高,脉搏增快,血糖水平上升并动员储存的脂肪。大剂量儿茶酚胺使血小板聚集、黏附和释放功能增强,这些都成为脑血管病发生的因素之一。有报道显示,有情绪变化的脑血管病患者血中血管紧张素Ⅱ含量明显高于无情绪变化的脑血管病患者。

2. 不良生活方式

黑格尔说:"方法是一种不可抗拒的至高无上的力量。"生活方式是关系健康的关键性力量。生活方式是人们日常生活行为习惯的集合,一个国家、一个民族、一个地区、一个家族、一个家庭,乃至一个人,都有其特定的、日积月累形成的生活方式,如饮食、衣着、嗜好、运动等等。生活方式与人们的健康是一种因果关系,健康的生活方式能够让人拥有健康,获得长寿,而不健康的生活方式则会给人们带来疾病,使其过早地衰老病逝。研究表明,80%~90%的脑血管病患者都能从生活方式中找到致病原因。(1)吸烟和饮酒是脑血管病的重要危险因素。饮酒者在近3年发生中风的几率几乎是不饮酒者的1倍以上。饮酒影响血压和血小板功能,与血小板聚集率呈正相关,使全血黏度增高。(2)膳食不合理、身体活动不足是脑血管病发生的又一重要因素。高脂、高盐膳食不仅导致肥胖,并且增加身体负担,导致血管硬化、血压升高等不良病变,增加脑血管病发生的危险性。

3. 人格特征

研究表明,脑血管病患者常见有特殊的人格特征,即"劳碌的"行为模式,他们有自设的目标,不断忙碌,以勤奋的劳动来要求自己,自律性强,时刻有一种要在短暂时间内做到出色成就的需求,即A型行为特征。对患脑血管病患者进行性格类型比较,A型行为类型者是非A型行为类型者的3~4倍。提示脑血管病患者以A型行为占优势,即具有敌意竞争和时间紧迫感等特征。

二、抑郁障碍与脑血管病

抑郁障碍也可能是脑血管病的危险因素之一,尤其在老年抑郁障碍的患者当中。1993年日本的Fujikawa等报道,在65岁以后发病的重症抑郁障碍患者当中,94%的患者在影像学上显示无临床表现的多发脑梗死灶存在。其后,又有Coffey等和Krishnan等于1998年分别报道,老年抑郁障碍与脑白质高信号改变有关,认为脑血管病变作为抑郁障碍的致病原因之一也不无可能。

尽管到目前为止,脑血管病与抑郁障碍之间的确切关系尚没有得出统一而肯定的结论,但至少可以推断有以下4种可能性。

(1) 抑郁障碍是对脑血管病所导致的各种功能障碍的反应。

(2) 抑郁障碍是脑血管病变导致与精神和情感活动相关的大脑结构受损及功能障碍的直接后果。

(3) 抑郁障碍可能影响脑血管病的发生、发展,影响脑血管病患者的功能康复,或增加原本已有诸如高血压、心脏病等心脑血管病危险因素。

(4) 两者之间只是一种简单共存的关系。

也有认为脑血管病可能是老年抑郁障碍的致病原因之一,并建议使用"血管性抑郁"的临床诊断概念并将其分为以下3型。

Ⅰ型:单发脑梗死后的抑郁障碍。

Ⅱ型:皮质下多发腔隙性脑梗死和Binswanger病所致抑郁障碍(老年血管性抑郁)。

Ⅲ型:多发无症状脑梗死所致抑郁障碍。

三、脑卒中后抑郁

抑郁障碍是脑血管病后最多见的心理障碍。脑血管病患者当中,抑郁障碍的患病率高于普通人群。据Robinson和Starkstein报道,30%～50%的脑血管病患者在发病后的初次评定中有抑郁障碍的表现。Tarja Pohjasvaara等检查了277例脑血管病后3个月的患者,发现其中有111例(40.1%)符合DSM-Ⅲ-R和ICD-10的抑郁症诊断标准。其中重度抑郁72例(26.0%),轻度抑郁49例(14.1%)。北京医院神经内科在2000年统计了一组发病1个月内的缺血性脑血管病住院病例,其中36.42%的病人有明显的抑郁障碍(吴恺等,2000年)。Tarja Pohjasvaara等复习了大量的相关文献,根据各家的相关报道认为,脑血管病患者当中的抑郁障碍患者比例在20%～65%之间。Maree L. Hackett等通过对1977～2004年的文献资料荟萃分析,发现中风患者普遍存在抑郁状态,约有1/3的患者经历过抑郁状态,其发生率在中风恢复早期、中期和晚期基本相同。

1. 社会心理因素与病因

目前卒中后抑郁的病因尚未完全清楚。从社会心理机制上讲,有学者认为卒中后家庭和社会的支持、经济状况、运动功能、参与家庭和社区活动能力,以及就业能力的改变等均可导致患者心理平衡失调,产生抑郁。

Maree L. Hackett 等通过对中风相关的论文进行系统回顾分析,发现虽然有大量的因素可能与卒中后抑郁有关,但是只有躯体残疾、中风程度和认知损害这3个因素与中风后抑郁呈现高度相关性。认为有3种可能:①抑郁症状是脑部病变的直接作用结果;②患者本身肢体瘫痪是刺激抑郁发生的原因;③上述两者原因兼而有之。

目前大多数学者更倾向于内外因的综合作用导致抑郁障碍。外在因素包括脑卒中前个人性格特征、社会因素及脑卒中导致的社会、情感、智能障碍和既往有脑卒中、抑郁症史等,脑卒中引起的神经功能损害程度与抑郁的发生有密切关系。内在因素主要有脑病变部位与内源性抑郁如果在脑卒中后第1个月内出现抑郁,一般认为是特定部位的脑卒中引起。

2. 卒中后抑郁的发生机制

卒中后抑郁的发生与大脑损害后的神经生物学改变有关。张通等认为,与多巴胺能神经功能紊乱有关,尤其与5-羟色胺和去甲肾上腺素等神经递质减少有关。5-羟色胺和去甲肾上腺素在脑内水平下降可能是导致抑郁发生的重要因素,推测卒中后抑郁的发病机制为卒中病灶本身及其介导的多元性损害因素波及了脑内含5-羟色胺和去甲肾上腺素能神经组织的解剖基础和生化代谢,而导致神经递质5-羟色胺和肾上腺素能大量释放,后继再摄取、合成等代谢障碍并耗竭,这些可能为脑卒中患者急性期的血压升高、紧张不安、烦躁、焦虑,继而转入抑郁状态的病理学基础。同时,有学者应用PET对脑卒中患者的脑代谢进行研究,结果也显示,脑卒中后抑郁患者脑内去甲肾上腺素和5-羟色胺神经递质下降。

脑内病变部位与卒中后抑郁的发生是否有联系,仍是最有争议的问题。很多研究未能证实卒中后抑郁与左半球(或左额叶)受损之间的关系,而认为卒中后抑郁与功能性抑郁相同。也有研究认为,左额叶和双颞叶局部血流低灌注也与抑郁的发生有关。由此可见,卒中后抑郁状态的发生并非单一机制所能解释,还有待进一步研究。

3. 临床心理表现

卒中后抑郁是临床十分常见但常被忽略的综合病症,约75%的患者因种种原因被漏诊,其重要原因就是患者的卒中后抑郁症状易被临床医生及家属忽视。在卒中后抑郁患者中,有6%~24%发生在脑卒中急性期,即1个月之内;约有半数患者在脑卒中后6个月左右发病,这段时间是出现抑郁的高峰期；脑卒中后 2 年内为出现抑郁的高危期。因此，对脑卒中后有情绪异常的患者，随访至少应 2 年以上。

Robinson 等将卒中后抑郁分为轻、重两型。轻度抑郁者症状类似神经性抑郁，表现悲哀、沮丧、睡眠障碍、精神活动能力减退、注意力不集中、思虑过度、兴趣减退、失望和易愤怒等；重度抑郁者症状类似内源性抑郁，除上述轻度抑郁症状外，常有紧张、早醒、食欲减退、体重减轻、思维困难、消极或绝望及自杀意念等。

卒中后抑郁的临床表现多样。Dariusz 等对各种症状在卒中后抑郁患者中出现的频率作了统计，发现情绪低落 100%，兴趣丧失 35%，体重变化（进食改变）55%，失眠 60%，迟钝 85%，烦躁 40%，无用感 40%，负罪感 50%，注意力分散 25%，自杀情绪 30%，焦虑 70%，无助感 45%，忧虑 65%，易激惹 55%，早醒 55%。综合分析，抑郁症所具有的三大核心症状有时并不明显，而表现出以下特点。

(1) 焦虑易激惹：患者中焦虑恐惧比较常见，患者终日担心自己或家人将遭遇不幸，以致捶胸顿足、坐卧不安、尿液频数、惶惶不可终日。

(2) 躯体化症状：自觉头痛、头晕、全身酸痛、乏力、胸闷、气短、恶心、呕吐等，但各种检查均无器质性疾病发现。

(3) 认知功能障碍：常伴有明显思维能力下降，注意力、记忆力减退，严重时甚至出现抑郁性假性痴呆。

对脑卒中预后的影响：卒中后抑郁可延缓神经功能缺损和认知功能的恢复，增加脑卒中的病死率。据统计，卒中后抑郁患者的病死率是非卒中后抑郁患者的 3.4 倍。

卒中后抑郁导致患者生存质量和生活满意度下降。在卒中后 3 个月时，由于重度卒中后抑郁和严重神经功能缺损，社会联系明显减少，明显影响患者的生存质量和生活满意度。3 个月后重度卒中后抑郁的发生率有所下降。

4. 卒中后抑郁的诊断

目前，卒中后抑郁的诊断尚无统一的标准。国内外学者基本采用了功能性抑郁症的各种诊断标准、量表、参数，但由于脑卒中后患者的意识障碍、认知障碍、失语等原因，无法准确描述自己的各种情绪改变，以至于临床医生不能获得完整准确的信息而做出正确判断，所以诊断较困难，存在较高的漏诊率。国内目前参考 CCMD-3 诊断标准。量表的选择不一，包括 Hamilton 抑郁量表、Zung 抑郁自评量表、老年抑郁症量表、Montgomery Asberg 抑郁症量表等。

5. 卒中后抑郁的治疗

(1) 家庭的支持:首先家庭成员一定要给予病人更多的关心,给予生活上的照顾,鼓励病人力所能及地参加社会活动。要关注病人病后的精神状态,做到早发现、早治疗。

(2) 社会的支持:良好的社会医疗保险可解除病人的后顾之忧,同事、朋友的关心,有利于减轻和消除病人的不良情绪。

(3) 支持性心理治疗:医生积极治疗原发病和帮助病人肢体功能康复本身对病人的抑郁就有很好的治疗作用。多与病人交流,及时了解病人的心理活动,帮助病人消除不良情绪,树立战胜疾病的信心。

(4) 药物治疗:目前应用较多的是 5-羟色胺再摄取抑制剂(SSRI),一般要服用 3~6 个月或更长时间,如能正规治疗绝大多数病人的抑郁症状可以完全消除,有利于肢体功能的恢复,使病人生活和社会交往能力尽快得到恢复。

案例 2-6 她在患帕金森氏病后出现情绪异常

白女士,70 岁,退休干部。帕金森氏病(PD)后情绪低落伴睡眠差半年。白女士半年前因"行动迟缓、少动、手指颤抖"被确诊为帕金森氏病,一直服用美多巴,疗效一般。渐渐出现情绪低落,不愿说话,不愿做事,对以前感兴趣的事情现在都没有兴趣,不愿与人打交道,认为自己能力不如以前,也不如别人,感到自己变成废人,既连累家人也折磨自己,觉得活得没有意思,想死,但未付诸行动。同时伴睡眠差,入睡困难、早醒均较明显,食欲差,体重明显下降。

患者既往体健,否认有糖尿病、高血压病史,患者个性急躁、敏感、多虑。精神检查:神志清,语速偏慢,接触显被动,情绪明显低落,未引出幻觉和妄想,行动迟缓。自我评价减低,自责,对生活信心丧失,智能一般,自知力存在。

白女士是帕金森氏病伴发抑郁(PDD)。

【解读 2-4】 帕金森病患者之抑郁

研究发现,50%～60%帕金森病患者伴有抑郁症状,重型抑郁的发生率亦较高。女性、有抑郁病史及抑郁家族史、发病年龄较低(55岁以前)、病情进展快、疾病或功能障碍严重、对疾病的感知程度等都是可能的危险因素;强直-少动型的 PD 患者更容易伴发抑郁;伴有痴呆或认知功能障碍的 PD 患者其 PDD 发生率也较高。

帕金森病伴发抑郁障碍患者的抑郁症状与原发性抑郁有所不同,其心境恶劣、悲观、有自杀念头而无自杀行为、自责、失败感等症状均较原发性抑郁程度严重;而动作减慢、早醒、注意力不集中、记忆力下降等常为二者所共有。

对于帕金森病伴发抑郁障碍的治疗,目前多选用 SSRIs、SNRI 等常用抗抑郁药。在抗抑郁治疗有效后,一般要继续巩固治疗较长时间,甚至需要终身服药,一旦停药,有些患者会很快又出现抑郁症状,这可能与帕金森病本身的器质性病理变化有关。

治疗中还要注意,有些抗抑郁药物会加重震颤、活动不灵等症状,在药物的选择上,还需要兼顾到安全性、疗效、药物的不良反应等多方面的因素。

失眠的秘密
——辗转反侧原来是心病

失眠通常指睡眠时间和（或）质量不能满足患者的需要，并且影响白天社会功能的一种主观体验。包括入睡困难或整夜睡不着、易惊醒、多梦、早醒及醒后不易再入睡、醒后感到疲乏或缺乏清醒感、白天思睡或无精打采等。失眠患者认为，失眠使他们的生活质量下降，包括不能集中精力，损害记忆力，影响日常学习、工作或生活等。

失眠是一种非常普遍的症状。调查表明，约有35%的人认为自己有过失眠的困扰，17%的人认为有严重的失眠问题。失眠可影响人的情绪和认知状态，增加意外事故的发生，损害失眠者的躯体健康。失眠一般大多发生在妇女、年龄大者以及社会经济水平低下的人群。在治疗前首先要判断病因，睡眠障碍往往提示有较重的心理或精神问题，如抑郁、焦虑等；有的是由环境因素（噪音）、时差综合征等引起，另外还有与睡眠障碍相关的疾病如不宁腿综合征、睡眠呼吸暂停综合征等也常同时伴有失眠。

案例 3-1　什么原因使得黄女士睡眠困难？

黄女士,56 岁,退休在家照看一岁半的孙女。黄女士过去一直没有睡眠问题,自从带小孙女睡觉后,晚上经常要起来照料小孙女:帮她盖被子、把她小便,担心万一自己睡得太死,会让小孙女受委屈,于是不敢深睡。一个月下来,感觉自己受不了,又不好对女儿说不帮她照顾孩子,只能自己在心里着急。希望自己能在照顾好孙女之后睡个好觉,越是这么想,反而睡不好了,以至于有时整夜难以入眠。女儿看出母亲的辛苦,提出自己带一阵孩子,让母亲好好休息几天。但是,不带小孙女后,想睡,还是睡不着。以至于一到黄昏时间,就开始担心:晚上能不能睡得着?万一睡不着怎么办?黄女士痛苦不堪,于是在女儿的陪伴下来医院就诊。心理测试结果表明,黄女士有中度焦虑。给予镇静安眠药并教其一些睡眠卫生方法,黄女士的睡眠问题得到解决。

案例 3-2　王女士失眠 30 年

王女士,49 岁,失眠 30 年。自 19 岁时经常出现失眠,找医生看病,往往是开一些安眠药服用,用药后有效,有效后停用,过段时间又出现失眠,再用药,反反复复。2003 年始在某专科医院给予米氮平治疗 2 年,睡眠有好转,自己担心用药的副作用,便经常自行加减药。停药后不久又发。近日又感失眠严重,有时整夜不眠,白天头昏、精力不足,否认有抑郁、焦虑情绪,承认有时到夜晚会出现对睡眠的担忧。已经自行服用米氮平 15mg/晚。

像上述两位女士的情况在一般人群中很常见,担心睡眠不好,反而加重睡眠障碍,属于生理心理性失眠。开始是不得已不能好好睡觉,后来是对睡眠过度关注和担忧,反而难以睡眠。对于心理生理性失眠的治疗,一方面,先让她们能睡,解除其对睡眠的顾虑,另一方面,要给予心理教育和指导,教育的内容是告诉她们睡眠的生理状态及生理需要,指导她们如何减少对睡眠的关注,以便能有更好的睡眠。

【总读】 失眠的由来

失眠通常指睡眠时间和(或)质量不能满足患者的需要,并且影响白天社会功能的一种主观体验。包括入睡困难或整夜睡不着、易惊醒、多梦、早醒及醒后不易再入睡、醒后感到疲乏或缺乏清醒感、白天思睡或无精打采、无固定的睡眠时间等。失眠的患者认为,失眠使他们的生活质量下降,包括不能集中精力、损害记忆力、影响日常工作或生活、影响与人交往等。如果睡眠不能改善还会产生新的症状——焦虑和抑郁。

失眠是一种非常普遍的症状,调查表明,在一般的人群中约有35%的人认为自己过去有过失眠的困扰,17%的人认为有严重的失眠问题。其中7%的人用过催眠药。失眠可影响人的情绪和认知状态,增加意外事故的发生,损害失眠者的躯体健康。在工业化国家,失眠的直接和间接经济负担是很高的,属于重要的公共健康问题。最近研究表明,一个身体健康的人,如果连续17个小时不睡眠,就相当于血液中的酒精浓度达到0.08%时对人体造成的损害(这是大多数西方国家酒精中毒的标准)。失眠一般大多发生在妇女、年龄大者以及社会低层的人群。在治疗前应首先要判断病因,有的属于心理或精神问题,如抑郁、焦虑等;有的是由环境因素(噪音)、时差综合征等引起,另外还有与睡眠障碍相关的疾病如不宁腿综合征、睡眠呼吸暂停综合征等也常同时伴有失眠。

一、失眠的生理机制[①]

睡眠是一种保护性机制,避免神经细胞因过度消耗而致功能衰竭,使疲劳的神经细胞恢复正常的生理功能。成人每日总的睡眠时间为7~8小时。人类及哺乳动物的睡眠最明显的特征是由几种相互影响的过程组成,包括昼夜节律(每天24小时)和亚昼夜节律(每天<24小时)。时相反应曲线

---

① Kryger MH, Roth T, Dement WC. *Principles and practice of sleep medicine* (4th ed). Elsevier Inc, 2005, 77, 403.

(PRC)描述了在光照条件下生物节律时相的迁移情况,它包括 C 稳态曲线(process C)和 S 稳态曲线(process S)。

S 稳态是一个线性内稳态调节系统(并非真正的昼夜节律),是睡眠过程。S 稳态随着觉醒时间的延长、觉醒时活动强度的增强而增长。睡眠本身就是大脑网状结构上升激活系统(ARAS)活动的减少和前脑睡眠系统活动的增加。S 稳态的确切机制尚不清楚。在 24 小时周期里,S 稳态在早晨睡醒时最低,之后随时间的延长开始增加;到晚上开始降低,这样有助于晚上睡觉时入睡。

C 稳态是一个昼夜节律中的警觉过程,取决于下丘脑的视交叉上核(suprachiasmatic nucleus,SCN)的活性,增强下午和傍晚的警觉性,有助于继续日间表现,并抵消 S 稳态的作用;在睡眠时开始减少,到早晨身体温度最低时降到最低点。所以尽管 S 稳态减弱,睡眠仍能得以保持。S 稳态与 C 稳态的相互作用共同决定了睡眠和觉醒的状态,这两种过程的平衡决定了警觉或睡眠水平。

两种曲线呈现正弦曲线的形态,保持一定的同步性,一旦两种曲线之间的时相或者其他形态发生变化,就会产生昼夜节律的异常。睡眠—觉醒周期是人体内最显著的昼夜节律系统,在睡眠调节的二维模式中,S 稳态曲线指数在觉醒期间上升,在睡眠期间下降,它与日节律系统中的 C 稳态曲线相互作用,从而共同决定睡眠的计时和结构。这一模式也可以用来描述抑郁过程中任一稳态可能存在的异常。临床上的早醒可能是因为觉醒时间 S 稳态的组成受到了损害(睡眠压力减退),或者是因为 C 稳态过早地开始计时。总之,S 稳态与 C 稳态的相互作用共同决定睡眠和觉醒的状态。

一个人一夜无眠时,尽管没有补充睡眠,次日早上的警觉性高以及日间表现尚佳,可以显示出 S 稳态与 C 稳态之间的相互作用。这说明 C 稳态对昼夜节律的独立激活作用。一般在几天之后,S 稳态控制该系统,再次出现睡眠。C 稳态可能涉及视交叉上核(SCN)细胞内的基因介导的调节活动。SCN 包括两部分:中央区,调节体温节律;壳(或称背部),调节活动节律。正常情况下,身体的体温节律和活动节律是密切协调的,但在病理状态下两者可能就不协调了。SCN 受 3 种向中央区投射的主要路径支配:①视网膜下丘脑通路,通过视网膜感知外界光的信息,谷氨酸盐作为传递递质;②由膝状体间小叶处理光线和非光线行为信息,通过神经肽 Y 传递;③由中缝核 5-羟色胺能通路,中缝背核也通过 5-羟色胺能通路传递至膝状体间小叶。C稳态是由褪黑素和阿立新(苯基二氢喹唑啉)双重介导的。

一个人一旦入睡,亚昼夜节律就很明显了:由慢波睡眠(slow-wave sleep,SWS)第Ⅰ~Ⅳ期到快动眼睡眠,称之为睡眠周期。正常人睡眠一般经过3~5个连续的睡眠周期组成,每个周期大约90分钟。

各睡眠期的特定功能还不是非常清楚。非快动眼(non-rapid eye movement,NREM)睡眠期,尤其第3~4期睡眠大脑的神经代谢效应与清醒时完全不同,似乎是对S稳态的逆转。快动眼睡眠对哺乳类动物大脑的早期发育非常重要,或许是发育神经传导通路和突触所必需的内源性脑活动。成年的哺乳动物快动眼相的作用尚不清楚,认为可能与记忆和学习等方面有关。有证据显示,在一天的24小时中90分钟的快动眼循环是不间断存在的。快动眼睡眠的生理学变化只有在睡眠时才能表现出来,而清醒时则被抑制。偶尔在睡眠麻痹时,快动眼相的精神和生理活动则在清醒状态出现。

任何影响节律系统的因素,均可导致睡眠障碍。但关于干扰S稳态的特殊机制尚知之不多,推测是因为遗传基因决定个体的睡眠不同(有人睡眠时间长,有人睡眠时间短,都属正常),从而影响S稳态强度和稳定。C稳态可受多种因素影响,只要影响昼夜节律,就会影响C稳态。盲人或视觉缺陷者以及睡眠时间改变者(时差、倒班等)均可以打乱昼夜节律的调节,从而影响睡眠。疾病状态下(如痴呆)由于分管调节昼夜节律的脑区(视交叉上核或下丘脑)发生神经病理性损害的改变,昼夜节律和睡眠明显会受到影响。家族基因的变异表现在视交叉上核系统的功能改变,也会明显影响睡眠(睡眠相延迟和提前)。所有上述情况均可导致失眠。许多躯体、精神或其他因素都可直接或间接地引起失眠。所有这些复杂情况,通过系统和有序的方法进行评估,均可有效处理。治疗失眠时,应注意以下三个问题:首先,失眠是一个症状,而不是一种疾病;其次,失眠可由多种原因引起,需要客观正确地分析失眠的因素;第三,大多数失眠是可以治疗的。另外,要正确鉴别失眠及其复杂的原因,必须首先了解睡眠和睡眠障碍的机制。

二、失眠的评估

对一个主诉有失眠的患者,首先要确定是失眠者,还是"短睡眠"者。睡眠时间的长短可能是由基因决定的,在一般人群中呈正态分布。绝大部分人睡眠7~8小时,次日即有满足感;睡眠时间处在正态分布两端的人,只要次日感到精力充沛,也属于正常。一些"短睡眠"者每天只睡眠 4～5 小时,次日感觉很好;而另外一些人则需要睡眠 10 小时,次日方感觉舒服。

另外还有一种情况,白天打瞌睡的人,常常抱怨晚上一夜无眠。这种情况首先要确定其总的睡眠时间。比如,一个人,白天睡 1 个小时,晚上 10 点睡觉,次日凌晨 4 点醒来,总共睡了 7 个小时,也许对他来说已经够了。目前,还没有生理学的手段来测量一个人到底需要多长时间的睡眠,才能满足生理需要。基本上是通过次日感觉精力充沛、没有过度的睡意,就认为其睡眠足够了。很多患者并不主动告诉医生他们睡眠障碍的问题,除非直接询问他们。基于这种情况,在接触新患者时,很有必要询问几个简短的关于睡眠的问题。下列三个问题能鉴别出患者是否有睡眠障碍。

1. 你对你的睡眠满意吗?(这个问题能识别出大部分的失眠患者)
2. 白天有很强的睡意吗?(这个问题能识别出大部分过度睡眠患者)
3. 同室睡眠者抱怨你的睡眠吗?(这个问题能鉴别出大部分人的睡眠深度)

对上述问题的任何一项肯定回答,表明该患者可能存在睡眠障碍,需要进一步询问病史,继续询问下列几个问题:

4. 从什么时间开始的这种症状?
5. 发病后睡眠模式如何?
6. 发病时有无应激事件发生?(如工作、学习、家庭、健康等方面)
7. 使症状减轻或加重的因素是什么?
8. 每天的作息时间是什么样子?(要详细些,可精确到小时)
9. 采取过什么治疗措施?效果如何?
10. 家庭成员中还有没有睡眠障碍者?如果有,是什么类型?

在收集失眠的诊断性资料时,还应对患者的同室居住者进行询问,因为他/她对其睡眠情况了解的比较清楚;另外,睡眠日记也很有用,它可以很详细描述患者的睡眠、觉醒情况。

三、失眠的原因

确定了失眠的存在,接下来要进行病因诊断,系统地寻找失眠的原因。以下是失眠的常见原因:①躯体疾病及其治疗的情况;②痴呆;③心理障碍或精神障碍;④昼夜节律障碍;⑤周期性肢体运动综合征(PLMS);⑥物质滥用;⑦中枢性睡眠呼吸暂停综合征;⑧原发性失眠,条件性失眠,睡眠状态错觉综合征。

要对上述每个因素依次鉴别,但要注意失眠患者的致病因素可能不止一个,很多失眠患者有条件唤醒因素,需要单独处理。失眠的绝大部分病因(PLMS 和睡眠呼吸暂停综合征例外)不需要做多导睡眠监测(PSG),一般根据临床评估就可进行诊断,至少可以试行诊断性治疗。

从治疗的角度来看,鉴别失眠具体的病因(如躯体的、精神的、昼夜节律、PLMS 等因素)有利于针对病因的治疗。如果病因解除,则失眠就解决了。然而需要注意的是共病现象,如果消除了可能的病因后,失眠仍不能缓解,就要考虑失眠是否还有其他原因。若有,需要另外治疗。

1. 躯体疾病及药物治疗对睡眠的影响 躯体疾病,如内分泌疾病可以导致失眠,慢性疼痛、呼吸困难、心律失常、关节炎、肾衰竭和中枢神经系统疾病都可引起失眠。同样,一些常用的治疗措施也可导致失眠。引起失眠的一些常见药物有:β-受体阻断剂、三环类抗抑郁剂、皮质激素、兴奋剂、促肾上腺皮质激素、甲状腺激素、单胺氧化酶抑制剂、口服避孕药、苯妥英钠、抗代谢药物、钙离子阻止剂、α-甲基多巴、噻嗪类、支气管扩张药等。

睡眠异常中与躯体疾病关系密切的是睡眠总时间减少,包括易惊醒、快动眼睡眠减少。肌纤维痛和慢性疲劳综合征常常伴有失眠。有时肌纤维痛与 α-δ 波型睡眠异常有关,即在慢波相睡眠中 α 波活动异常增多,是一种非限制性睡眠。这种睡眠称之为中枢性过度睡眠。慢性疲劳综合征引起的睡眠障碍包括失眠、过度睡眠、非限制性睡眠以及昼夜节律异常。PSG 还没有发现慢性疲劳综合征睡眠的异常情况。

2. 痴呆 Alzheimer 病常常可以导致严重的失眠,困扰患者及其家属。近期研究表明,主管睡眠的神经中枢(包括昼夜节律控制中心的下丘脑、视交叉上核等)的神经病理性损害,可引起失眠。Alzheimer 患者,视交叉上核的损害使体温时相和活动节律推迟,睡眠推迟,夜间活动增多,出现睡眠破裂。还有证据显示,Alzheimer 患者体内的褪黑素缺乏。额颞叶痴呆的特征是睡眠障碍,体温相可能是正常的,但是活动节律提前了。路易斯小体痴呆患者睡眠破坏的发生率高达 20%,且多发生在快动眼相。

3. 心理障碍或精神障碍 一些心理障碍病人,尤其是焦虑和抑郁患者,常常伴有失眠症状。长期焦虑病人多见入睡困难和睡眠保持困难,而抑郁患者则以早醒多见。但这种相关性并不能作为诊断依据,必须进行系统精神检查。抑郁障碍患者,在睡眠的第一个快动眼睡眠的周期,潜伏期变短,睡眠深度增加,慢波相睡眠不足。但到目前为止,多导睡眠图还没有发现很有价值的东西。证据表明,情绪障碍与体内的生物节律(包括睡眠)失调密切相关,这是值得未来关注的一个领域。另外,一些精神疾病患者也常见睡眠障碍,如精神分裂症、双相情感障碍躁狂发作者等。

4. 昼夜节律紊乱　昼夜节律紊乱常表现为失眠,最常见的就是睡眠相延迟综合征(delayed sleep phase syndrome,DSPS),表现为入睡困难。常常在凌晨3、4点上床睡觉,如果能睡到次日上午10时或中午,起床后没有什么异常感觉,表明没有睡眠启动和保持的问题。但是如果第2天要求他们早起上学或者工作,他们则会诉说失眠了,或睡眠不足。典型的DSPS,常常要在周末猛睡,把失去的睡眠补回来。他们还试用催眠药,但效果并不好,反而引起困倦,这种失眠主诉常持续很久。DSPS常发生在青少年,具有家族聚集倾向。一级亲属关系有相似的睡眠模式。研究显示,DSPS患者,体温节律和睡眠节律都延迟,体温最低点之后,睡眠可持续较长一段时间,提示在睡眠相之前进行光照可以发挥最大作用,患者可以在节律延迟期内继续睡眠;DSPS褪黑素的分泌节律也可能延迟。DSPS的发病率还不清楚,大约占临床失眠患者的10%。只有约50%的患者(症状严重者)到医院就诊,并从治疗中获益。

昼夜节律紊乱还包括其他一些类型,如睡眠相提前综合征和非24小时睡眠—觉醒综合征,也称为超生物节律综合征。睡眠相提前综合征是指晚上睡眠早,次日醒来早。从觉醒时间表来看好像存在终末期睡眠障碍。超生物节律综合征的患者作息时间不是一天24小时,而是25小时。这种情况在盲人多见,光线对他们的节律没有影响。但有些盲人因为他们的视网膜和视觉传导通路无异常,光线参与调节其昼夜节律,故光照疗法对他们还是有效果的。

5. 睡眠周期性肢体运动和不宁腿综合征　睡眠周期性肢体运动并非是长期失眠的常见病因,它是一种常染色体遗传,发病年龄在十几岁。睡眠周期性肢体运动和不宁腿综合征常伴有各种各样的躯体疾病,包括周围性神经病、贫血、尿毒症和慢性呼吸系统疾病等。尽管有研究表明,睡眠周期性肢体运动和不宁腿综合征可能与多巴胺能系统有关,但详细病理生理机制还不清楚。不宁腿综合征并非真正的睡眠障碍,因为它是发生在觉醒状态下,患者的小腿有一种不舒服的感觉。当然如果影响了睡眠,还可以作为失眠来处理。不宁腿综合征是一个很常见的症状,随年龄的增长而增加,60

岁以上的人约23%存在该综合征。

睡眠周期性肢体运动表现为四肢不自主的运动或下肢（有时上肢）颤搐。因为是发生在睡眠时期，所以很多患者没有意识到它。多数是由同床睡眠者首先发现，抱怨他晚上睡眠时两腿不停乱踢。独自睡眠时也踢，只是踢不到别人，常把被子踢到床下。多导睡眠图对睡眠周期性肢体运动可以进行准确诊断，对肢体运动次数及引起觉醒的次数进行记录。资料显示，睡眠周期性肢体运动还没有脑电图变化的（存在α波活动）证据，但是可能与大脑觉醒样变化有关，可引起睡眠破裂，白天无精打采。不宁腿综合征和睡眠周期性肢体运动可在机体各种疾病状态下发生，也可在机体健康时出现，且两者往往同时出现，在老年人更多见，儿童也可发生。

6. 物质依赖性睡眠障碍　物质依赖性睡眠障碍是一种比较突出的失眠，往往与使用或滥用精神活性物质有关。过去滥用催眠药巴比妥酸盐（现已少用）是引起长期失眠的常见原因。酒精、兴奋剂及其他药物的滥用在当前仍很严重。酒精依赖的睡眠障碍患者，常常是那些依靠酒精进行自我治疗失眠的人。酒精的确能缩短睡眠潜伏期，往往睡3～4小时就醒来。它还抑制快动眼睡眠，导致快动眼的睡眠反弹（出现生动梦境、恶梦等），使得下半夜睡眠困难。

长期应用兴奋剂可导致睡眠延迟，当撤药后又会导致嗜睡状态。长期失眠的患者也常常见于长期应用兴奋剂者，即使在他们不是主动服用时仍然如此。长期应用兴奋剂引起的睡眠障碍治疗同酒精依赖睡眠障碍类似，首先戒除兴奋剂，应用抗兴奋剂药如卡马西平（每天100～600mg）、丙戊酸钠（每天250～1 500mg）对神经中枢过度兴奋和引起癫痫发作时有效；在戒毒中有时也有应用，对可卡因戒断引起的惊恐障碍有效。

一般来说，苯二氮䓬类药依赖不会导致失眠，除非撤药太快。撤药太快可引起撤药综合征，常有失眠表现。故撤药时，应慢慢减量，每星期减1次量。

7. 中枢性睡眠呼吸暂停综合征　中枢性睡眠呼吸暂停综合征极少引起长期失眠，需要进行多导睡眠图检查才能确定诊断。如果临床表现不是非常典型（白天过多的睡眠，响亮的打鼾，体重增加，高血压），该综合征容易漏诊。同床睡眠者可能觉察到患者晚上睡眠时常出现呼吸暂停，但患者可能觉察不到自己的呼吸暂停，也不知其夜醒与呼吸暂停造成的缺氧有关。频繁出现的呼吸暂停使患者的睡眠破裂，患者主诉失眠，白天的睡眠增加。中枢性睡眠呼吸暂停常常由中枢性疾病引起，当然也可出现在健康人身上，老年人更加多见。

8. 原发性失眠、条件性失眠、睡眠状态知觉错误综合征　除上述有明确原因的失眠外，还有一部分少见病因的失眠，包括原发性失眠、条件性失眠、睡眠状态知觉错误综合征。之所以这样命名，是因为对其病理机制还不清楚，以前曾称为心理生理性失眠（psychophysiology insomnia）这个词，据估计约有20%的长期失眠患者属于此类。

原发性失眠是长期失眠的一个新领域，患者有至少一个月以上的失眠，没有明确的病因。患者的睡眠被破坏，体温、心率、机体代谢率上升。所有上述症状表明CNS处于过度唤醒状态，失眠只是非常复杂病症的一个症状。研究发现，原发性失眠有以下特点：①听觉的诱发电位成分P_1N_1波幅是增加的，P_1N_1与26项过度唤醒量表评分有关；②脑电活动增强。脑电研究发现，原发性失眠患者或心理生理性失眠患者，入睡期间的皮质唤醒性很高，此现象增加了识别睡眠和清醒的困难。

为了确定觉醒过度与失眠的关系，有人进行了以下试验，12名健康志愿者给予咖啡因400mg，每天3次，使他们处于长期的过度唤醒状态。结果出现了焦虑、睡眠障碍、机体代谢率升高，与长期失眠很相似。试验结束后，他们的症状消失，又恢复到原来的睡眠状态。

还有一项研究，将一组睡眠正常人的睡眠破坏，并持续一周，使其睡眠障碍的形式与另一组长期失眠症患者相同。结果发现，试验组与长期失眠组患者的症状和体征有很大的不同，甚至两组间的很多指标变化相反。试验组的体温和代谢都是下降的，如同紧张和抑郁的状态。试验组对象可以准确的估计晚上的清醒时间；长期失眠的患者总是夸大其清醒的时间（这是长期失眠症者的特点）。试验组患者出现的症状与睡眠中度被剥夺后出现的症状相似，与长期失眠者的症状差别较大。

条件性失眠或条件唤醒的特征，是易患个体通常在应激相关的一过性失眠开始，随后几个晚上睡眠不佳，便开始害怕睡觉，担心还会像前几日一样很难入睡或易醒，很快便形成恶性循环：只要走进卧室准备睡觉，就会产生条件唤醒，进而影响睡眠。即便在引起失眠的应激解除后，仍要持续好长一段时间。通常这部分人的条件唤醒仅局限在个人卧室，在其他地方则就会不存在。这部分患者，可以在客厅沙发上睡或许能睡得着，白天打瞌睡不困难，假期到另外一个新的环境里，也会有很好的睡眠。如果在实验室里对他们的睡眠进行多导睡眠图研究，发现其睡眠也是属于正常的，因为这也是一个新环境,不会产生条件唤醒。因此,多导睡眠图正常的人,并不能说明他(她)在其日常的睡眠环境里没有经历过失眠。条件性失眠容易发生于这样一部分人:他们的睡眠很脆弱,应激事件很容易影响其睡眠;经常抱怨在床上老是想事情,并感觉自己越睡越清醒。这种主诉在原发性失眠患者少见,有助于两者的鉴别。

由于躯体或精神上的疾病、昼夜紊乱、PLMS和呼吸系统的疾病,条件唤醒综合征可以使长期失眠更加复杂。对于这部分患者,在他们的疾病得到有效治疗后,失眠可能还要持续存在,要分别进行治疗。条件唤醒也使得原发性失眠更加复杂。

睡眠状态知觉错误综合征患者,指的是这样一部分人:他们主诉失眠,但多导睡眠图显示他们的睡眠是正常的。条件性失眠的患者在实验室里也能有正常睡眠,他们会说,在实验室里睡了一个难得的好觉,这部分人能区分出与平时睡眠的差别。而睡眠状态知觉错误综合征患者正好相反,即使在实验室里度过的客观上说是一个正常睡眠的夜晚,他们仍然抱怨在实验室里的睡眠和平时一样,是一个很差的睡眠。有一个睡眠状态知觉错误综合征患者,走到试验睡眠床上,很快就睡着了,显示出有2个小时的慢波睡眠,当他醒来时,还是说根本没有睡着。该综合征的病因还不清楚。这部分人似乎不能分辨睡眠状态,或者在睡眠时精神活动还在继续。有证据显示,睡眠状态知觉错误综合征患者的新陈代谢是增加的,故有人认为,该综合征患者是一种轻度的原发性失眠,或者就是原发性失眠的前身。

对睡眠状态知觉错误综合征患者进行教育,告知其睡眠是正常的,并解释其对睡眠的错觉,偶尔有效。而原发性失眠或条件性失眠常常都需要治疗。

四、失眠分类

通常把失眠分为入睡困难(sleep onset insomnia)、睡眠持续困难(maintenance insomnia)和早醒(terminal insomnia)三种类型。随着时间的推移,发现这种分类很不稳定,而且对临床帮助不大。还有人根据失眠的原因分为原发性失眠和继发性失眠。目前临床上常用的是按照失眠持续时间分为三类,连续只有几天的失眠称为短暂失眠;持续2～3周者称为短期失眠;持续3周以上至若干年者称为长期失眠。

1. 短暂失眠 短暂失眠其实是很常见的,通常由应激事件或特殊经历引起,而且当事者知道要有该事件发生,如考试、工作面试、度假等,有的甚至仅仅是担心第二天早晨不能早起就会引起短暂性失眠。内科医师很少关注短暂的失眠(尽管他们自己也有这方面的经历),因为随着事件的过去,短暂失眠会自行消除。

去高海拔地区、时差综合征以及三班倒的工作都是引起失眠的生理原因。从低海拔到高海拔去旅游,即使是到北美的冰雪地区,睡眠也会受到影响。高海拔对睡眠的影响包括易醒、与惊醒有关的呼吸节律变化,严重者出现高原反应。呼吸节律变化本身就会影响睡眠,急性高原反应也有失眠主诉。急性高原反应的病理生理机制还不清楚,可能与组织缺氧有关。

时差综合征和工作倒班所致的另外两种失眠,是因环境变化干扰了生物昼夜节律所致。时差综合征是指在很短的时间内跨越若干经度,根据体内的生物昼夜节律,原来处于觉醒状态时,现在是睡眠时间;应该睡眠时,现在却必须醒着。

正常情况下体温的节律和睡眠的节律是同步的,体温在早晨最低(典型者在早晨3~5点),在傍晚或晚上最高。早晨该起床时,体温开始升高;晚上睡眠时,体温开始下降。

肾上腺皮质激素可的松也是在午夜最低而后开始升高,到早晨醒来时达到最高点。当体温和激素分泌节律与睡眠的节律不能同步时,但其变化是同步的。比如当有一个8小时的时差时,昼夜节律就会有每天一小时的移动,直至各节律之间慢慢的达到同步。如果他们与睡眠节律不同步时则称之为"内部不同步",这就是典型的时差综合征,在新的环境下白天睡眠的时间增加,晚上则失眠。时差综合征的严重程度要取决于昼夜节律非同步化的状态和丢失睡眠的情况。

与时差综合征一样,倒班工作可以引起睡眠障碍。当一个人把白班换成夜班时,原来睡眠的时间现在要保持觉醒,而原来觉醒的时间则现在却要睡眠,睡眠就会遭到破坏。这种情况称为为"倒班适应不良综合征",症状包括睡眠障碍、过度用药、胃肠和心血管症状,进而引起社会和家庭问题。DSM-Ⅳ-TR(APA 2000)将之定义为节律性睡眠障碍(倒班型)。

2. 短期失眠　短期失眠是指持续2~3周的失眠。与短暂失眠相比,短期失眠受到的应激事件的严重程度更强、持续时间更久,工作压力、失业、婚姻家庭问题、丧失亲人和严重疾病等都易引起短期失眠。

3. 长期失眠　长期失眠是指持续几周或几年的失眠,该病要有明确的鉴别诊断,以便更有效的治疗。短暂或短期的失眠多由应激引起;而长期失眠则不然,在长期失眠的患者中,虽然症状类似,原因却不尽相同。对长期失眠者,不要仅局限于寻找一种致病原因,而要系统检查,寻找各种可能的原因,确定存在哪些失眠的原因、哪些需要进行治疗。长期失眠可分为两大类:①继发性失眠,由于躯体疾病、精神疾病、睡眠节律紊乱或其他原因引起的失眠。②原发性失眠,包括条件性唤醒,对睡眠状态感知错误。可能存在多种独立病因。上述两大类可能相互重叠,常常难以区分。原发性失眠,其生理学上无特异性改变,进一步鉴别也很困难。

五、失眠的治疗[①]

(一) 失眠的治疗目标

建立良好的睡眠卫生习惯,教会患者学会控制与纠正各种影响睡眠的行为及认知因素,改变与消除导致睡眠紊乱慢性化的持续性因素;帮助患者重建"正常"的睡眠模式,恢复正常的睡眠结构,摆脱失眠的困扰。

(二) 短暂或短期失眠的治疗

半衰期短的催眠药对短暂失眠有很好的疗效,如三唑仑(0.125mg)、佐匹克隆(7.5mg)、扎来普隆(10~20mg)或唑吡坦(5~10mg)睡前服用一次或连续用几个晚上即可。睡眠容易受到影响的人,可随身携带催眠药,以防短暂失眠。双盲安慰剂(空白)对照研究表明,唑吡坦每晚 10mg,间断用药,用药时可达到治疗失眠的效果,停药后亦无撤药反应。有些人因担心药物不良反应而不愿用药,其实偶尔因失眠应用催眠药对身体健康的负面作用,远远小于一夜或数夜失眠对身体健康的影响。

乙酰唑胺(250mg,每天 2 次)可以预防或减轻急性反应,提高高海拔的睡眠质量。短半衰期的催眠药(如吡唑坦)可以缓解高原反应的失眠。

时差综合征引起短暂失眠时,保护睡眠有助于减少症状,短半衰期的催眠药(三唑仑 0.125~0.25mg,或佐匹克隆 7.5mg,或扎来普隆 10~20mg,或唑吡坦 5~10mg)在新的环境里有益于改善睡眠。

倒班和时差变化引起的失眠可以用光疗方法来进行有效的干预,疗效与服镇静催眠药一样,可能是褪黑素的作用。光照是昼夜节律中的致同步因子。光线先作用于视网膜上,经过复杂的通路,包括下丘脑的视交叉上核和交感神经系统作用于松果体,光照可减少褪黑素的合成及释放。光照可

[①] 江开达编.精神药理学.北京:人民卫生出版社,2006,852-870.

以使昼夜节律提前,也可延迟。是提前还是延迟取决于光照于昼夜节律的不同环节。光照在体温节律的最低点时起的作用最大,如果光照在体温节律最低点之前,能促使节律系统延迟;在体温节律最低点之后短时间内进行光照,则会使节律系统提前。

依照旅行者的出发地,参照昼夜节律各期对光照反应的曲线,在恰当的时间进行光照,可以使时差综合征者的失眠最大程度减轻。根据在出发地时的体温最低点,在最大的时相进行光照,使节律提前或延迟,以尽快适应当地的睡眠时间。

光照疗法也可用于倒班工作者。在一试验中发现,对夜班工作3~6小时者,给予强光(约5 000lx)照射,昼夜体温节律时相朝着能适应夜班工作的方向转变。时相转变大者,能较好地适应夜班工作,表现为精力旺盛、睡眠好、情绪问题少。光照的时点对改变时相非常重要。研究表明,体温节律的提前可能是因为光照在体温节律最低点以后的缘故,这个时间是使节律提前的敏感期。美国国家航空航天局应用光照疗法成功地调整航天员的昼夜节律,该项技术有待于在其他工业领域里广泛应用。

替马西泮(20mg)对夜班工作者白天的睡眠有帮助,不但能改善白天睡眠,还有助于晚上保持清醒的头脑,使工作能力保持在最佳状态。但不推荐倒班工作者长期应用苯二氮䓬类药物。

褪黑素(乙酰基5-甲氧色胺,melatonin,MT)对时差综合征者的失眠也有效,并且能提高倒班工作者对变换睡眠时间的适应能力。褪黑素对减轻国际航班机组人员的时差症状同样有效。褪黑素主要存在于松果体内,随光线的减弱而分泌增加,并弥散入血流,在凌晨2~4点达到高峰。正常青年人的平均激素水平在白天和晚上分别为10和60pg/ml。青年人服用5mg的褪黑素比服用安慰剂睡眠潜伏期缩短,可能与褪黑素使体温下降作用有关。褪黑素对某些失眠者确有一定的疗效,特别是那些昼夜节律经常被干扰者,但应用褪黑素治疗的最佳剂量和最佳服用时间还不清楚。褪黑素对老年失眠者有良好的疗效。

瑞咪替沃(Remelteon,有译拉米替隆),为褪黑激素1和2(MT_1和MT_2)受体激动剂,选择性地与MT_1和MT_2受体相结合。通过激动大脑视交叉上核(有称其为"起搏点")的MT_1受体而对人体的生物节律起作用,对MT_1受体的亲合力、选择性和效力比褪黑激素大,而MT_1受体又被认为是人体睡眠管理的一个组成部分。与苯二氮䓬类药物不同,瑞咪替沃不会减少人体眼速动期(REM)睡眠;激动 MT_2 受体,可以影响褪黑激素的移相作用。故瑞咪替沃可以通过调整睡眠—觉醒周期发挥作用。因为该药对 GABA 系统没有作用,可能无滥用倾向。瑞咪替沃经口服给药后,表现出线性药代动力学特性。口服吸收迅速,其达峰时间约为 0.75 小时。高脂饮食会改变瑞咪替沃的口服吸收。瑞咪替沃主要通过细胞色素 P450 酶 $1A_2$ 代谢,P450 $3A_4$ 和 2C 也参与了瑞咪替沃的代谢,母药的平均半衰期为1~2.6h,主要代谢产物 M-II 的半衰期是 2~5h。

当瑞咪替沃每天口服 8mg,一天一次时,患者通常耐受性良好。在安全性临床试验中,瑞咪替沃治疗组最常见的不良事件类型和发生率与安慰剂对照组相似。瑞咪替沃有可能导致肾上腺皮质机能减退。瑞咪替沃为一种口服片剂,规格为每片 8mg。瑞咪替沃在成人和老年人中的推荐剂量为每天睡前 30 分钟内 8mg。瑞咪替沃在青少年或儿童中的安全性和有效性数据尚不十分清楚。严重肝功能损害患者最好避免服用瑞咪替沃,中度肝病患者也应慎用。患者应避免在高脂饮食的同时或之后立即服用瑞咪替沃。

短期失眠:长期处于压力状态下的人,养成良好的睡眠卫生习惯是十分重要的。必要时可以服用催眠药,每晚睡前服用,坚持1~2周,或直至压力解除。值得注意的是,那些睡眠易受影响的人,如果短期失眠不能自行缓解,或没有得到恰当的治疗,有可能变成长期失眠,如条件性失眠。

(三) 长期失眠的综合治疗

一旦确定长期失眠是由原发性失眠或条件性失眠引起,一般需要应用药物结合行为治疗。药物治疗能快速改善睡眠质量,而行为治疗见效慢,但可以长时间保持疗效。

对长期失眠的患者来说,积极的和不间断的治疗是很重要的。失眠的患者由于长期失眠,一方面是他们面对失眠无助的感觉,对失眠过分警觉,进一步加重焦虑和担心;担心失眠而又出现焦虑,导致进一步延迟睡眠。这部分患者,不能单纯用催眠药治疗,还要采用其他辅助治疗。

有人对非药物治疗的疗效进行荟萃分析,发现只要有平均 5 个小时的治疗,睡眠的潜伏期和早醒的症状就有改善,并且这些变化可持续 6 个月。据研究,积极的行为治疗比安慰剂有效,但不同的行为治疗手段之间,疗效无差异。多项研究表明,合并行为治疗比单一的行为治疗效果更好。

1. 非药物治疗

(1) 行为治疗　行为治疗是有效的,而且也是很重要的。行为治疗的主要目的是:①阻断不良的睡眠习惯,养成良好的睡眠习惯;②利用认知调整和学习掌握一些技巧来降低睡眠警觉水平;③为患者提供一些认知技巧来对待睡眠困难,提高其睡眠的感觉,减少焦虑。

最重要的行为治疗手段就是要养成良好睡眠习惯。具体方法如下:①制订一个规律的睡眠时间表,最好是晚上睡眠和早晨起床的时间基本固定。一周内相差不要超过一小时。②经常进行有氧运动,但在入睡前3小时内不要运动。③不要过量饮用咖啡和酒类。因为咖啡对有些人有很长的兴奋作用,有时早上也要严格限制饮用。④确保自己有一个安静、光线较暗、凉爽的睡眠环境。⑤上床前30分钟不要再工作,可以作一些轻松的事,比如随便翻翻书,听听音乐等,确保睡前轻松愉快。⑥上床前可以考虑吃一点甜点(奶、饼干、香蕉)。⑦床是睡觉用的,不要躺在床上想白天发生的事情。如果躺在床上30分钟不能入睡,就起来,看看书或做点事,有睡意时再到床上去睡。⑧减少暴露在强光的时间,以免使昼夜节律推迟。阅读的光线和电脑屏前的光线不算强光。

良好的睡眠卫生不仅是对失眠患者有益,对每个人都是有益的。不可否认,有为数不少人的失眠,就是由不良睡眠卫生引起的。对患者要进行详细询问,筛查出这部分患者,有时仅仅改变他们的睡眠习惯,就能明显改善这部分人的睡眠质量。养成固定的睡眠习惯并不是很麻烦的事情,但却能提高患者晚上的睡眠质量,减少白天的瞌睡。

(2) 生物反馈治疗　指应用对生理指标变化的监测,如肌电图(测肌紧张度)、皮肤温度、脑电图活动模式(α、β,感觉运动节律),提供给患者能够听得见或看得见的信号变化,反复练习,达到人为控制一些生理指标,使其能达到预定的生理指标,以达到降低患者睡眠觉醒水平。

(3) 放松疗法　逐步放松疗法是让患者意识到,肌肉的紧张程度越高,其唤醒水平也高,就会难以入睡。先让患者的肌肉收缩,让其意识到肌肉的紧张状态,然后逐步系统地放松,使患者感受放松反应。这样就学会肌肉放松,降低其唤醒水平,容易入睡。避免因肌肉高度紧张而导致入睡困难。放松技术包括进行松弛疗法、被动松弛疗法、民间健身术(包括气功、太极拳、瑜伽等)。

(4) 采取措施延长S稳态　对经常长时间卧床并不睡觉的人,应限制其睡眠。老年患者尤其易于在床上躺更多的时间,而他们的睡眠越来越少。

限制睡眠的本质,就是保障有意义的睡眠时间,即延长睡眠的 S 稳态,对无意义的睡眠给予限制。研究表明,认知疗法对长期失眠患者是一个有效的方法,包括刺激控制,澄清似是而非的观点等。

(5) 睡眠限制疗法(sleep-restriction therapy)　睡眠限制疗法是由斯皮尔曼博士发明,主要根据临床发现患者睡在床上太多是失眠发生和使失眠加重的一个重要因素,通过限制睡在床上,可以使睡眠更有效。在失眠控制后,可以逐渐增加在床上的时间。本疗法的目的是使患者睡在床上时间更有效率。这就是患者实际睡眠的时间与患者睡在床上的时间的百分比至少在 85%。睡眠限制疗法的规则如下:

每个晚上记日记,至少 5 天。日记应该包括:①上床睡眠时间;②估计入睡的时间;③晚上醒来的次数和时间;④早上醒来的时间;⑤起床时间(从床上起来的时间)。

通过每晚平均睡眠的小时数,计算平均总的睡眠时间和睡眠效率百分比。

设定最初总的睡眠时间为平均总的睡眠时间。例如,如果您每晚实际睡眠为 6 小时,那只允许您在床上 6 小时,即您需要在晚上 12 点半上床,早上 6 点半醒来。

这种限制或者整合疗法可能使患者在第二天或以后几天感到昏昏欲睡或瞌睡。但要继续保持,以便取得较好的长期疗效。

一旦连续 5 个晚上的睡眠效率达到 85%,通过早上床 15 分钟,增加在床上时间 15 分钟。如果睡眠效率低于 85%,就减少床上时间 15 分钟(在开始治疗 10 天内不要做)。

以上程序反复重复,直到达到自己理想的睡眠时间。午睡或打盹会干扰这个治疗疗法,所以尽量在治疗期间不要午睡或打盹。

(6) 睡眠刺激控制疗法(stimulus-control therapy)　床只用于睡觉,也就是说不能在床上阅读、看电视、吃东西或睡在床上担心、想事情、思考问题等。只有您想睡的时候才躺下睡觉。如果觉得在床上不能入睡,应该立即起床,到另一间房间去。"睡不着立即起床"是为了建立床与立即入睡的联系。不管每天晚上睡多少时间,都定好闹钟,每天应准时起床。这样有助于身体建立持久连续的睡眠节律。白天不能午睡或打盹。

2. 药物治疗

(1) 理想的催眠药　理想的催眠药应具有以下特点:①能快速吸收,快速诱导睡眠;②无不良反应,不遗留镇静作用,不影响呼吸及记忆;③最佳半衰期,一次用药能维持足够的睡眠时间;④对睡眠结构不影响;⑤不与乙醇及其他药物起相互作用;⑥不容易产生药物耐受性和依赖性;⑦有特定作用的受体,无活性代谢产物;⑧即使过量使用也不会有生命危险。但迄今尚无一种药物能满足上述特点。

尽管理想的药物目前还在研制中,但在已研制出的这些药物中,上述的各项指标都有很大提高。苯二氮䓬类化合物和非苯二氮䓬类制剂是目前最常用的镇静催眠药物。这些药物相对比较安全,疗效较好。失眠症患者短期内并没有药物耐受。老的催眠药(水合氯醛、副醛、巴比妥酸盐)疗效局限,只能在个别患者身上短期应用,长期失眠者不适用。

(2) 合理用药原则　临床用药应该以患者为中心,从临床、药理、效价比的角度出发,谨慎使用。合理用药的指导原则如下:①尽量明确失眠原因:对于失眠患者首先要明确失眠原因,针对病因采取适当措施。因环境因素影响、服用兴奋剂、身体痒痛等不适引起的失眠,通过去除这些原因即可缓解,而不能单纯靠使用催眠药来治疗。②了解过去用药史:对于失眠的患者要全面了解其过去治疗过程,曾用什么方法治疗？效果如何？是否用过药物治疗？何种药物？多大剂量？用了多久？疗效如何？有否药物过敏及不良反应？有无停、换药物及其原因是什么？等等。这些可以为下一步治疗提供参考。③按"性价比"用药:常用催眠药多为口服制剂,以片剂和胶囊多见,针剂使用不方便,一般在紧急情况下使用。还要考虑到用药的经济学问题,即"性价比"的问题,要考虑经济学问题,又要考虑疗效、安全性,以及对患者恢复社会功能、提高生活质量的作用。④严格掌握药品的适应证和禁忌证:根据药代动力学特性及药理作用机制确定药物的适应证。对患有多种疾病的失眠患者,选药时要注意药物相互作用,尤其注意药物对细胞色素酶 P450(cytochrome P450,CYP)的影响。禁忌证是必需掌握的,如艾司唑仑禁用于重症肌无力,氯硝西泮禁用于青光眼和肝、肾功能不全者,单胺氧化酶抑制剂禁止与抗抑郁药合用。要掌握药物的常见不良反应,并向患者交代清楚,如催眠药的依赖性、宿醉作用、对肝肾功能的影响,并交代处理。⑤用药剂量个体化:尽量使用最低有效剂量。催眠药的有效剂量存在显著个体差异,应当在最短的时间内摸索出适合于个体的最低有效剂量,低于此剂量疗效就差,高于此剂量会增加药物不良反应。但儿童和老年人的治疗剂量可为成年人的 1/3～1/2;有肝肾功能不全的患者,剂量应相应减小。⑥及时评估疗效,调整药物剂量:一般从小剂量开始,逐渐增加剂量,缓慢达到有效剂量。在治疗过程中及时对不良反应、治疗效果进行评定,如果常规剂量疗效不佳,要考虑诊断是否正确、剂量是否足够、作用机制是否合适,以及治疗时间是否足够;如常规剂量不良反应太大,应考虑是否要使用拮抗剂或换用其他药物等。一般20~30天评估一次,时间太短评估不一定客观,太长则延误治疗。⑦短期用药、逐渐减量与停药:一般连续用药不宜超过3~4周,否则容易出现疗效下降或产生依赖性。如果无法停药,可换用另一种作用机制不同的催眠药物交替使用。达到治疗目标后要考虑巩固治疗,而后逐渐减量以致停药,不宜突然停药,因为突然停药容易出现反跳性失眠或撤药反应。万一出现反跳性失眠或撤药反应,则恢复给药,待症状好转后再逐渐停药。一般短半衰期的苯二氮䓬类药物的撤药反应较重,出现较快;长半衰期苯二氮䓬类药物的撤药反应较轻,出现较慢。因此,可以先用长半衰期苯二氮䓬类药物替代短半衰期的苯二氮䓬类药物,然后再逐渐减量。减量方法:可以每天服药,剂量逐渐减少;也可以剂量不变,服药间隔逐渐延长,如由每日服药改为隔日服,一周后隔2天服,再过一周隔3天服,之后隔4天、5天,后停服。出现反跳性失眠或撤药反应时,也可以给予卡马西平、普萘洛尔等对症处理,或合并心理治疗。

(3) 镇静催眠药的选用　苯二氮䓬类药物的半衰期是不一样的。临床医生可根据患者的情况选择适当半衰期的药物。长半衰期者如氟西泮(15~30mg)或夸西泮(7.5~15mg)对白天有焦虑症状的患者较为适用,因为该药有一定的抗焦虑作用。如果患者夜间睡眠不好,则选择中等半衰期的药物如替马西泮(15~30mg)或艾司唑仑(1~2mg)。对于次日必须保持头脑清醒者,最好选择短半衰期的药物如三唑仑(0.125~0.25mg)或唑吡坦(5~10mg)。唑吡坦属于咪唑吡啶类,选择性作用于苯二氮䓬受体$GABA_A$受体的一部分ω_1受体亚型,没有苯二氮䓬类药物的耐受性和反弹作用。唑吡坦每晚10mg,连续服用35天,没有发现失眠反弹;扎来普隆(10~20mg)是一种短半衰期的制剂,为$\omega_1\beta_2$受体的激动剂,半衰期约为1.5小时,该药可在夜间睡醒后服用,维持约4个小时的睡眠时间。如果上床时间开始吃药,4小时后药效将不起作用。

抗抑郁药,尤其是具有镇静作用的三环类抗抑郁药对长期失眠往往有效。对有失眠症状的抑郁患者,这类药的疗效较为明显,表明失眠常与抑郁伴发。对其他类型的失眠,应用该类药物时,一般剂量较抗抑郁治疗的剂量小。对19例失眠患者的单项研究表明,曲米帕明能减轻失眠症患者的症状。无对照的试验表明,米氮平(15～30mg)、奈法唑酮(25～50mg)或喹硫平(25mg)对某些失眠症有效,但还没有双盲对照研究。市面上用于治疗失眠的西药及各种各样的中草药,其疗效都还没有双盲对照的研究结果。尽管有些药物的镇静作用轻微,但对于那些经常和过量服用者还是要小心些。

(4) 针对不同失眠病因进行治疗　对于与躯体疾病相关的失眠,首先要适当治疗躯体疾病,如果失眠持续存在,就要考虑是否有其他的失眠因素。条件性失眠者往往使失眠复杂化,要把其失眠原因搞清楚。原发性失眠者,如果有躯体疾病存在,可以使失眠进一步加重。

躯体疾病:急性躯体疾病导致的失眠,如果没有禁忌证,常常用半衰期短的催眠药(唑吡坦 5～10mg,或扎来普隆 10～20mg,或佐匹克隆 7.5mg,睡前服用)。对肺功能差的患者,应用唑吡坦安全些,因为它对呼吸系统没有抑制作用;肌纤维痛和慢性疲劳综合征引起的失眠,常对治疗有抵抗,小剂量的阿米替林(5～50mg,睡前服)或环苯扎林(10mg,每天 3 次)有效,有时唑吡坦(5～10mg)也有效。

痴呆:不同痴呆的患者睡眠和活动的异常是由不同的病理生理损害引起的,因此治疗措施也不同。要根据各自的病理生理特点给予相应的治疗,并且使患者体内的昼夜生物节律与周围环境(安静的、黑暗的夜晚,或明亮的、有社会活动的白天)达到最佳适应。加之,晚上服用些褪黑素、早晨用亮光照射对调整其节律有效,另外,还可以服用适量的镇静催眠药。

抑郁障碍:抑郁障碍患者多有失眠,选择抗抑郁药物时,尽量选择不但对患者的抑郁症状有效,而且能不同程度地改善患者睡眠状况的药物。主要抗抑郁药对睡眠的调节作用见表1。

表1　抗抑郁药对睡眠的影响

药物	脑电图记录的抗抑郁药对睡眠的影响			
	连续性	SWS	REM	镇静作用
三环类抑郁药				
阿米替林	↑↑↑	↑	↓↓↓	++++
多塞平	↑↑↑	↑↑	↓↓	++++
丙米嗪	↔↑	↑↑	↓↓	++
去甲替林	↑	↑	↓↓↓	++
盐酸地昔帕明	↔	↑	↓↓	+

续上表

药物	脑电图记录的抗抑郁药对睡眠的影响			
	连续性	SWS	REM	镇静作用
氯米帕明	↑↔	↑	↓↓↓	±
单胺氧化酶抑制剂				
苯乙肼	↓	↔	↓↓↓	↔
反苯环丙胺	↓↓	↔	↓↓↓	↔
选择性 5-羟色胺再吸收抑制剂				
氟西汀	↓	↔↓	↔↓	±
帕罗西汀	↓	↔↓	↓↓	±
舍曲林	↔	↔	↓	↔
西酞普兰	↓	↔	↓	↔
氟伏沙明	↓	↔	↓	↔
其他				
安非他酮	↓↔	↔	↔	↔
文拉法辛	↓	↓	↓↓	++
曲唑酮	↑↑	↔	↑	++++
米氮平	↑↑	↑	↔	+++
奈法唑酮	↑	↔	↑	+

注：↑作用增加，↓作用降低，↔不起作用，+作用轻微，++作用较小，+++作用中等，++++作用极强，±作用不明显。

焦虑性障碍：此类患者多有睡眠障碍，治疗与焦虑相关的失眠时，可应用具有镇静催眠的苯二氮䓬类药物，晚睡前足量应用可以促进睡眠。很多抗焦虑药（如具有镇静作用的三环类抗抑郁药）也有助于睡眠。米氮平是一种具有抗焦虑特性的抗抑郁药，对有焦虑情绪的睡眠障碍患者有效。

双相障碍：该类患者有明显的睡眠障碍。躁狂和轻躁狂发作明显的标志就是睡眠减少，他们可能并不认为是失眠。应用具有镇静作用的抗抑郁药治疗有增加转躁的危险，故需同时应用镇静催眠药。轻度循环型心境障碍的患者也常常伴有失眠现象，常误诊为原发性失眠或条件唤醒性失眠，这些人在夜间睡眠前和醒来后脑子不停地想事情。仔细询问，就会发现循环型情感的症状，治疗这部分人的长期失眠宜用情绪稳定剂。

季节性心境障碍（seasonal affective disorder，SAD）：这类患者生物节律控制可能发生紊乱。干扰昼夜生物节律或许有助于改善症状。研究发现，季节性心境障碍患者的节律延迟，节律调节系统功能差。故可利用光照疗法调整患者自身生物节律以缓解症状。

创伤后应激障碍(posttraumatic stress disorder, PTSD)：此类患者以睡眠障碍为特点,睡眠潜伏期延长,而睡眠质量降低,反复做有关创伤的梦,快动眼睡眠增加,而快动眼睡眠期间骨骼肌难以放松。在治疗 PTSD 的睡眠障碍同时,必须考虑到 PTSD 的整体治疗。有些药物对 PTSD 的睡眠障碍有帮助,包括 SSRI、SNRI、三环类及单胺氧化酶抑制剂类(MAOIs)抗抑郁药、突触前 α-肾上腺素能激动药可乐定、β 受体激动剂普萘洛尔、情绪稳定剂锂盐及卡马西平和苯二氮䓬类药。最近一些资料表明,具有中枢活性的 α_1-肾上腺素能拮抗剂哌唑嗪对减少 PTSD 的恶梦有效。

昼夜节律紊乱：治疗昼夜节律紊乱者的睡眠障碍,目前主要是应用光照和褪黑素两种疗法。早晨把患者暴露在亮光下,晚上则避免亮光,对昼夜节律提前的患者是有效的。夜间利用强光照射对昼夜节律延迟综合征有效。光照疗法对非 24 小时睡眠—觉醒节律的治疗无效。褪黑素对 DSPS 患者有效。有报道,一个对光照疗法无效的盲童,应用褪黑素成功地调整好其昼夜节律。褪黑素对盲人昼夜节律的治疗也有效。有报道维生素 B_{12} 对 DSPS 也有效,但有待进一步证实。

睡眠周期性肢体运动和不宁腿综合征：目前治疗睡眠周期性肢体运动和不宁腿综合征的第一线药物是多巴胺能类药物。在一个大样本的研究中,多巴胺激动剂如甲基多巴/左旋多巴、培高利特都有很好的治疗效果。一般来讲,严重的不宁腿综合征用培高利特疗效最好;而睡眠周期性肢体运动及轻度不宁腿综合征用卡比多巴和左旋多巴最有效。还可用苯二氮䓬类和抗癫痫剂。阿片类药物可以使某些患者的肢体运动减少,减轻肢体不舒服的感觉。临床上常应用羟考酮(oxycodone,每天 10～15mg)来治疗。最近临床研究表明,有些不宁腿综合征的患者与中枢性铁缺乏有关,但他们血清铁的水平可以是正常的,这些患者对静脉补铁有效(此疗法目前还没有认可)。目前对睡眠周期性肢体运动和不宁腿综合征的治疗有些是成功的,但其机制不明。

物质依赖性睡眠障碍：对酒精依赖患者的治疗就是长期的戒酒,必要时用一些抗组胺的镇静剂(如苯海拉明 25～50mg,赛庚啶 4～24mg)。长期应用兴奋剂引起的睡眠障碍治疗同酒精依赖睡眠障碍类似,首先戒除兴奋剂,应用抗兴奋剂药物如卡马西平(每天 100～600mg)、丙戊酸钠(每天 250～1 500mg)对神经中枢过度兴奋和引起癫痫发作时有效;在戒毒中有时也有应用,对可卡因戒断引起的惊恐障碍有效。对所有物质依赖睡眠障碍患者,应尽可能的采用行为治疗,因为精神活性药物的应用在他们身上已经成为问题,因此应该让他们尽量少接触药物。

中枢性睡眠呼吸暂停综合征:中枢性睡眠呼吸暂停引起的失眠常用吸氧或持续正压通气(CPAP)治疗。药物治疗不作为首选,如果选择药物治疗可用普罗替林(睡前5～10mg)、氟西汀(每天10～20mg)、茶碱(每天300～600mg)等,但其疗效还不确切。对高原反应引起的中枢性呼吸暂停应用乙酰唑胺有效。

(5)应用药物治疗失眠注意事项　应用镇静催眠药物的注意事项:镇静催眠药对中枢神经有抑制作用,不同种类的镇静催眠作用并无明显差别,与剂量及个体差异有明显的关系。应用镇静催眠药物时,应注意以下几点:①几乎所有镇静催眠药长期连续服用都可能产生耐受性和依赖性,突然停药可能产生更严重的失眠,故要严格控制使用,同一种镇静催眠药一般不宜连续使用超过3～4周。②镇静催眠药应在医师的指导下服用,因为有些疾病是禁止使用的,如睡眠呼吸暂停综合征。③开始时,应给予治疗剂量,睡眠改善后再减量。④长半衰期镇静催眠药可引起白天困倦、头晕、精神不振、嗜睡等,对于从事机械操作的人员有潜在的危险,故服药者不宜驾驶车辆和操纵机器,以免发生事故。⑤与其他中枢抑制药物(抗组胺药、镇痛药、乙醇等)合用时,抑制作用可叠加,可出现严重后果,应严格避免。⑥镇静催眠药有肌肉松弛作用,易跌倒,故应在睡前服用,服后立即上床,不宜再活动做事。老年人剂量宜小,短半衰期药物慎用,因易引起步态不稳和意识模糊,导致跌伤。⑦巴比妥类不能用于急性间歇性血卟啉病。⑧肝肾功能减退者慎用,尤其是巴比妥类。⑨除偶尔用于儿童睡惊症、睡行症和癫痫,其他疾病儿童不宜使用镇静催眠药。哺乳期妇女及孕妇忌用,尤其是妊娠最初3个月及分娩前3个月。

其他注意事项:典型的短暂性失眠是由急性应激事件、时差综合征或倒班工作引起者,应用苯二氮䓬类或其他催眠药治疗没有什么危险,因为在7～10天内,这些药物并不会产生依赖性。

短期失眠则需要慎重对待,因为如果处理不当,可能发展成为长期失眠。短期失眠多数是在工作或生活环境中压力较大的情况下出现。如果不进行治疗,情况往往恶化,患者会更加担心其睡眠问题,以致养成担心其睡眠的行为习惯。即使在压力解除后,患者也不能很好的睡眠,最终发展成为长期失眠。这种情况,如果每天应用苯二氮䓬类催眠药是有危险的,因为有发生药物耐受和依赖性的可能。重要的是要解除患者的顾虑,指导其间歇性用药,以免发展为药物耐受性问题。应告诫患者,养成良好的睡眠卫生如白天不要小睡,养成规律的睡眠—起床习惯;睡前避免饮用咖啡和酒精,以免转变为长期失眠。

长期失眠患者首先要确定其失眠持续在 2 周以上。有些患者对睡眠状态存在知觉错误,过分夸大了其失眠的情况(比如,实际睡眠时间比患者自认为的要长,入睡的时间也比其认为的要短)。绝大多数患者的失眠是由于心理因素和上述的不良环境所致。几乎没有从小到大一直失眠的患者,即所谓原发性失眠。对长期失眠患者,养成良好的睡眠卫生习惯也是很重要的,刺激控制疗法、限制睡眠、光疗等也有疗效。上述方法需要患者的积极配合和专门的临床监督。

必须强调的是首先要确定失眠是否是心理障碍或精神疾病的一个症状,见表 2。如同时伴有抑郁症状,帕罗西汀(20～40mg)、文拉法新(75～150mg)、米氮平(15～45mg)、曲唑酮(25～100mg)、阿米替林(25mg～150mg)、曲米帕明(25～150mg)、多塞平(25～150mg)常作为催眠药,或与其他催眠药合用。大部分精神分裂症患者也有持续的失眠,应用硫代二苯胺类药物如氯丙嗪、硫利达嗪、左美丙嗪等有效。当失眠与精神症状有关时,也可以应用苯丙甲酮类药如氟哌啶醇。当失眠伴有焦虑症状时,可用催眠药合并抗抑郁药,这种治疗方案可以预防失眠的反弹。

表 2 失眠的分类(国际睡眠障碍分类诊断标准)

失眠类型	所占比例(%)	表现
心理生理性	15	由心理因素、生理性的紧张或不良睡眠条件所致暂时或持续失眠
原发性	<5	自幼存在的、对次日功能有影响的失眠
睡眠引起呼吸障碍	5～10	经常性的呼吸暂停或缺氧(如呼吸暂停综合征、肺泡通气不足)导致夜间短暂的觉醒
周期性的肢体运动和不宁腿	12	入睡时出现刻板的、重复的下肢运动,或下肢不适感觉,影响睡眠
精神疾病相关	35	失眠与心理障碍(包括心境障碍、焦虑、精神及人格障碍)行为症状有关
神经系统疾病相关	0～5	神经系统疾病,如与大脑的退行性病变、痴呆、帕金森征等有关的失眠

续上表

失眠类型	所占比例(%)	表现
其他躯体疾病相关	0~5	其他与躯体疾病如夜间心肌缺血、慢性阻塞性肺病、哮喘等有关的失眠
长期用药和饮酒所致	12	由于长期应用CNS活性药物(兴奋剂、镇静催眠剂、酒精)耐受或撤药致失眠
睡眠知觉错误	5~10	主观性失眠,多导睡眠图并不能证明有失眠
暂时性睡眠-觉醒障碍	NA	失眠是由于时差综合征、倒班或工作时间改变引起的睡眠-觉醒障碍
持续性睡眠-觉醒障碍	NA	经常变换睡眠-觉醒时间、睡眠相提前或延迟、非24小时睡眠-觉醒节律引起的睡眠-觉醒障碍

注:NA 表示还没有确定

六、特殊人群失眠的治疗

(一) 老年人的失眠治疗

前面讲述的是普通人群失眠的问题,老年人的失眠比其他年龄段的患者更常见。65岁以上的老年患者50%以上有睡眠不良的主诉。多数人认为,老年人需要的睡眠比其他人少。其实,老年人之所以睡眠少,是因为随着年龄的增长,影响睡眠的因素越来越多。如影响睡眠的呼吸障碍、抑郁、PLMS以及其他躯体病变,这些疾病随年龄的增长而增加。结果造成老年人夜间睡眠比实际需要减少,白天容易昏昏欲睡。在多重睡眠潜伏期试验中,所表现的就是睡眠潜伏期缩短。失眠常常困扰老年人,而对这部分人的治疗一定要十分慎重。美国有项调查示,60岁以上的老年人占总人口的12%,其中有约2%的老年人存在失眠问题,其中又有35%~40%服用过镇静催眠药。

老年人失眠的诊断与治疗要系统进行,对长期失眠要进行综合治疗,行为治疗也很重要。对躯体疾病、精神疾病等的治疗,也可影响睡眠,许多老年患者因为其他疾病会服用一些药物,有些药物本身会引起失眠,有些药物之间有相互作用也可引起失眠。另外,老年人代谢功能减退,镇静催眠药的消除减慢,故用药物治疗开始剂量要小,尤其是应用半衰期较长的药物(如氟西泮),其活性在老年人体内会保持更久。半衰期短的催眠药,如扎来普隆睡前服用10mg,对老年人应该大有裨益。苯二氮䓬类药物半衰期短,在体内清除快,故不良反应相对较少,更适合老年患者。表3罗列了药物治疗老年失眠患者的疗效、不良反应及耐受性。

表3　老年失眠患者药物治疗的催眠效果、不良反应及耐受性

药物	效果	不良反应及并发症	耐受性
苯二氮䓬类药物	好	↓	好
唑吡坦	好	↔	好
佐匹克隆	好	↔/↑	好
扎来普隆	好	↔	好

注:↑=明显,↓=轻微,↔=无明显影响

老年人长期应用催眠药时,药物及其代谢产物会在体内蓄积,引起认知问题,定向力障碍,意识错乱,有时候会摔倒。因此,老年人应用中、短效的催眠药物为宜,用药的剂量尽可能地小。佐匹克隆、扎来普隆、三唑仑、唑吡坦等短效催眠药对入睡困难和睡眠中多次觉醒(sleep fragmentation)有效。佐匹克隆、扎来普隆、唑吡坦无肌肉松弛作用,对老年患者更合适。中效催眠药如艾司唑仑、替马西泮等对老年患者也比较适宜,该药对次日的活动、记忆等影响也小,撤药后失眠不易反弹。

对于一些老年人,其抑郁症状有时被隐蔽起来,对这部分人的失眠症状,采用有镇静作用的抗抑郁药物如米氮平治疗有效。老年人大多面临着死亡的危险,睡眠障碍往往就是因担心死亡而出现抑郁情绪所致,应用去甲替林治疗有良效。老年人的周期节律可能遭到破坏,对一些失眠的老年人的研究发现,他们的周期节律的体温相延迟,患者体内的褪黑素水平是低的,血药浓度的峰值延迟出现。有研究显示,对某些失眠的老年患者,尤其是入睡困难者,褪黑素替代治疗是有益的。总之,要注意他们的生物周期,尤其重要的是养成良好的睡眠卫生,形成最佳的周期睡眠和活动模式。一般来说,老年人比年轻人的活动少,比年轻人的有氧环境差。研究发现,年龄在60～84岁的老年人,经常进行有氧运动,睡眠质量得到提高,抑郁情况得到改善,体能也有所增加,整个生活质量得到提高。

(二)妊娠期或哺乳期及儿童的失眠

目前尚无有关资料能证实催眠药物对妊娠期或哺乳期妇女及儿童使用安全,故建议这类患者慎用。遇需要用药治疗的患者,一定要权衡利弊,谨慎应用。在临床使用中需注意以下几点:

1. 因其对妊娠期妇女的影响,唑吡坦仅在低危险情况下被使用。

2. 佐匹克隆在严格控制下可酌情使用。

3. 多数苯二氮䓬类药物可能导致胚胎畸形和不可逆的损伤,属于有致死危险性,需严格控制使用。

4. 不主张大量长期使用(>6个月)。

5. 催眠药物在儿童失眠治疗中的有效性和安全性尚未证实,个别病人可考虑短期使用,但须严格监测。

总之,失眠是一个多原因的复杂症状,要进行仔细、系统的鉴别诊断;注意鉴别有无共病现象有利于正确诊断和有效治疗。或者说,有效的治疗有赖于准确的诊断和对患者进行针对性的行为和药物治疗。如果按照这样的思路进行诊治,应该有理想的治疗结果。

疼痛的困扰
——心病亦可引起疼痛

几乎每个人都体验过疼痛,在临床各科患者中,疼痛也是最常见的主诉。但临床医师发现有部分患者常常以疼痛为主诉,而他们没有受到过任何组织伤害,经过多种检查也均未发现与疼痛部位相应的器质性病变,或者说病变程度与患者的疼痛主诉严重不一致。此时要考虑疼痛可能是由心理障碍引起的心因性疼痛。

心因性疼痛不是一种疾病的名称,而是一组临床综合征,多以超过3~6个月的慢性疼痛为表现形式。有资料表明,在现代社会里经常感到疼痛不适的人当中,有30%~50%是由于承受过大的精神压力所致,而并没有躯体器质性病变。精神压力导致的身体疼痛表现也是多样的,主要为头痛、背痛、胃肠疼痛或眩晕等,严重时甚至可出现局部麻痹。

心因性漫性疼痛虽不如急性疼痛让人"痛不欲生",但它的持久性与顽固性,往往使患者更加痛苦。它使人烦躁、抑郁、焦虑、失眠、易怒、精神痛苦,人格变化。疼痛轻微者,只是影响生活质量;疼痛严重者,让人不能忍受可产生轻生的念头,甚至导致自杀行为。

案例 4-1 全身不定位疼痛的杨女士

杨女士,57岁,教师。因全身不定位疼痛17年就诊。自17年前开始,杨女士出现全身不定位疼痛,性质模糊不清,但非常难受,曾做多种检查,包括头颅CT、风湿类疾病的检查,未查出异常。也曾进行中医调理,未见好转。多次到国内著名大医院找著名专家进行多项检查、诊断和治疗,均无确定诊断,治疗也无明显疗效。患者感到非常失望,常常闷闷不乐,伴食欲差、睡眠差。后来到医学心理门诊就诊,在医学心理医生看来,杨女士患的是持续性躯体形式疼痛障碍。给予解释、支持性心理治疗合并抗抑郁药物治疗,2个星期后杨女士疼痛减轻,1个月后疼痛明显缓解,6个月后基本消失。

案例 4-2 持续背痛的郑会计

郑先生,男,55岁,大专文化,会计。因背痛、食欲差、睡眠不好就诊。郑先生2年前无明显原因出现腰背部持续性酸痛,无放射痛,无红肿和外伤,也没有明显的压痛点。睡眠不好,入睡困难。工作能力减退,在当地医院作胃镜、胸部CT、B超、心电图均未发现异常。郑先生平素健康,否认有高血压、糖尿病、冠心病、肾病、肝炎、结核等,到中医科进行推拿按摩,感觉舒服些,过后,很快又恢复到原状。郑先生渐渐少言寡语,闷闷不乐,常常长吁短叹,体重下降10公斤。经常自责,认为自己成了家人的负担,经常说"活着没意思"的话。郑先生在内科及镇痛科医生的建议下,来医学心理门诊就诊。经过交谈和心理测试,诊断"持续性躯体形式疼痛障碍",给予抗抑郁和抗焦虑药物加心理疏导,2周后郑先生病情缓解,1个月后明显改善,半年后基本恢复正常。

案例 4-3 经常腹痛的郭女士

郭女士,51岁。2004年6月发病,主诉反复阵发性腹痛,开始是在右上腹一点,以后逐渐扩大到腹部手掌大小,最后发展到全腹。疼痛呈烫伤样或刀割样,严重时疼得会满地打滚,每次发作无固定时间。发作时到医院检查,腹部体检没有明显体征,但血白细胞偏高,为 $9\times10^9 \sim 13\times10^9$/L,中性占90%左右。用止酸药及山莨菪碱注射等治疗无效,要用曲马多肌注才能止痛。每次发作都给予抗生素及止酸药静脉点滴治疗,需连续静滴5日才能完全控制腹痛。但是10日后同样的症状又会再次发生,需进行同样的治疗。在此期间,郭女士反复进行各种检查,先后做过十几次腹部B超、胃镜、CT以及MIR,长期在消化内科就医,一直以腹痛待查诊治,曾先后3次在两所三级甲等医院消化内科住院。怀疑过胆囊炎、肝炎以及胃溃疡等,但最后都给予排除。除此之外,郭女士还看过妇产科、风湿科以及更年期专科门诊,也曾因急性腹痛发作看过10余次急诊。在就医期间还先后3次到外地某肝胆医疗研究中心求治,但都诊断不明、疗效不佳。在治疗中因使用抗生素过多而引起过肝脏损害。郭女士也曾考虑过切除胆囊治疗,但因没有把握手术一定能缓解腹痛而放弃。后经医学心理科医生会诊,发现郭女士除有较严重的消化道症状外,还伴有情绪低落、乏力、尿频、作噩梦,以及容易紧张激动和不安等情况。考虑为持续性躯体形式疼痛障碍。给予抗焦虑和抑郁治疗,在服药的3星期中,郭女士腹痛没有再发生过,继续随访治疗半年,郭女士腹痛很少出现,即使偶尔出现,但程度很轻,且很快消失。

案例 4-4 腰痛不止的董先生

董先生,74岁。因为自己觉得体质较差,为锻炼身体,常到公园里跟着人们竞走,但是身体不仅没有走好,反而走出了腰痛。近2年来反复腰痛、腰酸明显,严重时躺也不是,坐也不是,走也不是。到医院就诊检查,尿中有红细胞10~20个/高倍,且有一侧输尿管扭曲。5年前因尿频而诊断为前列腺肥大,曾不规则服药。另外董先生在40年前有左肺结核而使左肺损毁,右侧有代偿性肺气肿。除此之外,检查未发现有其他明显异常情况。在体检时,董先生腰部检查无扣击痛,亦无压痛,反而在两侧腰痛、腰酸部位捶击时感到舒服。

由于泌尿系统检查有一些问题,董先生认为他的腰痛与此有关,故反复在肾脏科、泌尿科就医治疗。尿常规恢复正常后,腰部酸痛并没有得到很好的缓解。当地医生也对董先生的腰酸症状感到迷惑不解,认为董先生的腰酸不能够用他的临床检查结果来解释,建议到医学心理科诊治。

医学心理医生追问了董先生的详细情况:10年前,董先生的妻子因糖尿病并发心肌梗死而病故,唯一的儿子8年前在国外因车祸而去世,女儿在

3年前离婚,现在他和女儿、外孙女一起生活。女儿和外孙女非常优秀,经济和生活上并没有任何困难。平常他总是要担心女儿和孙女的学习、工作和生活,生怕她们有什么闪失,感到很累,病痛使他痛苦不堪。就他个人而言,他觉得活着还不如死了好。但转念又想,即使他不能做什么事,但他有两个眼睛帮着看着他们母女俩也好,他实在放心不下她们,这也增加了董先生的心理负担。他生病前每日能6次上下六楼,现在只能勉强走2次,还感到累,做家务能力下降,甚至生活也不能很好的自理。同时,董先生还有容易紧张、担心、害怕、失眠;也容易多思多虑等。根据董先生情况,考虑其为持续性躯体形式疼痛障碍,给予心理疏导及抗焦虑抑郁药物治疗。董先生服药一个半月,腰痛基本消失,不再感到心烦意乱,也不再担心女儿和孙女的事。晚上女儿回家,也不再唠叨或愁眉苦脸,尤其是睡眠有明显改善。但他还不敢多活动,生怕活动多了以后腰痛又复发。同时,感到腰不痛了,药可以不吃了。后经劝说,其答应再继续服用,坚持治疗半年,腰痛等症状未再复发,日常生活也能很好自理。

【总读】 何故出现无名"原因"的疼痛

几乎每个人都体验过疼痛。事实上,在临床各科患者中,疼痛是最常见的主诉。疼痛主要分为4大类:一为侵害刺激性疼痛(组织伤害);二为神经源性疼痛(神经痛);三为交感神经源性疼痛(血流障碍);四为心因性疼痛(心理作用)。在临床上,前面3种疼痛我们有一定的认识,而由心理作用所致的疼痛却往往被我们所忽视。

心因性疼痛不是一种疾病的名称,而是一组临床综合征,多以超过3~6个月的慢性疼痛为表现形式。在第11届德国心理治疗医学协会年会上,有人提出,在现代社会里经常感到疼痛不适的人中,有30%~50%是由于承受过大的精神压力所致,而并没有躯体器质性病变。精神压力导致的身体疼痛表现也是多样的,主要为头痛、背痛、胃肠疼痛或眩晕等,严重时甚至可出现局部麻痹。

一、疼痛与心理的关系

疼痛之所以与心理密切相关,是因为它是一种非常复杂的主观体验。疼痛不像心率和血压一样,有一个标准化的仪器可测量,它不能被其他人确证。疼痛既是一种主观感觉,又是这一感觉的情感反应。正因如此,目前的定义已经把疼痛体验过程中的心理因素摆在首位,它更多被视为一种心理事件,而不仅仅是躯体事件。

历来人们把疼痛看成是一种躯体症状,认为它与损伤的程度成正比,即损伤越严重,疼痛越剧烈。但是,临床事实证明,这种看法不全面,疼痛比这种简单的理解要复杂得多。同样的损伤,不但不同的人所感受的疼痛体验不同,就是同一个人在不同的时间疼痛体验也不一样。同样,人们普遍认为只有组织受到损伤才会引起疼痛,但临床医师经常会遇到以疼痛为主诉的患者,他们从没有受到过任何组织伤害,尤其是经过多种检查也均未发现与疼痛部位相应的器质性病变,或者说病变程度与患者的疼痛主诉严重不一致。此时,就要考虑疼痛可能由心理障碍引起。疼痛的性质和强度受到许多因素的影响。实验证明,即使在完全清醒的状态下,损伤并非一定使受损者感到疼痛。有些人损伤很大,但他们感受的疼痛程度却不严重,甚至不诉说疼痛;而另一些人损伤很轻,但却觉得疼痛剧烈。可见,痛觉不只是身体损伤的函数,它比人们过去所认识到的更不稳定和更易改变。目前为大多数人接受的概念是由国际疼痛研究会(IASP)制定的内容,即认为疼痛是指"由实际的或潜在的组织损伤所引发的一种不愉快的感觉和情感经历;或是就这一损伤所做的描述"。它清楚地表明疼痛总是有它的主观性因素,疼痛是一种感觉和对这种感觉的反应的综合描述。

情绪能明显影响疼痛的感受,这是一个众所周知的事实。恐惧、焦虑、失望、不耐烦,可使痛阈降低,而愉快、兴奋、有信心可使痛阈提高。实验证明,仅仅是对"痛"的期待就能够提高焦虑的程度,从而提高了痛觉的强度,消除焦虑则能缓和疼痛。创伤引起的疼痛,其强度仍然受到情绪影响。悲伤、怨恨、生气可使疼痛加剧,而改善这类消极情绪也可使疼痛减轻。因为疼痛而产生的恐惧情绪、疑病观念又能反过来加重疼痛。如腹痛疑患癌症,胸痛疑患冠心病,从而焦虑不安,而心情抑郁又加强了对疼痛的感受。如此,出现恶性循环。情绪不但可以影响疼痛的强度,而且有些不良情绪本身也可以引起疼痛,尤其是焦虑和抑郁。

疼痛作为一种复杂的心理生理现象，至今还不能说明很多疼痛的现象，特别是有一种"幻肢痛症"令人迷茫。据多数做了截肢手术的患者说，在截除术后不久就觉得有一个虚幻的肢体。几个月后，将近30%的截肢患者感到幻肢疼痛，将近5%的患者悲痛地诉说他们感到截除的肢体极度疼痛。有少数幻肢痛的患者甚至在碰触其他身体部位或情绪扰乱时，也会引起或极大地增强这种疼痛。迄今这种现象还不能用现有的生理学知识来解释，切断脊髓丘脑束也不能永久地消除这种幻肢痛。有学者认为，之所以有幻肢痛，可能是在截肢前，受损肢体产生的剧烈疼痛在其大脑疼痛中枢受到巨大刺激。在截肢后，受损的肢体虽然消失，但其疼痛中枢的"兴奋"并没有消失，故病人会出现肢体痛的幻觉。

二、疼痛的心理危害

　　急性疼痛大部分是组织伤害的预警作用，在临床上较易控制，患者虽然经常会因疼痛而出现一定程度的焦虑，但此类疼痛及其伴随的焦虑通常会随着组织的复原而自动消失。心因性慢性疼痛虽不如急性疼痛让人"痛不欲生"，但它的持久性与顽固性，往往使患者更加痛苦。它使人烦躁、抑郁、焦虑、失眠、易怒、精神痛苦和人格变化。疼痛轻微者，只是影响生活质量，疼痛严重者，让人不能忍受可产生轻生的念头，甚至导致自杀行为。另外，疼痛对人的心理有强烈的暗示作用，多次疼痛可能给人留下严重的心理障碍；对患者来讲是无止境的噩梦，可继发性引起心因性疼痛；患者的主要注意力均被这种疼痛所吸引，其身体、心理受到疼痛的折磨，引发严重的紧张和功能上的残疾，不能胜任工作而引发家庭生计问题。同时，因为患者成为长期被照顾的对象，会间接影响到家属生活及家庭成员的心情，使家庭成员之间的关系受影响。

　　在许多情况下，由心理障碍所致的慢性疼痛，往往被患者和医生忽视其真正的病因。疼痛可以被患者环境中的各种因素，包括家属或关系密切的同事的行为所强化，患者常纠缠于躯体健康的思虑，以致于患者四处求医，持续不停的游走于各医院和医师之间，寻求解释与帮助，反复做各种检查，使用各种各样的药物（有时涉及药物滥用和成瘾）及其他治疗措施，但仍然无法解除疼痛的困扰，造成医疗资源与社会成本的极度浪费。反过来，更加重患者的心理和经济负担，形成恶性循环。

三、影响疼痛的心理社会因素

很多时候,疼痛与客观的损伤程度并不成正比,因为疼痛的体验,会受到有关的各种心理社会因素影响。

1. 早年经历　通常认为,儿童对疼痛的体验深受父母态度的影响。如果父母对儿童一般的割伤或撞伤大惊小怪,儿童从父母那儿受到的疼痛警告过多,会成长为一个容易焦虑,对疼痛敏感的人。

2. 情境的意义　个体对于产生疼痛情境的认知评价不同,也会影响人们对疼痛感受的程度和性质。医学家 Beecher 在第 2 次世界大战时曾对重伤兵进行观察,发现只有 1/3 诉说非常疼痛,要求使用吗啡。而有类似伤势的平民却有 4/5 感到有剧烈疼痛,要求注射吗啡。Beecher 认为,这主要是因为负伤的士兵对损伤的反应与平民对大手术的看法是不同的。对士兵而言,受伤在战争中是不可避免的事;对平民来说,动大手术是一件沮丧的不幸事件。

3. 注意和分心　当集中精力做一项紧张的工作或活动时(如某种竞赛),手或身体被划破出血,会一点感觉都没有;等别人看到后告诉你,才会意识到受了伤。很多癌性疼痛的患者常会对医生诉说,晚上疼痛比白天重。这是因为白天会从事各种活动,加上光线、声音的刺激,这些都会分散患者对疼痛的注意力。而到了晚上,停止了活动,没有了外界的刺激,注意力也集中到了疼痛部位,故疼痛就加重了。

4. 暗示或催眠　在临床,医生有时会使用安慰剂来止痛。有研究报道,外科手术后的疼痛 35% 可被安慰剂止痛。这是利用了暗示对疼痛的影响。另外,人进入催眠状态,注意力高度集中在施术者身上,而对其他刺激的注意力明显减弱,从而也影响个体对疼痛的感知。

5. 情绪状态　情绪能明显影响疼痛的感受,这是一个众所周知的事实。恐惧、焦虑、失望、不耐烦可使人对疼痛的敏感性增强;而愉快、兴奋、有信心可使人对疼痛的敏感性减低。

6. 人际关系因素　人际关系明显影响患者的疼痛体验,并强化或抑制某些行为。尤其对患者很重要的人的反复强化,对患者的疼痛体验有明显影响。如躯体化障碍患者,他的疼痛障碍可以转变为改变别人行为的一种生活方式,甚至有时家庭、收入等变化也会对患者的疼痛体验和疼痛行为产生巨大的影响。

7. 人格　不同人格的人,对疼痛的敏感性有差异,且对疼痛的表达方式或行为反应也不相同。自尊心较强者认为,忍耐疼痛是一种美德,不愿轻易诉说疼痛。而有些胆小、容易紧张的患者,则倾向于过多诉说疼痛,而一些具有歇斯底里性格特点的人,易受暗示而对疼痛的感受变化较大。

8. 社会文化因素　社会文化因素也能影响疼痛的程度。如宗教信徒在他们举行的仪式上能镇静地忍受剧烈的疼痛刺激。不同种族对疼痛的耐受力也有差异,如美洲人在疼痛剧烈时倾向于退避,如果他们独自一人时往往会哭泣或呻吟、叹息,而犹太人则倾向于大声叫喊、怨天忧人,并公开寻求帮助和同情。

四、心因性疼痛的机制

疼痛虽然是一种不愉快的体验,但它是人体损伤的一种信号,它告诉人们机体正受到伤害,因而是一种有益的警告,具有保护性的积极意义。疼痛还可以是人们交往的一种信息。例如,疼痛可以是表示恐惧的信息,可以是一种求助信号,促使患者寻求帮助。疼痛有时还可能是愤怒的表现或间接地表达焦虑、抑郁等情绪的需要,就像在心理咨询中,一些焦虑症、抑郁症患者所伴有各种疼痛现象。

心因性疼痛患者的个性常内向、沉默、依赖性强、抑郁、焦虑、内心体验多等等。但还有一些心因性疼痛患者,他们的个性并不内向,甚至是开朗的,但他们常常是理想主义者,为人处世追求完美,对自己有较高的要求标准,遇事常拿得起但放不下。生活、工作的期望值较高,时常超过自己的能力,在做事的过程中容易担心,总觉得会出现不好的问题而放心不下。这两种人都敏感多疑,很容易感受到环境中的各种不良刺激而形成不良情绪,他们心理压力较大,心理冲突较强烈,但又不愿向他人诉说,所以往往借喻"痛"来表达他所遭受的不愉快或心灵创伤,以此引起他人的注意、同情、关心,或借此转移、回避生活工作中遇到的问题。

在心因性疼痛中,感受疼痛的部位往往和某种类型的心理障碍有关。比如:背痛往往是过度的焦虑、工作压力过大引起。头痛往往和愤怒、内疚,或心理创伤相关。愤怒引起的疼痛还往往伴有颈部和肩部的紧张。内疚引起疼痛则是患者一种自我惩罚的方式。另外,许多反复发作的疼痛,可产生心理障碍。同样的,这些心理障碍也对慢性疼痛的发展产生影响。Fordyce等人提出这样的一个理论:疼痛—疼痛行为—慢性疼痛。首先,经由疼痛感受器感知痛，并注意到这个刺激，这时，即使有相同痛的刺激而每个人感受都不一样，这牵涉到每个不同的个体彼此间的认知是不同的。接下来，个体将对所感受到的刺激做出判断，在这个时候，个人感受的差异仍然影响判断的结果，这种判断过程不需要符合逻辑，完全在于个人的经验以及从亲戚朋友那里所获得的信息。最后，疼痛刺激经过个人的认知处理后，形成一种调适策略。这是一个处理疼痛的计划，包括认知方面，如分散注意力或重新评估；也包括行为方面，如散步、服药等。到目前为止，发现疼痛的程度不仅与身体所受的物理性刺激强度和性质有关，也与认知及行为模式有关。然后，经由这些调适策略将产生一些行为，一旦这些行为产生，将藉由学习来左右它进一步的发展。如果行为得到一个正面的回馈（奖赏），将促使该行为再次发生，反之行为若得到一个负面的回馈（处罚），将使该行为消失。此时，疼痛的出现及恶化与心理社会应激因素有关，疼痛能使患者回避某些不利事情，疼痛能使患者获得社会支持、经济补偿等。

从心理角度来说，心因性疼痛患者的心理障碍往往处在被压抑的状态下，没有"浮出"意识层面。这种压抑有多种原因：可能是因为创伤的经历过于痛苦而不愿想起，也有可能是下意识地觉得心理障碍不能得到他人的理解，而生理上的疾病和疼痛则更易被接纳同情，因此导致心理障碍的"躯体化"。

从神经心理学的角度来说，心因性疼痛有着不同于生理性疼痛的机制。对于生理性疼痛，疼痛的源头在身体的特定部位，这些部位把疼痛的信号传到大脑。在大脑中信号又分为两路，一路传到大脑的"感觉区"，在这里人感觉到疼痛的部位（腰、背、头等），以及疼痛的方式（钝痛、尖锐痛、压痛、刺痛等）；而另一路信号传到大脑的"边缘叶"，这部分脑区是负责人的情绪记忆，在这里人感受到疼痛带来的情绪反应（"真难受"、"没指望了"、"受不了了"等）。而对于心因性疼痛，疼痛的源头就在负责情绪的"边缘叶"。过去的创伤性体验或其他原因导致的情绪问题引起"边缘叶"中某些部位持续激活，而这种激活通过神经通路传导到"下丘脑"，在这里，神经的激活通过不同的通路传达到躯体的特定部位产生疼痛。

五、心因性疼痛的临床表现

必须说明，心因性疼痛并不是"伪装"出的，也不是自己想象出来的。对于患者来说，疼痛的体验是真实的，并非在诈病。这些患者确实是在感受着深刻的疼痛,这是我们在诊治这类患者过程中特别需要注意的问题。如果忽视或曲解患者的这种感受,常会引起医患矛盾,为进一步治疗带来困难。

心因性疼痛常以超过 3～6 个月的慢性疼痛形式出现。心因性疼痛在临床上可有两种表现形式,一种是没有任何其他原因造成器质性组织伤害,单纯由心理障碍引起的心因性疼痛,可称为原发性心因性疼痛,其特点是:①以慢性疼痛等躯体症状为主要表现,症状广泛多样且多变,有时酷似器质性疾病引起的疼痛。②在慢性疼痛的同时,患者常有兴趣减退、性欲下降、焦虑、睡眠障碍等轻微抑郁症状,上午重,傍晚轻。③反复到内、外、神经、中医等专科就诊,由于查不出阳性体征,常诊断为"神经衰弱"、"肾虚"以及"自主神经功能紊乱"等,但治疗常不见效。④精神科药物和心理治疗可使症状迅速缓解。另一种是虽有各种原因造成的器质性组织伤害,但在其疾病发展过程中,疼痛随着出现的心理障碍而加重,造成疼痛的长期化、复杂化和难治化,称之为继发性心因性疼痛。

(一) 原发性心因性疼痛

1. 紧张性疼痛　这类疼痛常由心理冲突所致。如果一个人处于心理冲突或长期的精神压力状态下,又不能很好地排解这些压力,除了可出现紧张、烦恼、失眠等症状外,最多见的是头痛、背痛、牙痛或腰痛,这是一种解脱压力、摆脱窘境的心理转换方式。这种疼痛很明显的特点就是随着精神压力的加大而加重,随着精神压力的减轻而消退。紧张性头痛是多数人时常经历的头痛。在一般人群中,80%的人在过去一年中有过一次紧张性头痛,发病率明显高于偏头痛。其疼痛特点是头痛反复发作,无特定的临床表现。国际头痛协会规定要诊断紧张性头痛,病史中需有 10 次典型的发作。但患者自然病程中的某一个时期未必经历了那么多次发作。诊断紧张性头痛要具备以下 4 个特点中的 2 个:①双侧头痛;②属稳定性疼痛或压迫性疼痛;③疼痛为轻度或中度;④日常活动不加剧头痛。紧张性头痛常位于双颊、双枕或双侧眶部,有时还伴有头皮肌肉的压痛。

2. 暗示性疼痛　心理暗示可导致疼痛的产生。如某患者自感上腹部不适,到医院做上消化道造影时听到技师说:"十二指肠有逆蠕动波(这是正常现象)。"但患者没有正确理解,认为自己得了不治之症。此后患者上腹出现持续闷痛,伴有恶心、呕吐,并反复发作,但多项检查未查出器质性病因,最后作心理治疗才得到缓解。此种医源性的暗示常常是临床上各专科疼痛产生的原因之一。

3. 抑郁性疼痛 据WHO估计,目前全球抑郁性心理障碍的发病率高达3%～5%,成年人中抑郁症患者正以每年11.3%的速度递增,抑郁症正在成为人们日常生活中的常见病、多发病。而抑郁症的常见临床症状之一便是各种疼痛。这些患者常因躯体疼痛及其他不适症状到综合医院诊治,因为他们不知道有些身体的疼痛有可能是由心理或精神(抑郁)疾患引起的。患者往往认为心境抑郁是疼痛不愈的结果,而不是原因。研究发现,前往疼痛中心就诊的慢性疼痛患者,最后确诊为抑郁症者占87%,其中83%的患者经用抗抑郁药治疗后疼痛缓解。抑郁症伴发的各种疼痛中以头痛最多,占94%,其次是腰背痛占62.5%,四肢或关节痛占56%,胃痛占6.3%,胸痛占6.3%。有人用问卷评价1 016名体检者,结果发现患有两种以上不明原因躯体疼痛的人诊断为抑郁症的危险性增高。另外,中年女性抑郁症患者中,躯体的疼痛症状也较为常见。抑郁引起的心因性疼痛除疼痛外,还要有抑郁的其他症状,如情绪不佳、兴趣减少、信心不足、内疚感、乏力、记忆力和注意力减退、学习及工作能力下降、纳差和睡眠障碍等。

4. 焦虑性疼痛 焦虑症也是目前在综合性医院常见的疾病之一,但患者本人意识不到其焦虑可能引起疼痛。焦虑症疼痛部位不如抑郁症疼痛的部位固定。焦虑能引起疼痛的原因是,焦虑能造成患者躯体多部位肌肉紧张收缩,特别是引起头颈部的肌肉收缩。因此,焦虑是肌紧张性头痛的常见原因。肌紧张性头痛通常在情绪应激状态下开始,常持续几日至几星期,呈紧缩或重压感,临床上常被误诊为颈椎病。焦虑也可引起心前区疼痛、腹痛或背痛。有心前区疼痛者常疑自己有心脏病。焦虑症引起的心因性疼痛除疼痛外,还需同时伴有明显的焦虑症状,如容易紧张、不能放松、不安、呼吸困难,还可伴心慌、出汗、尿濒、尿急等症状。检查可见有紧张的体征,如肢端震颤、心动过速和瞳孔扩大等。急性焦虑发作(惊恐发作)时可有过度换气,进而引起头晕、头痛、手足发麻、心前区不适等。惊恐发作常有窒息感、濒死感,每次发作0.5～1h,但患者此后常回避类似的引起发作的情境,如乘车、去商店或餐馆等。由于焦虑患者容易担心,当其亲属或朋友中有人患有类似症状的重病或病亡,会促使患者焦虑进一步加剧,从而引起相关的症状加剧,疼痛也可同时加剧。

5. 神经衰弱的疼痛 神经衰弱的疼痛是头部常有紧箍感、胀痛感,同时伴有容易兴奋,又易疲劳乏力、失眠,或多梦易惊醒,可有无法控制的杂乱联想和回忆,注意力不集中,易烦恼,易激惹等症状。

6. 疑病性疼痛 其疼痛的性质、程度、部位多不稳定,缺少相应的体征。患者往往具有疑病者的特点,如敏感、多疑、焦虑等。其躯体不适症状虽经各种检查显示正常,在此基础上即使给予充分的解释保证,其担心疑虑仍不能消除。

7. 癔病性疼痛 其疼痛特点为痉挛性、发作性,可见于身体任一部位,但以头、颈、心前区和下背部为多,性质从钝痛至锐痛,含糊而多变化,并具有模仿、夸张的色彩。疼痛与心理暗示有明显关系,有心理社会应激因素存在,如疼痛能使患者回避某些对他不利的事情。

8. 更年期综合征的疼痛 这种疼痛往往涉及多个器官、多个部位,或是难以名状的疼痛,同时伴有自主神经紊乱的症状,如情绪烦躁、易激惹。疼痛发生的年龄在更年期,女性多见。

9. 持续性躯体形式的疼痛障碍 是唯一以疼痛为主要表现形式的心理障碍,其突出的特征为主诉是持续、严重的疼痛,全身任何部位都可受到影响,但背部、头部、腹部和胸部最常见。其疼痛不能用生理过程或躯体障碍完全加以解释。情绪冲突或心理社会问题与疼痛的发生有关,患者社会功能明显受损。他们为了摆脱疼痛,会花费大量的精力时间和金钱积极寻求帮助和治疗。

10. 幻觉妄想性疼痛 精神分裂症患者偶尔诉说疼痛,这种疼痛可能与幻觉或妄想有关,称为幻觉妄想性疼痛。例如,患者诉胸痛,然后他声称从一个熟人处发出的电波正在刺激其胸部,甚至认为其思维和身体也受到电波的控制。有些患者诉说疼痛的原因时,认为是别人给他吃了毒药,把他的身体弄坏了。如果不进一步询问,也可能不知道这些疼痛的诉述是由于器质性损伤,还是由于妄想。

(二) 继发性心因性疼痛

由于对疾病和疼痛的恐惧、失望和不能忍受,患者出现情绪问题,继而产生疼痛,或原来的疼痛加剧是继发性心因性疼痛的主要原因。

继发性心因性疼痛可发生在任何的器质性疾病或疼痛的发病过程中。其临床特点是患者表现出的疼痛程度明显与组织受损程度不符,其所引起的功能损害程度远远超过器质性病变所能引起的损害程度。此时,患者会出现或伴有较为明显的情绪问题或心理障碍,如多思多虑、担心、紧张、焦虑、抑郁,同时还可伴有乏力、失眠等症状。在这部分患者中要判断他的疼痛是否有心理因素的参与较为困难,因为这是一个渐进发展的过程,临床上不易察觉。同样的问题,这些患者更多的倾向于否认心理障碍在其疼痛中的影响。所以,继发性心因性疼痛涵盖的范围较广,无法一言蔽之。以下几种慢性疼痛较易与继发性心因性疼痛有关。

1. 偏头痛　偏头痛是一种周期性发作的头痛,多在青春期起病,与情绪常有密切的关系。临床表现为一侧前额、颞、眼眶部位的跳痛或胀痛,可有先兆症状,如眼前闪光、黑蒙等。典型的偏头痛发作可分为四期。第一期:前驱症状;第二期:先兆;第三期:头痛期;第四期:缓解期。疼痛多为单侧,呈搏动性,疼痛程度为中至重度,在情绪波动和紧张时加重,但不同的患者可表现为各自的特点。偏头痛的伴随症状多表现为面色苍白、畏光、畏声、恶心、呕吐、感觉过敏,也有视力模糊、多尿等症状。

2. 肌筋膜疼痛综合征　肌筋膜疼痛是以多个触发点和紧张带为特点的局部疼痛综合征,可发生于身体上许多部位,但最常见于颈部和腰部。这些综合征常由轻微外伤,或退行性骨关节炎引起,但在长期的病程中容易产生心理障碍而使疼痛发展加剧。

3. 纤维性肌痛　纤维性肌痛多见于女性,是以慢性、弥漫疼痛和多发压痛点为特点的临床综合征。弥漫疼痛必须分布于腰部以上和以下,双侧,至少影响 18 个压痛点中的 11 个。特征性表现还有疲劳、睡眠障碍、僵硬、感觉异常、头痛、肠易激综合征、雷诺现象,常伴随焦虑、抑郁、失眠和慢性疲劳综合征。

4. 慢性盆腔疼痛　盆腔的疼痛反复发作持续 6 个月或 6 个月以上称为慢性盆腔疼痛。内外科及妇产科的疾病均可引起,主要原因有子宫内膜异位、盆腔粘连、慢性盆腔炎症,也可能为无器质性原因的漫性盆腔疼痛综合征。疼痛或不适的程度与身体的异常往往不成比例,同样容易引起心理障碍。

六、心因性疼痛的诊断和鉴别诊断

(一) 诊断

临床上有关心因性疼痛的诊断一直是比较棘手的问题,漏诊、误诊屡见不鲜,不仅是因为它的复杂性和广泛性,而且其诊断标准的判断多以主观性和经验性为主,缺乏客观和实验性判断标准。再加上到综合医院就诊的疼痛患者,通常认为其疼痛总是由组织损伤引起,对心理障碍常常采取回避和否认。而各专科医生又习惯于从器质性病变中去寻找原因,总是担心会漏诊器质性疾病。同时,心因性引起的疼痛无法通过有关生物检测手段来明确。因此,每当专科医生遇到这样的患者时,常会感到困惑和迷茫。

如果慢性疼痛患者有下列特征,可帮助诊断心因性疼痛。

1. 患者坚信他的疼痛来自身体疾病,无休止地寻求躯体疾病的诊断与治疗,拒绝心理学、社会学方面的解释与帮助。

2. 接受过许多内外科治疗,没有真正的效果。

3. 依赖医师,要求医师负起治愈他的责任,自己却不肯努力去适应疼痛对他造成的影响。

4. 沉溺于生病角色,最终导致别人对他的厌烦与排斥,造成他与众人疏离。

5. 缺乏社交技巧,对许多事情有不切实际的期望或害怕失败,而不敢承当健康人的角色。

根据《美国精神疾病诊断与统计手册》,疼痛被编码为一种躯体障碍,也称为"与心理因素有关的疼痛障碍"(307.80)或称为"与心理因素及躯体情况有关的疼痛障碍"(307.89)。其诊断标准是:

1. 主要表现为一个或多个解剖部位的疼痛,而且疼痛的严重程度足以引起临床重视。

2. 疼痛引起明显的抑郁及社交、工作或其他重要领域的功能减退。

3. 心理因素在疼痛的发生、严重程度、恶化或维持中起重要作用。

4. 功能缺陷症状并非故意做作或假装出来。

在其他各类心因性疼痛的诊断中,除要有慢性疼痛外,还要有符合各种心理障碍的诊断标准,如抑郁症、焦虑症、癔症、神经衰弱和疑病症等。

(二) 鉴别诊断

作为综合医院临床专科医生,在遇到慢性疼痛患者时,首先还是应该努力区分疼痛是功能性的,还是器质性的。同时还要注意的是,即使患者伴有躯体疾病,仍然还要努力鉴别患者的疼痛有多少成分是由躯体疾病引起,又有多少成分是由心理因素引起。可通过详细询问病史、体格检查、实验室检查以及心理评定量表给予明确。值得注意的是,某些可以通过整形外科或神经科治疗的患者,可能由于强烈心理因素导致难治性疼痛,被误诊为单纯心因性疼痛。一份多学科疼痛中心的报告中记录,120名慢性疼痛患者,40%诊断不精确或不完全。经常漏诊的有面部肌肉疾病、面部疾病、外周神经病变、椎间盘突出等。经过详细检查,98%找到了器质性原因。所以,也不能因为疼痛有心理因素,而造成器质性疾病的漏诊。

七、心因性疼痛的治疗

疼痛的处理策略是查明疼痛的原因,然后采取适当措施来消除疼痛。躯体损害或功能失调常引起疼痛,此所谓"器质性疼痛"。处理重点在于治疗躯体病变,各种止痛剂可有缓解疼痛的效果,这些内容在这里不予讨论,着重讨论心因性疼痛的治疗和处理方法。

目前,在心因性疼痛的治疗过程中,常常出现治疗困难、疗效不佳的结果。为什么会出现这种现象?因为大多数就诊于综合性医院的疼痛患者不愿意承认自身有心理问题或是由社会心理应激造成,认识不到疼痛与心理应激之间的关系,从而拒绝任何心理障碍的治疗。他们寻求的是依赖性的医患关系,一直需要医生的帮助、寻求躯体疾病的治疗。在这里,患者对于自己的非躯体疾病没有认识,认定自己患的是躯体疾病,要求对躯体治疗。

首先是要接受和理解患者确实存在疼痛的体验,表达自己帮助他解除病痛的愿望,取得患者的信赖。然后进一步了解影响患者疼痛的心理社会因素,询问当时疼痛的情境,对疼痛的关注程度,有无暗示作用,以及情绪因素等。在这一过程动中,给予患者完整彻底的身体检查是必要的,这既对患者可能新出现的躯体疾病保持警觉,如果检查结果为阴性,为以后说服患者提供充分的证据,同时又保护患者避免不必要的昂贵的或者带有一定危险性的检查。临床上,患者往往会由于查不出器质性病变的依据,但疼痛又难治愈,以为得了"不治之症"而悲观、恐惧。所以,在充分了解患者病史和检查基础上,向患者明示,躯体检查结果和心理致病的道理,指出心理社会因素和疼痛的关系,纠正其错误的想法,消除其恐惧、悲观心理,使其放心,放松情绪,为争取患者配合及积极治疗打下良好的基础。

心因性疼痛的治疗,以心理治疗为主,有严重心理障碍者,如焦虑、抑郁、疑病等,需辅之药物治疗。

(一) 心理治疗

对于心因性所致的慢性疼痛,医学心理科的治疗指南是:

1. 处理慢性疼痛的重点不仅仅在于减轻疼痛,而且应注意改善功能。

2. 制订一个合适的治疗方案,尽量识别心理因素及躯体情况在疼痛的发生和维持中的作用。

3. 心理因素常常决定慢性疼痛患者对治疗方法的反应。

4. 帮助认识疼痛常常与心理障碍同时发生,疼痛可能是这些心理障碍的症状、原因或两者同时存在。

5. 帮助认识治疗慢性疼痛的疗效往往依赖于患者的配合、学习及实际解除疼痛的能力。

6. 避免过多应用可能加重病情的苯二氮䓬类或阿片类镇痛剂。

根据闸门控制理论,缓解疼痛不仅可以通过生物化学方法直接改变痛觉传入,而且可以通过改变动机形成及认知过程来达到控制疼痛的目的。这为医学心理科医师进一步帮助疼痛患者更有效地处理疼痛及其他应激源,并减少他们对药物的依赖提供了合理依据。临床常用的方法有:行为和认知治疗,包括放松训练、生物反馈等,认知治疗如注意力转移、想像、重新定义。

任何行为均是对人类环境的反应。行为治疗的目的是减少患者对药物的依赖,减少慢性疼痛伴发的功能减退,强化患者的正性的或健康的行为,消除使疼痛持续的破坏性行为,例如抱怨疼痛以及不愿意做康复训练。此时医学心理科医师应采取措施如忽略患者的疼痛行为,对于正性行为给予表扬和奖励。研究显示,此方法可有效地增加患者的功能水平,减少药物应用。

很多患者经历因潜在的生理过程导致的疼痛反复发作,而这些过程多由应激源所致。如果这些患者能够控制引发疼痛的应激或生理过程,则可有效地减少疼痛的频率及严重程度。头痛就是一个很好的例子,经典理论认为脑血管扩张引起偏头痛,而持续的头、颈、肩肌肉收缩则导致紧张性头痛。而应激源则可以通过自主神经系统或肌肉骨髓系统引起上述生理过程。生物反馈对缓解紧张性头痛效果较好,而放松训练对偏头痛效果较好。随访研究显示,应用放松训练或合并应用生物反馈治疗可以使疼痛缓解至少持续2年。认知治疗通过确定并改正患者扭曲的态度、信念及期望,从而使患者疼痛感觉减轻。它的治疗目标首先是使患者意识到加重或减轻疼痛的因素,其次促使患者相应地调整行为。具体的操作方法有:

(1) 注意力转移:此项技术是通过在直接接触的环境中,把注意力集中于无痛性刺激,从而减少对不适感觉的注意。该技术对轻、中度的急性疼痛效果最好,如果能够全神贯注于某个活动,如看一场电影或读一本书,则可缓解中度的持续疼痛。

(2) 想象:此项技术是通过在脑中假想出一些与疼痛无关的图画,从而减少对不适感觉的注意。它与注意力转移技术在许多方面相似,主要区别在于想象是基于患者的想象力而非环境中存在的客体或事件。因此在患者需要的时候就可以利用,无须依赖环境。想象对于缓解轻、中度疼痛疗效较好。

(3) 重新定义疼痛:将疼痛体验定义为"想象出来的"或"实际存在的"取代"受到威胁或伤害的"念头。治疗师可以通过各种方法来帮助患者重新定义疼痛体验。这对于严重疼痛患者是很有效的。研究显示,催眠可以缓解急性疼痛,暗示性较强的患者疼痛减轻最明显,其疗效与认知治疗相当。对于慢性疼痛,催眠与安慰剂效果相似。

(二) 刺激疗法

(1) 透皮肤电刺激治疗:在疼痛部位附近放置一电极,给予轻度电刺激。主要用于缓解急性肌肉疼痛或术后疼痛,疗效肯定。

(2) 针灸:用毫针在特定穴位刺入,轻轻捻转以产生刺激,疗效肯定。

(三) 药物治疗

主要是针对心理障碍的药物治疗,而非对疼痛本身的止痛药物。目前较常用的有5-羟色胺再摄取抑制剂(SSRI,如帕罗西汀、艾司西酞普兰、西酞普兰等),5-羟色胺去甲肾上腺素再摄取抑制剂(SNRI,如度洛西汀、文拉法新等),去甲肾上腺素能和特异性5-羟色胺能抗抑郁药(NaSSA,如米氮平)等均有良好的作用。

令人郁闷的胃肠道疾病
——有胃肠症状并非一定是消化科疾病

临床消化科门诊,很多病人有便秘、烧心、肠易激综合征、神经性呕吐、神经性厌食、贪食症、神经性呃逆、功能性消化不良等病症。虽症状明显,但经各种理化检查很少有阳性发现,或者阳性指标与症状不符,常规治疗,症状改善不明显。这类病症与心理、社会因素关系密切,若只应用常规治疗消化系统疾病的药物疗效甚微,而应用心理治疗并辅之适当的调整情绪的药物治疗往往取得良效。

人类的机体经常受到各种刺激,并做出适应性反应,重大的刺激反应称之为应激。应激可以激动 $5-HT_3$ 受体引起恶心、呕吐、胃肠不适及腹泻;激动 $5-HT_4$ 受体通过释放乙酰胆碱增加肠蠕动,可引起厌食、恶心、呕吐胃肠不适及腹泻。消化过程中的进食、胃肠动力、排便均要通过神经内分泌信息来调控,应激可使这些信息发生紊乱,影响内脏的功能。实验也证明,人的心理状态可影响胃肠动力和腺体的分泌。因此,如果病人在应激状态下出现上腹痛、腹泻、便秘、食欲减退等症状,在排除器质性病变的情况下要考虑心理因素的作用。否则,躯体症状背后隐藏的心理障碍不去除,很难获得理想的治疗效果。

案例 5-1 苗条的小李讨厌吃饭

小李,女性,16 岁,在其妈妈的陪伴下来医院看病。小李身高约 1.6 米,体重不到 35 公斤,身体消瘦,面无光泽,进食很少,近期闭经。小李告诉医生,1 年前,看到电视选美女,都是身材很苗条的人。她认为自己身体太胖,形体不够"苗条",缺少曲线美故而进行节食。其实当时她的体重在正常范围。在减肥早期,体力无明显改变,坚持正常学习,有时还强迫自己增加体力活动,减少睡眠和休息时间,后来出现体重下降、消瘦、闭经。再后来小李的食欲越来越弱,以至于一点食欲都没有,很少正常进食,家人怎么劝说也没用,体能明显下降。小李患的是神经性厌食。

案例 5-2 为了保持好的形象葛女士出现闭经

葛女士,21 岁,身高 1.57m,体重 55kg,平时进食荤素随便,从不挑食,生活衣着朴素大方。但自从考进外语学院后,觉得今后要从事涉外活动,除了要有熟练的业务技术外,还应有"苗条"的身材。她嫌自己太胖,就暗下决心"减肥",除坚持紧张的学习外,还进行大量的运动,另一方面,进行节食,减少日进食量,只吃素食不吃荤菜。这样 3 个多月之后,出现体重减轻 10kg,并出现乏力、闭经,继之心动过缓,面部及下肢出现浮肿。睡眠差,精神萎靡,对周围事物反应冷淡,学习成绩下降。在父母催促陪同下来院就诊。开始她否认自己有病,只是闭经。在妇科采用黄体酮等人工周期月经治疗,效果不佳。经过全面体格检查,排除了心、肝、肾、内分泌系统等器质性疾病。医生对其进行支持性心理治疗和认知调整。首先让葛女士与医护人员建立信任关系,让她心理放松。同时耐心地向她介绍健康与饮食、正常饮食与过量饮食、新陈代谢等之间的一系列关系,正确理解健美,确立正确的审美观,使她改变了生活方式和饮食习惯;并给予抗抑郁药物治疗。葛女士的病情逐渐稳定,进食有增加,浮肿减退,睡眠好转。5 个月后月经来潮,病情明显好转,半年后,精神愉快,体重增加,一切恢复正常,学习成绩进步很快。葛女士患的是神经性厌食。

案例 5-3　小蒋为了学业而减肥，结果"走火入魔"

小蒋，女，18 岁，艺校学生，因"厌食、消瘦 10 个月"在父母陪同下就诊。患者身高 1.64 米，患病前体重 55 公斤，形象好，在学校担任系学生会主席，同学对其评价很高。10 个月前学校举办校庆活动，有很多校友回母校，很多师姐身材苗条，在外貌也比小蒋优越。看见自己和她们的合影照之后，自己非常自卑，为了让自己看起来苗条，小蒋开始节食，竭尽全力采用各种方法减少热量的摄入和吸收，尽量不吃主食、肉食、鸡蛋或牛奶；进食后诱吐；服用泻药或利尿药等，并拼命运动，以达到减少热量的摄入和吸收的目的。体重下降至 35 公斤，月经停止，身体极度虚弱。而小蒋却否认自己有病，拒绝治疗，虽然体形已很消瘦，但仍觉得自己在继续发胖。小蒋的神经性厌食症已经很严重。

三位女士发病有其社会文化因素：都认为外形在其今后的职业生涯中相对比较重要，并且把身材条件作为自信、成功的代表。在发现与其他人相比身材"不好"时，而感到自卑，为了达到自信，而采取减肥。有意限制进食，并服用泻药或利尿药；采取过度运动避免体重增加。案例 3 中小蒋已经存在体像障碍，虽然已经骨瘦如材，但仍觉得自己体形胖，过度减肥。影响内分泌功能，出现闭经和体重显著下降。

【解读 5-1】　"苗条美"带来的后患

神经性厌食（anorexia nervosa）亦称神经性食欲不振，是由心理因素引起的一种慢性进食障碍，指个体通过节食等手段，有意造成并维持体重明显低于正常标准为特征的进食障碍。常有营养不良、代谢和内分泌障碍，如月经紊乱及躯体功能紊乱。严重者甚至可出现恶液质状态、机体衰竭从而危及生命。此症在西方国家多见。发病年龄在 10 岁以上，尤其好发于青春期女性，30 多岁后发病者少见，围绝经期女性偶可罹及。经济水平高的人群患病率高，发达国家高于发展中国家，城市高于农村，国外报道 12～18 岁女性患病率 0.5%～1%。我国尚缺乏流行学资料。

一、病因与发病机制

神经性厌食病因未明,可能与以下因素有关。

1. 生物学因素

有研究认为,神经性厌食可能存在神经内分泌、去甲肾上腺素(NE)和5-羟色胺功能异常。近些年的研究发展到分子水平,并取得了一些进展。主要发现是瘦素等(leptin)神经肽及其受体在特殊脑环路的作用与控制摄取食物有关,低体重神经性厌食的患者血浆和脑脊液的瘦素浓度偏低,而在恢复期(体重恢复正常以前)瘦素水平升高,并认为这可能是神经性厌食病人很难完全恢复的原因。

2. 心理因素

该症患者性格多具有自卑、拘谨、刻板、强迫的特点及完美主义倾向,过度关注体形和体重,并以此来判断自我价值。有人认为厌食是青少年对情绪问题的回避及儿童期退行的表现。

3. 社会环境因素

不少病人在发病之前遭遇过创伤性的生活事件,受过精神刺激。人的摄食调节的中枢在大脑,由于心理因素影响皮质下任何调节摄食机制,故任何情绪变化都可能影响摄食。加之胃肠器官有丰富的双重植物神经纤维分布,心理与生理之间通过植物神经、激素及神经递质等中介物质沟通和调节。有些人发病是由于社会环境、生活规律发生改变,一时不能适应。当他们突然离开亲人、家庭及所熟悉的环境并要改变已习惯的生活方式和规律,如儿童进入托儿所、幼儿园,青少年异地求学,家庭搬迁等,进入一个新的完全陌生的环境,建立一整套新的生活规律,尤其要受到严格的规章制度的约束,感到不习惯、不适应、不自由,情绪受到影响,食欲明显减低,甚至拒食和呕吐。另外,有些家长错误地认为在孩子幼年时吃得越多,长得越快,身体越健康,因此鼓励孩子多吃。无节制地反复诱导进食,甚至强迫喂食等,都会使孩子对进食产生精神负担,甚至害怕和厌恶,使食物中枢的兴奋性降低,久之便产生了厌食和呕吐。Bruch 提出饥饿的经验不是天赋的,而是包含着"学习"这一重要因素。他发现患有厌食或肥胖症的病人缺乏识别饥饿与饱食的感觉。他用测量进入不同人的胃内食物量的方法,发现肥胖和厌食患者对吞咽食物是否已经进入她的胃内或曾进入多少量的认识能力明显低于正常人。

4. 社会文化观念因素

中国唐代人们对女性美的要求是丰满，而现代人对女性形体美的追求是"苗条"、"骨感"，各种媒体、舆论都充斥着"瘦美"的观念，引起追求"美"的少男少女们疯狂地减肥，尤其是少女，为保持体型，不惜损害健康。

行为学派认为，神经性厌食是一种习得性障碍，是对进食的恐怖—回避反应。精神分析学派认为，神经性厌食是一种心因性障碍，与口欲期心理发育失调有关。支持社会性病理塑型作用的证据是：本病患者的父母中，有相当一部分人在年青时有力求体型瘦削并节食减肥的经历。本病姊妹同病率6%~10%，高于普通人群。有研究显示，单卵双生子的同病率为55%，双卵双生子只有5%的同病率，提示遗传因素起一定的作用。而另有学者认为，本病的发病与遗传因素无关，上述发现主要是家庭环境的示范性影响的作用。此外，本病多见于经济富裕的家庭和芭蕾舞演员之类的职业，表明家庭和社会环境中以瘦削苗条为美的审美观和节食减肥的习惯，对神经性厌食的发生有着肯定的病理塑型性影响。

二、临床表现

患者一般具有害怕发胖而有意节食的心理和行为。事实上约1/3的患者病前有轻度肥胖，继而过分地故意限制饮食，体重下降迅速。有的利用运动、呕吐、导泻等手段减轻体重。可有间歇发作的暴饮暴食，但吃后又懊悔，甚至设法偷偷吐出。

皮肤干燥、苍白、皮下脂肪减少是其共同表现。有的存在心动过缓、头昏、低血压、体温过低等症状。还有的出现上腹痛或腹胀等现象。可因低蛋白血症出现皮肤水肿或因进食减少出现低血糖反应。有的因衰竭感染可致死亡，在住院的本症患者中死亡率约10%。常伴有严重的内分泌功能紊乱，如女性闭经、男性性欲减退或阳萎等。如果发生在青春期前，可出现发育缓慢，甚至停滞。

该类患者开始多数感觉良好，行动活泼敏捷好动，参加各种社交活动。但随着饥饿的发展，可有失眠，以至整夜不眠，常有情绪不稳、焦虑、抑郁、强迫观念，严重者可出现自杀行为。多数患者存在体像障碍，即使十分消瘦仍认为自己过胖。患者往往不认为有病，对治疗的合作态度较差，常因闭经等躯体症状而就诊，多数患者社会功能基本正常。

三、病程与预后

本症常为慢性迁延性病程,缓解和复发呈周期性交替,常伴有持久存在的营养不良、消瘦、人格缺陷。40%~60%的患者恢复较好。5%~15%的患者死于营养代谢障碍、感染和衰竭,个别死于意外和自杀。随着我国饮食结构的变化以及审美意识的改变,本症的发病有上升趋势。宣传健康摄食的观念,在体形美和健康之间达到一种协调和平衡,十分必要。

四、诊断与鉴别诊断

神经性厌食的诊断主要依据其临床表现。诊断要点如下:

1. 进食量明显低于常人。
2. 节食导致明显的体重减轻,体重减轻的程度超过正常平均体重值的15%或更低,或 Quetelet 体重指数(体重/身高^2)小于 17.5kg/m^2,或在青春期不能达到预期的躯体增长标准并有发育延迟或停止。
3. 往往存在异乎寻常的害怕发胖的观念。
4. 故意造成体重减轻,常常通过自我催吐、排便、过度运动,服用厌食剂和利尿剂,回避自认为导致发胖的食物。
5. 常有下丘脑—垂体—性腺轴的广泛的内分泌紊乱。

鉴别诊断应注意以下情况:

1. 正常节食 正常节食虽然通过限制饮食以达到身材苗条、减轻体重之目的,但食欲正常,无体像障碍和内分泌紊乱,当达到理想体重时能适可而止。
2. 躯体疾病所致体重减轻 很多躯体疾病特别是慢性消耗性疾病,可导致明显的体重减轻,应通过相关检查予以排除。神经性厌食患者普遍存在内分泌紊乱,应排除原发内分泌疾病。
3. 抑郁症 神经性厌食症患者可伴发抑郁症状,抑郁症患者往往存在食欲减退,但抑郁症患者以情绪症状为主导,同时有思维、行为的改变及抑郁症自身的生物学节律,可资鉴别。在少数情况下,不排除二者并存的可能性。

五、治疗

大多数病人以门诊治疗为主,而当病人体重极低或体重迅速下降以至出现严重营养不良、恶液质或有严重的自伤、自杀行为时,必须强行治疗,以免发生意外。治疗分为以下三个阶段。

1. 恢复体重　保证患者的正常营养,纠正水电解质及酸碱平衡失调,促进食欲,逐渐恢复体重。可采用以下治疗:①躯体支持治疗:供给高热量饮食,给予静脉输液或高静脉营养治疗;补足多族维生素及微量元素。②促进食欲:餐前肌注胰岛素可促进食欲,但要防止低血糖反应。

2. 药物治疗　抗抑郁药、抗精神病药、锂盐、抗癫痫药、抗焦虑药物均可试用,常用的有舒必利 200~400mg/d,米氮平 15~45mg/d,对单纯厌食者效果较好;米帕明 50~200mg/d,阿米替林 150mg/d,对伴贪食诱吐者效果较好,新型抗抑郁药物如 SSRI 类、SNRI 也可以用。

3. 心理治疗　较轻患者恢复体重及心理治疗可同时进行,心理治疗包括纠正认知歪曲和其他相关因素如体像障碍、自卑、家庭问题等。首先要取得患者的合作,了解其发病诱因,给予认知治疗、行为治疗、家庭治疗。认知治疗主要针对患者的体象障碍,进行认知纠正。行为治疗主要采取阳性强化法的治疗原理,物质和精神奖励相结合,达到目标体重便予以奖励和鼓励。家庭治疗针对起病有关的家庭因素,进行系统的家庭治疗有助于缓解症状,减少复发。总之,要使患者重新产生进食的欲望。

4. 中药治疗　其原则是健脾养胃、疏肝化滞,主要药方有建曲、焦术、草蔻、砂仁黄精、紫草等。

5. 补锌可以使口腔唾液中味觉素含锌量增高,恢复味蕾的敏感度,从而增进食欲。常用的补锌制剂为蛋白锌、新稀宝等。

6. 进行长期观察和预防复发。

案例 5-4　减肥的小周却在暴食

小周,女性,18 岁,高二学生。因控制不住暴饮暴食伴情绪低落半年来医院就诊。小周半年前开始感觉自己的体形偏胖,便开始节食减肥,后来出现反复的暴饮暴食行为,感到难以自控。每次暴饮暴食后自己十分后悔,甚至会自己把食物再吐出来。当家人发现后多次劝阻无效。每当遇到困难和情绪烦躁时小周都会选择大量进食。随后渐渐出现情绪低落,对学习兴趣也减退,易怒,经常与同学、家人发生矛盾,常常感到生活没有意义,学习时注意力不集中,记忆力和反应能力下降。

小周自幼父母关系不好,是在父母的吵闹声中成长。平时父亲在外工作,很少与自己交流,而母亲性格急躁,经常在自己的面前诉说父亲的不是,对小周要求很高,达不到母亲的要求,会受到严厉的斥责,小周常常感到十分压抑。小周个性敏感,且追求完美。

小周患的是"神经性贪食",但她的表现远远不是她个人的问题,而是她的整个家庭的问题。小周的暴饮暴食行为,与她之前的对体重的关注以及对体形的追求完美相关,这是其个性方面的原因。小周个性的形成与其家庭环境密切相关,她的暴饮暴食只是表面的行为方式,暴露出的是其深层次的心理问题。她是在选择一种情绪宣泄的方式,在表达自己的不安全感以及对家庭的不满。因此,小周除暴饮暴食之外,常常会伴有明显的情绪低落和行为问题,让家长感到十分不解。在临床咨询中,经常会见到类似的情况,常常是家长陪着孩子来咨询,但仔细询问后,发现孩子的问题中总是反映家庭的问题,这往往是家长所忽视的。因此,治疗神经性贪食,除了必要的药物治疗以调整其情绪和行为的障碍之外,还需要进行家庭治疗。家庭治疗的重心旨在处理家庭成员之间互动的问题。家长也要注意反思自己的教育方式,在医生的指导下,和子女进行良好的沟通,建立和谐的家庭关系,逐渐让子女走出心理障碍的阴影。

案例 5-5 小魏难以控制不停地吃

小魏,19 岁,大一新生,由母亲陪诊。患者 4 个月前去外地读书,出现了暴饮暴食而不能自制的习惯,几乎每天都要去买一大堆零食,吃个不停、嚼个不停。一走进食堂就更无法遏制食欲,只要食堂卖的食品她都要吃一遍,吃了饺子又想吃包子,看到小点心又要吃小点心,很难主动停止,非要吃到胃被撑得难受才结束。吃完之后又开始用手抠出来。同学看见她的饭量很大,都称其为"小猪",自己也非常苦恼、自责。与其交谈,患者诉自己对所考入的大学不满意,进入大学后心情一直不好,又不善与人沟通,自述进食后心情会好一点,此后又开始焦虑,恐惧体重增加,诱吐后心情才能平静。

小魏高考发挥不好,对现在学校不满意,迫于各种因素,又不得不上学。在高校学习,远离家庭,情绪不好不能得到发泄,诱发进食行为。不可抗拒的摄食欲望和行为,主观上控制不了,自己也很苦恼。贪食又产生发胖的恐惧心理，为了减轻恐惧而采取催吐。

小魏患的是神经性贪食。

【解读 5-2】 暴饮暴食的缘由

神经性贪食（bulimia nervosa）是指反复发作的不可控制的、冲动性的暴食，继之采用自我诱吐、导泻、利尿、禁食或过度运动来抵消体重增加为特征的一组进食障碍。女性患病率为 1‰～3‰，男性患病率约为女性的 1/10，平均发病年龄 18～20 岁。

一、病因与发病机制

病因及发病机制不明，可能与多种因素有关。孪生子有较高的同病率，提示遗传因素起一定作用。与神经性厌食相比，患者血清和脑脊液中去甲肾上腺素和 5-羟色胺的异常更明显，家族中抑郁障碍患病率较高，家庭冲突中被抛弃、被忽视比神经性厌食更为多见，焦虑、抑郁发生率高，自杀的危险性更高。应激经历越多的女性暴食的危险性越大。从心理学机制而言，"苗条"文化既可产生对食欲的压抑，也可呈反转相，表现为暴饮暴食。因此有人认为神经性厌食和神经性贪食是同一疾病的不同表现形式和不同发展阶段。

二、临床表现

频繁的不可控制的暴食是本症的主要特征，暴食常在不愉快的心情下发生，发作时食欲大增，吃得又快又多，甚至一次吃进常人食量的数倍，吃到难受为止。因恐惧暴食会带来的体重增加，患者常采取多种手段增加排泄，减少吸收或过度运动。如食后呕吐、导泻、服利尿剂、减肥药，或减少食量或禁食等。可以出现神经内分泌调节紊乱和各器官功能的严重损害。由于反复咀嚼和呕吐可产生腮腺、下颌腺肿大、龋齿等体征。

开始时对自己暴食行为感到害羞，偷偷进行，常伴有情绪改变，表现为焦虑和抑郁，内容多与体重和体型有关。患者过分重视身体外形且常常对自己不满意。暴食后出现厌恶、内疚、担忧，有的为此而产生自杀观念和行为。发作频率不等，多数为一周内发作数次。发作间期食欲多数正常，仅少数食欲下降。多数患者能控制体重，体重正常或略增加，不足 1/4 的患者体重下降。

贪食往往明显影响患者的社会和职业功能。

三、诊断与鉴别诊断

1. 诊断主要依据其临床表现。诊断要点如下：①存在反复发作的暴食（至少在3个月之内每周有2次），每次都在短时间内摄入大量的食物。②持续存在进食的先占观念，对进食有强烈的欲望或冲动感。③病人试图以自我引吐、导泻和间歇禁食，使用药物如食欲抑制剂、甲状腺素制剂或利尿药等手段以消除暴食引起肥胖。④存在认为自己太胖的自我知觉，对肥胖有强烈的恐惧。⑤若已明确诊断为神经性厌食，或交替出现的经常性厌食与间歇性暴食症状，只诊断神经性厌食症。⑥排除神经系统器质性病变所致暴食及癫痫、精神分裂症等继发的暴食。

2. 神经性贪食需与下列疾病鉴别：①Kleine-Levin综合征：该症除发作性贪食外，还伴有发作性嗜睡、定向障碍、躁狂、冲动等精神症状，男性多见。②颞叶癫痫：暴食行为常伴有抽搐史或精神自动症的表现，脑电图、CT可有特征性改变。

四、病程与预后

对神经性贪食症的自然病程或长期结局资料甚少。未经治疗的患者1~2年后，25%~35%的病人症状自行缓解。经正规治疗的患者，50%~90%缓解。病期越长、预后越差。

五、治疗

治疗的目标在于营养状况的恢复和正常进食行为的重建，打破由于营养不良引起的躯体和心理后遗影响，以及所形成的持续进食障碍行为模式的恶性循环。治疗方案包括营养状况的恢复、药物治疗和心理治疗几个方面。

抗抑郁药治疗贪食症有一定疗效，米帕明、去甲米帕明、氟西汀能减少贪食症状，改善焦虑及抑郁心境。其他SSRI类也有一定疗效。苯乙肼、卡马西平、碳酸锂、苯妥英钠对贪食部分有效。上述药物使用剂量类似治疗心境障碍。另外，小剂量氟哌啶醇对部分患者有效。

心理治疗是该病重要的治疗方法，包括支持性心理治疗、认知行为治疗、精神分析及家庭治疗,改变患者对体型、体重的不恰当看法,改善抑郁情绪,减少贪食行为。

案例 5-6　高中生吐到呕血

患者,女性,18 岁,高中生。人瘦,体健,进食尚可。但不愿吃鱼肉荤腥,吃后偶会发生恶心、呕吐,父母总要她多吃些,使她非常反感,以至于一看到肉就要恶心、呕吐,且越来越重,剧吐时出现大量呕血和黑便,医院内科治疗无效。后进行剖腹探查手术,未发现病灶。在进行急症胃镜检查时发现贲门粘膜有三条纵行撕裂处出血,即予以撕裂粘膜修补,出血停止,术后很快恢复,半月后出院。术后诊断为神经性呕吐,贲门粘膜撕裂引起上消化道出血。

案例 5-7　她想把虫子全"吐"出来

患者,女性,32 岁,电车售票员。顽固性呕吐持续 7 天,病情严重,非常衰弱。X 线钡餐检查,幽门狭窄梗阻,疑为肿瘤,急症剖腹探查。术中未发现肿瘤,发现胃痉挛性收缩,幽门出口处尤甚,呈幽门痉挛和闭塞。施行了胃后壁胃肠吻合术。术后诊断重症癔病。追询病史发现,病前患者曾与其丈夫参加一次盛宴,席中突发恶心,旋即吐出蛔虫一条,患者羞愧之极,惊慌失措,立刻离席。此后自认为肚里有虫,即绝食拒饮,想把虫子饿死,致顽固呕吐。术后安德列耶夫教授告患者手术已把腐肉和虫子都取净,病已全部治好。此种暗示起到了明显作用,患者开始进食,术后 6 天即始恢复下床行走,不再出现呕吐。有一天,安德列耶夫教授再次查房时,一医学生告诉患者手术中根本未发现腐肉和虫子。当晚患者呕吐又复发,任何治疗均无效,再次手术探查吻合口愈合良好,胃与幽门也未发现痉挛和梗阻,术后再与患者做工作和解释,无任何效果。仍绝食、绝饮,术后 5 天衰竭死亡,病理解剖诊断为重症神经性顽固性呕吐和重症癔病。该病例充分说明完全是心理因素所致。第一次手术暗示治疗获得成功,一度康复。第二次由于医源性的不慎,使她不治身亡,这是一次沉重教训,也是心理治疗的经典病例。(苏联

经典病例,即著名学者贝柯夫所举外科教授安德列耶夫会诊的病例[①])

案例 5-8　余女士失男友后反复呕吐

余女士,24 岁,一个月前和男友发生争吵后开始反复出现进食后呕吐,并多次在消化科住院治疗。进行一系列检查,未发现食管、胃的器质性疾病。服用解痉止痛药效果不明显,因而请求医学心理科会诊。余女士为单亲家庭,父母在其很小的时候就离异,一直和母亲生活在一起。母亲对其非常爱护,基本上余女士的什么要求妈妈都会满足她。因为男友和她相处了一段时间后觉得不合适,提出分手,余女士接受不了,此后就出现反复进食后呕吐。余女士告诉医学心理医生:自己和男友关系一直很好,男朋友很适合自己,自己很漂亮也很适合男朋友。男朋友不应该和自己提出分手,自己也接受不了分手,不想失去男朋友。现在最主要的问题是因为生病,影响到了工作,自己也想很快好起来。

余小姐患的是神经性呕吐。

【解读 5-3】　顽固性呕吐的心理因素

神经性呕吐(psychogenic vomiting)指一组自发或故意诱发反复呕吐的心理障碍,可看作是心理因素的躯体反应,常无明显恶心,反复呕吐,吐后即可进食,但体检和辅助检查没有任何器质性疾病发现。此病可见于任何年龄,但以年轻女性为多见。神经性呕吐多由于不愉快的环境或心理紧张而发生。呈反复不自主的呕吐发作,一般发生在进食完毕后,出现突然喷射状呕吐,无明显恶心及其他不适,不影响食欲,呕吐后可进食,体重多不减轻,无内分泌紊乱现象。本病作为唯一诊断者较少。目前尚无患病率的报道。

一、病因与发病机制

神经性呕吐常与心理社会因素有关,通常在紧张或不愉快的情绪下发

---

① 忻志鹏.实用临床心理医学.上海:上海医科大学出版社,1991,146.

生,无明显器质性病变。患者个性多具有自我中心、易受暗示、易感情用事、好夸张做作等癔症样性格特点。引起的神经性呕吐的事件:(1)各种意外强烈刺激,导致情绪混乱:如亲人分离、伤亡等。(2)精神过度紧张:如各类考试,特别是女性,且往往过去有类似发作史。(3)对不愉快事件的反应:如在路上遇见因车祸而致血肉模糊者,以后每当看到血肉模糊就联想到这一情景随即发生呕吐;以往呕吐或大便过蛔虫者,以后每当看到鳝鱼便联想到大便蛔虫而发生呕吐。(4)作为反对父母的一种表现:当过度刺激或强迫他们做不愿做的事情时发生呕吐,特别是某些小儿害怕由于自己犯错而失去父母的爱时也会发生呕吐,而在与父母重建良好关系时消失。此外,在本人不愿进食而父母强迫其进食时也会发生呕吐。

二、临床表现

一般发生在进食后呕吐,无明显恶心及其他不适,以后在类似情况下反复发作。呕吐患者否认自己有怕胖的心理和要求减轻体重的愿望,对自身的健康很关心,常常在呕吐后进食,甚至边吐边吃,患者体重无显著减轻,体重常保持在正常体重的80%以上。无内分泌紊乱等现象。

三、诊断与鉴别诊断

1. 诊断主要依据其临床表现。诊断要点如下:(1)反复发生进食后呕吐,呕吐物为刚吃进的食物;(2)体重减轻不显著,保持在正常体重的80%以上;(3)无怕胖的心理和减轻体重的愿望;(4)无导致呕吐的躯体疾病。

2. 鉴别诊断:(1)癔症:癔症患者可出现呕吐现象,但呕吐仅为癔症症状之一,有继发性获益及与暗示相关等特点。患者有明显的表演性人格。(2)躯体疾病导致呕吐:病史、体检及各项检查明确存在躯体疾病,呕吐与躯体疾病有关,则首先诊断该躯体疾病,不考虑诊断神经性呕吐。

四、治疗

1. 心理治疗 可通过澄清与神经性呕吐有关的心理社会性因素,进行针对性的解释、疏导、支持性治疗,也可采用厌恶治疗或阳性强化等行为治疗,减少呕吐行为,直至呕吐清除。

2. 药物治疗 一般的解痉止吐药对治疗本病效果不明显,安定类药物对减轻焦虑有一定帮助,小剂量舒必利、新型抗抑郁药物,如SSRI、SNRI、

NaSSA 等有效;抗焦虑药对症状缓解有一定的帮助。

3. 一般支持治疗　根据呕吐轻重注意对症支持治疗,如予以维生素、能量合剂等。注意严重的患者可出现反复呕吐,而引发营养不良、身体虚弱、甚至水、电介质紊乱等症状。神经性呕吐的预后良好。

案例 5-9　十几次的胃镜、肠镜没有查出病来

张先生,25 岁,高中毕业,销售人员。因腹泻、便秘交替,胃肠不适伴睡眠不好就诊某一家民营医院消化科。行肠镜检查,发现一小息肉随即给予摘除。但张先生胃肠不适以及睡眠问题仍没有解决,担心该医院病理诊断不正确,在以后的数月内辗转于各大医院就诊,先后进行肠镜 10 次,胃镜 6 次检查,每次正常的结果使得他症状好转数天,但随后又出现过度担忧,胃肠不适,睡眠差的症状。自述最严重时 4 天消瘦 4 公斤。后来,其父亲因输尿管结石住院治疗,他前后奔波于医院、工作单位和家之间,感到心力憔悴,又出现咽喉部异物感。到耳鼻喉科做喉镜检查,诊断慢性咽炎。张先生又怀疑自己是否得了鼻咽癌,担心医生没有检查出来,先后反复到多家医院做喉镜,均诊断为慢性咽炎。张先生又整天心神不宁,惶惶不可终日,以至于不能正常工作,产生辞职念头。

案例 5-10　久治不愈的胃病?

裴先生,男,37 岁,工程师。因为上腹部不适 8 年就诊。

8 年前,一次酒后感胃部不适,当时没有在意,认为是喝酒引起的。一周之后,胃部不适仍然存在。裴先生感到有些不妙,赶紧到医院检查,检查结果是"慢性浅表性胃炎"。医生告诉他没什么,吃点药就好了,便开了些胃药回家吃。20 天后,还是没好,裴先生感到有些紧张,又换了家更好的医院,找个专家看病。专家看了胃镜结果告诉他问题不大,换了几种胃药,再吃,效果还是不满意。从此,该裴先生走上了漫长而艰难的看病的道路,看遍了周围城市的有名大医院,胃镜做了 15 次,每次结果基本上都是"慢性浅表性胃炎";多数专家都说"没大问题",但是裴先生不放心,总是感觉自己有病没查出来,不然怎么就老是不舒服呢?最终裴先生不再服用医生开的药,到每家医院,都是找最好的专家,专门讨论病的诊断问题。期间曾有医生劝

告他,身体没有大问题,需要看医学心理医生。但是裴先生听不进去,他想"我就是身体不舒服,又不是假装的,我怎么是心理毛病呢?"再后来,因为不止一个人劝他看医学心理医生,他也确实是无路可走了,抱着试试看的态度,去医学心理门诊就诊。

　　心理医生经过和他详细交谈,了解到裴先生8年前辞去工作,自己做生意,工作时间自由了,但是做生意,凡事都要裴先生亲自过问,进货、理货、卖货、价格、质量、买家情况、市场情况等等都要亲历亲为。经常感觉力不从心,压力较大,常常睡眠不好,心烦、不开心,不愿意和人打交道,尤其是怕过去的同事看到自己现在的样子。

　　谈到这里心理医生就明白了,其实那次饮酒只是一个"导火索",把压抑在裴先生内心的不愉快都引发出来了。为什么裴先生只是感到胃部不适呢?其实不然,经过心理医生的仔细询问,裴先生也有情绪的改变,睡眠状态的变化,只是裴先生没有注意到情绪和睡眠的问题而已。就像我们大多数人一样,对身体的不适比较敏感、比较在意,而对心理感受不太在意,不认为心理不适是个问题。所以裴先生对身体进行许多的检查和治疗,而结果并不是太满意。后来经过心理疏导和应用调整情绪的药物治疗,裴先生的胃部不适减轻并逐步消失了,心情也好了,睡眠也香了,做生意也顺利了。

　　对于那些有胃部不适,经过消化科医生的分析和诊断,没有大问题的患者,不妨配合心理方面的治疗,以尽早恢复健康,提高生活质量,减轻经济负担,避免精力的浪费。

案例5-11　韩女士的胃病折磨她十余年

　　韩女士,59岁,教师。以"间断性上腹部不适、饱胀、疼痛10余年"为主诉就诊。10余年前韩女士出现不明原因上腹不适,在当地医院按胃病给以雷尼替丁及多潘立酮治疗2个月,病情一度好转,但每遇饮食不当或过度劳累,腹胀、腹痛会再次出现。因担心胃癌于5年前到某医院做胃镜检查,胃镜报告为"慢性浅表性胃炎"、幽门螺杆菌阳性,给以胃药及阿莫西林、甲硝唑治疗2个星期,并服用胃黏膜保护剂,症状好转,遵照医生嘱咐定期复查胃镜。一年内先后共经过3次胃镜检查,分别诊断为"慢性红癍性胃炎"、"慢性糜烂性胃炎"、"慢性萎缩性胃炎",幽门螺杆菌阳性,重复上述治疗疗效不佳。到省城及北京、上海大医院诊治,B超、CT、肝功能、全消化道造影等检查均正常。10年间共检查胃镜12次,均报告为各种慢性胃炎,其中2次有肠上皮化生。曾用雷贝拉唑、埃索美拉唑、克拉霉素、丽珠胃三联、莫沙比利等治疗,疗效均不满意。后在朋友的建议下就诊医学心理门诊,心理医生发现韩女士除胃肠道症状外,还有失眠、烦躁、焦虑、情绪不稳定,不愿与人交往,腰背及颈部等疼痛症状。心理量表测试:SAS:71;SDS:55。显然,韩女士有严重的焦虑抑郁问题。遂停用其他药物,给以抗抑郁药物治疗。半月后睡眠、焦虑、抑郁情绪改善,20日后腹胀、早饱明显减轻,服药1个半月后颈腰背部疼痛消失,半年后上述所有症状消失,但胃镜检查仍为慢性红斑性胃炎,经过解释和认知治疗,已不担心胃癌,能从事家务,全身状况良好。

【解读5-4】 表达情绪的器官——胃肠道

胃炎是一种常见疾病,其病因除了与饮食、生活节律有关外,还与人的情绪和心理状态有关。1932年,美国著名的生理学家坎农首先分析了不同情绪状态对胃肠功能的影响,并区分了有利或不利于胃肠道分泌和收缩的各种情绪。认为"胃肠道是最能表现情绪的器官之一"。

不少人在焦虑、愤怒、忧伤、紧张、生气等情绪状态下会表现出胃肠不适的症状:上腹部隐隐不适,口干口苦,甚至反酸、烧心;有些人会出现下腹部胀痛不适,或感觉肠道叽里咕噜、肛门排气不断,甚至伴有急迫的便意,排便后仍有不爽的感觉;有些人还可能伴有全身不定位的疼痛,睡眠不佳,心情郁闷或烦躁等心理障碍。反复就诊却未发现器质性病变(如消化性溃疡、炎症性肠病等),这种情况在医学上称为"功能性胃肠道疾病"。当前医学界把胃肠道病变并伴有心理障碍称为"胃肠道心身疾病"。

胃肠道心身疾病并不属于新的病症,而是一直普遍存在人们当中,只是随着近几年来人们饮食结构的改变、工作压力的增大,其发病率呈上升趋势。一项调查表明,胃肠道心身疾病在我国城市中发病率为10%左右,在欧美国家的发病率更高。一般来说,胃肠道心身疾病发病率发达国家比发展中国家多,城市人比农村人多,特别是城市中的知识分子、白领、学生等从事紧张脑力劳动者为高发人群。胃肠道心身疾病患者中,中青年人约占50%。虽然它不会致命,却可显著影响患者的生活质量,因而逐渐被人们所关注。

很多人经常有这样的不适：从口腔、咽喉、食管到胃肠道，甚至肛门都不舒适，经常间歇性口苦、口干、恶心、咽部有异物感、胃食管有烧灼感、腹痛、腹部不适、腹胀，腹痛多位于左下腹部，腹痛时即有便意，腹泻多为水样便或糊样便，常在早、晚餐后发生，也可以表现为便秘或腹泻、便秘交替出现，常伴有腹胀、肠鸣、嗳气、排气增多。全身症状有失眠、心悸、气短、手足出汗、头晕、月经紊乱、全身游走性疼痛等。可是到医院又查不出明显的问题。

还有一些幽门螺杆菌感染者或慢性胃炎、肠炎患者，进行过许多化验、检查，经过各种常规治疗甚至抗幽门螺杆菌正规治疗，十几年再复查胃镜或肠镜仍诊断为胃炎或肠炎。反复躯体不适，辗转于全国各地大医院却久治不愈，不仅耗资巨大，疗效甚微，甚至误认为外科疾病，将胃、胆囊等脏器切除者也屡见不鲜。患者饱受折磨，重者会悲观厌世。据统计，有15％～20％的患者最终自杀。

有资料表明，进行胃镜检查的人，除了有溃疡、肿瘤、息肉等病变外，绝大多数是慢性胃炎的诊断。有学者提出这样一个问题，当十个健康查体者九个有"慢性胃炎"时，我们是否还要下"慢性胃炎"这个诊断呢？当一种"病"发生率在人群中占95％以上，没有更多的临床特有症状，治与不治都改变不了它的结局，我们要不要叫它"病"？但是，给病人一个诊断与不给诊断，对于病人来说意义不一样：有"病"的诊断，病人就要反复去治这个不会真的影响他什么的病，问题是并不一定能"治好"；没有"病"的诊断，病人就有可能为当前的症状寻找另外的原因，做更适合他的诊治。另外，当病人反复述说其躯体不适时，医生不妨应用现代医学模式，问一下患者的心理状况和社会功能情况，就有可能发现病人除了躯体症状外，还有心理症状，这时选用心理治疗或/和用抗焦虑、抗抑郁药治疗，可能使不少患者获得相当好的疗效。

目前，在我国胃镜检查大多数都诊断为慢性胃炎，对一些有一定性格特征的患者，往往因担心幽门螺杆菌、萎缩性胃炎导致癌变而出现轻重不等的心理障碍并表现出相应的躯体和心理症状。而这些症状往往被忽略，只看到胃部症状，做一系列的过度的检查，花费很大，看不到背后的心理障碍，使病情延误。而单纯的抗幽门螺杆菌治疗不过是一种生物医学模式的反映，并不能改善临床症状。所以，要注意在所谓"难治性慢性胃炎"患者中背后隐藏着的焦虑、抑郁及躯体形式障碍，并给予抗焦虑、抗抑郁治疗。这样做往往会出现戏剧性的疗效。

胃炎症状除了由饮食因素引起外，另一个重要原因是心理压力过大。遇到不顺心的事情，或者面对生活工作中的压力，及时用自己习惯的方式宣泄排解，不要压抑在心里。有时候我们把压力和不愉快压抑起来，就以为解决了，其实是把这些不愉快压抑到潜意识的层面，日积月累，会更加严重，一旦触发，会更难处理。所以，及时排解压力是很重要的。方法可以是找一个合适的人去倾诉，也可以是运动、阅读、听音乐等自己喜欢做的事情，都是有效的渠道。不要刻意回避问题。

案例 5-12　争强好胜的软件工程师患了胃溃疡

李先生，35岁，本科学历，某公司软件工程师。自述上腹部经常在饥饿时疼痛，伴嗳气、泛酸等症，稍进食或服碱性药物后疼痛可缓解。后经 X 线胃肠钡餐造影及胃镜检查均确诊为十二指肠球部溃疡。李先生平素抽烟，每天 2 包烟。个性内向好胜，但又爱"面子"，个性要强，经常与其他同事竞争，不甘心落后，常常工作到深夜，日常生活节奏无规律。在完成公司任务同时，常常利用公司资源干些私活，挣外快，又时常担心被查出来。不善于言辞，和他人交往少，整天精神高度紧张。显然，这位工程师的溃疡病与长期承受心理压力密切相关。

【解读 5-5】　心理应激的胃肠道表现——胃溃疡

溃疡病是七种经典的心身疾病之一。本病不仅是躯体的疾患，同时也是心理上的疾患，因此是心身双重因素的疾患。心理因素与溃疡病的关系，早在千年之前，祖国医学就有相应的论述。如《医学正传》中有"胃脘当心而痛……由痰涎食积郁于中，七情九气触于内所致"。虽然中医学中所提的胃脘痛不全指溃疡病，但显然包括溃疡病在内。

一、病因

病人的个性特点与行为方式与溃疡病的发生有一定关系，它既可作为本病的发病基础，又可改变疾病过程，影响疾病的转归。从对大样本的调查分析发现,溃疡病患者的个性和行为方式有以下特点:(1)竞争性强,有雄心。在事业上取得一定成就,其精神生活往往过于紧张,即使在休息时,也不能取得良好的精神松弛。(2)存在独立和依赖之间的矛盾。生活中希望独立,取得成就,但又不愿吃苦,行动上因循守旧,被动顺从,缺乏创造性,依赖性强,因而引起心理冲突,(3)情绪不稳定。有学者应用EPQ问答卷对溃疡病患者和正常人(各150名)做人格测定,发现溃疡病患者N分比正常人明显增高,差异显著。说明溃疡病患者的情绪不稳定,遇到刺激,情感反应强烈,易产生挫折感。(4)自我克制力强。情绪易波动,但往往喜怒不形于色。即使在愤怒时,也常常怒而不发。情绪反应被阻抑,未能外显。(5)过分关注自己,不好交往。就性格特征而言,这些人并非外倾、热情、喜爱社交,但由于其有一定的自我控制能力,故尚能维持较好的人际关系。

研究表明,生活事件是溃疡病发病因素之一,尤其在毫无思想准备的情况下,遇到重大生活事件和社会的重大改变,如失意、亲人丧亡、离异、自然灾害及战争动乱等造成的心理应激等,可促进溃疡病的发生。有资料显示,在初诊为消化道溃疡或溃疡复发的病人中,分别有84%和80%的患者在症状发作前一段时间内有严重的生活事件刺激,而健康人在相同时间内仅20%有严重生活事件。我国流行病学调查表明,精神刺激为发病诱因者占全部病人的5.4%~20.5%。溃疡病人的生活变化单位(life change units, LCU)明显高于正常人;活动性溃疡者高于瘢痕性溃疡;十二指肠溃疡者高于胃溃疡者(Shioda)。在配对研究中发现,患者组经历的生活事件多(家庭矛盾30%,经济压力50%),不良习惯多(48%每天服阿司匹林,39%每天饮酒,67%每天吸烟);而健康人组中家庭矛盾为3%,经济压力11%,服用阿司匹林、饮酒及吸烟者分别为12%、24%和28%,两者对比有显著性差异。病人组中具有孤独、自负与焦虑、易抑郁等人格特征者比健康人组多3倍。这可能是由于这部分人的不良人格特征染上了不良习惯导致了社会适应不良,再加上较多生活事件的压力而造成溃疡病的高发。另研究表明,空中交通管理员比二级飞行员的溃疡发病率高2倍,比一般人群高2~3倍。可见,精神的高度紧张也可能是溃疡病的病因。由于消化系统对情绪反应非常敏感,因此不良的情绪反应,人际关系的不协调,矛盾较多并时时激发,工作或生活中受到挫折,某种愿望的未达或无助而产生的心理上的"失落感"和愤怒、抑郁、焦虑、沮丧等这些负性心理社会因素的长期刺激,在其他致病因素的综合作用下,可促使溃疡发生。

有人从动物实验研究中也同样证实了这一点。把2只健康猴子关进不同笼子里，各坐一张特制的椅子上，使它们不能从椅子上往下爬。但在每只猴子的椅子上都安放1只它们的前肢可操纵的开关，每隔20秒给它们一次电击。A猴的开关是真的，能切断电源免遭电击；而B猴的开关是假的，切不断电源。很快，A猴学会了揿开关切断电源以躲避电击，而B猴无法避免电击。奇怪的是，一个月后，A猴死了，而B猴则安然无恙。为查清死因，对A猴进行解剖，发现患有严重的胃溃疡。研究者认为，A猴处于一种随时要准备关电源的紧张状态，导致胃酸过量分泌，终因胃壁溃疡、溃烂而死。而B猴无法躲避电击，听天由命，没有产生那种时时提防电击，准备切断电源的惊恐、紧张状态，故平安无事。这说明长期精神紧张、不良的情绪反应对机体的危害性甚于某些理化刺激。

以往认为，儿童期溃疡病的发生与心理因素关系不大。但也有学者报告在一组儿童十二指肠溃疡(49例)中，有情绪因素者占58%。另一组报告儿童溃疡病(74例)中，有心理因素者占28%。这说明心理因素与儿童期溃疡病的关系也很密切。但引起儿童情绪改变的原因常与成人不同，原因大多来自家庭、学校两方面。而好胜心强则常是这些原因的基础。这些儿童无论在学习或日常生活中，处处(事事)好胜，想出人头地，经常处于紧张状态。当愿望不能实现时，则易产生愤怒、敌对、抑郁、羞愧等情绪。

有人会提出，为什么有人在强精神心理因素刺激下而不得溃疡？研究表明，同样的精神刺激，不能使所有人均患病，而仅有少数人患溃疡病。这些溃疡病患者病前的生理基础与他人不同，即溃疡病患者的生理基础是高胃蛋白酶原血症。将一批要进行军训的健康青年分成A、B两组。在紧张的4周军训后，作钡餐X线检查，发现A组(胃蛋白酶原高和心理素质不稳定组)中有9人得了溃疡病，B组(胃蛋白酶原低和心理素质稳定组)却无一例发病。由此可见，患者病前胃蛋白酶原水平较高是发生溃疡病的重要生理前提，即他们对溃疡病具有易罹性。但必须提出，高胃蛋白酶原血症并不等于溃疡病，只有在较强的心理因素的激发下，疾病才可能发生。溃疡病的发生，是多种原因共同作用的结果。

二、发病的心理机制

心理因素引发消化疾病的机制是：强烈的精神刺激和不良的情绪反应，作用于大脑皮质，引起大脑兴奋。长时间的刺激，则使得大脑皮质由过度兴奋转为超限抑制,导致皮质下中枢功能失调,植物神经的控制中心视丘下部(前部)紧张性增高,进而发生机能紊乱和异常。通常开始表现为交感神经兴奋,使胃粘膜下小动脉、毛细血管前括约肌痉挛、收缩、动-静脉吻合支开放,粘膜血流减少造成缺血。随后,副交感神经兴奋,一方面蠕动及节律收缩增加,胃壁固有膜肌层挛缩,粘膜血流减少,胃粘膜上皮细胞引起缺血、缺氧。同时,由于粘液细胞分泌功能降低,碱性粘液产生减少。以上这些因素均使胃粘膜保护性屏障受影响,物质代谢更新减少,而致防御机能减弱,促使溃疡的发生。初起的溃疡较浅,而且常是可逆和可愈的,另一方面,副交感神经的兴奋,使胃液分泌增加,胃酸和胃蛋白酶原的分泌也增多。这些因素都是胃帖膜的侵袭因素,也就是致溃疡因素,如果长期持续存在,常可促使溃疡的发生。除此之外,视丘下部(后部)兴奋,使下丘脑—垂体—肾上腺皮质系统兴奋,促肾上腺皮质激素和肾上腺皮质激素既可对胃内粘液细胞分泌粘液起抑制作用,并影响上皮细胞的再生,同时又可刺激胃内壁细胞分泌胃酸,主细胞分泌胃蛋白酶原,使氢离子逆向弥散增加,并激活胃蛋白酶原为有活性的胃蛋白酶。这样,前者使胃粘膜的保护性屏障作用下降;而后者又使致溃疡因素增加,使氢离子逆向弥散进入胃粘膜层,接着又刺激肥大细胞释放组织胺,组织胺再刺激壁细胞分泌胃酸,并引起组织炎性水肿,同时又将胃蛋白酶原激活,引起胃壁自身消化而形成溃疡。

三、治疗

在内科治疗溃疡病患者时,一般采取药物治疗和饮食疗法,目标在于消除症状,促进溃疡愈合,防止并发症发生和预防复发。但由于大多数病人的病程较长,可达数年,甚至数十年。在漫长的病程中,尽管多数人的病理损害不很严重,临床上也可自然缓解和有较长时间的相对稳定。但是慢性病带来的精神损伤,尤其是病人害怕溃疡癌变的心理压力,常是影响溃疡病稳定和溃疡愈合的重要因素。因此,在采取药物治疗和饮食疗法外,还要进行切实有效的针对心理障碍的治疗。

预防溃疡病的发生和复发须注意避免精神紧张和不良情绪刺激。注意精神卫生,保持精神舒畅,注意劳逸结合,经常锻炼身体,增强体质。养成良好的生活和饮食习惯,节制烟酒,合理用药,对胃粘膜有明显损害的药物应慎用,这点至关重要。对于已经出现明显的抑郁焦虑情绪的患者,要给予心理治疗和抗抑郁药物治疗。同时,还必须指出,由于不少溃疡病患者往往同时伴有慢性胃粘膜炎症尤其慢性萎缩性胃炎和幽门弯曲杆菌感染,故治疗时也应充分注意。鉴于一部分溃疡病人有恶变的危险,因此对这类病人要长期随访观察,定期进行胃肠 X 线及胃镜检查,也是必不可少的。

案例 5-13 她总是大便异常

彭女士,45 岁,销售员。2 年前,因调资升级时受到精神刺激而发病,感中上腹阵发性不适疼痛,有时呈绞痛,无发热,进食尚可,经常失眠。之后每遇到情绪紧张、生气或过度劳累、疲惫时,大便次数增多,由每日 1 次增至 2~3 次,便软夹有较多白色粘液,粪检无特殊异常,有时大便干结,夜间失眠多梦,月经正常。个性特征:较敏感,多愁善感。平时身体健康,无特殊病史。体格检查:五官及心肺无异常,腹平软,肝脾肋下未触及,脐周及左下腹深压痛,无肿块。血常规、尿粪常规正常,大便培养(—),心电图示,窦性心律,T_3、T_4 正常,胸片示未见异常,肝肾功能均正常,X 线胃钡餐检查和钡剂灌肠无特殊异常;乙状结肠镜检示未见异常,纤维结肠镜检无特别异常。精神检查:神志清,语言流利,接触可,对心理问题的探讨不太接受,认为自己"是身体毛病,不会有心理毛病,因为心理毛病都是想出来的。"彭女士存在情绪低落,对躯体不适的过分关注和焦虑情绪。彭女士入院后开始拟诊结肠炎而用过 SASP 和黄连素等治疗,但用药后症状无好转。医生从交谈中得知,其亲属中有因患癌症而亡故者,也以腹部胀痛起病。彭女士怀疑自己是否也患有癌症。医生给予深入交谈,解释,医生向她明确表示:经过详细检查,目前无器质性疾病,绝对无癌症,以消除其思想顾虑。并给予抑郁药物治疗。2 周后病情明显好转,自觉无特殊不适,夜间睡眠得到改善,继以巩固及维持治疗。以后每于精神过度紧张或体力劳累时可有轻度腹胀、隐痛及粘液便出现,但时间较短,症状也轻,对彭女士随访一年多,一直情况良好,最后确诊为肠道易激综合征。

【解读 5-6】 心理应激的肠道表现——肠道易激综合征

肠道易激综合征被认为是经典的心身疾病。由于对本病观察的角度和侧重点不同,发病机制解释不一,因而命名繁多,如结肠功能紊乱、结肠痉挛、过敏性结肠炎、痉挛性结肠炎、粘液性结肠炎或卡他性结肠炎和溃疡性结肠炎等。因为本病不存在炎症,而且其功能紊乱不仅只限于结肠,也涉及小肠,与情绪、应激(stress)密切相关,所以称为肠道易激综合征更为确切。本病以 20～50 岁发病者居多,男性略多于女性,在综合性医院的门诊中约占胃肠道疾病的 30%～50%。在临床上主要表现为慢性和反复发作的腹痛、便秘或腹泻、或便秘与腹泻交替以及粘液便。

一、病因

本病的病因复杂,有生物因素,也有心理因素。如饮食不节(粗糙,生冷的饮食)、食物过敏(虾、鱼等异性蛋白)、气候变化、肠道感染、肠寄生虫等均可诱发或加重本病。长期焦虑、愤怒、抑郁和恐惧等不良情绪也是常见病因。这类病人的个性一般较敏感、多疑、情绪不稳、固执己见或谨慎小心、顺从、优柔寡断、缺乏自信等。

二、临床表现

腹痛、腹泻、便秘为本病的三大特征。腹痛是本病最突出的症状,大多伴有便秘或腹泻。疼痛部位大多在下腹部,特别是左下腹,少数位于脐旁,发作时间常在进食后或冷饮、冷食后开始或加重,而在通便、排气和腹部按压及热敷后缓解。疼痛性质大多为紧缩痛,程度轻重不等,但患者很少在睡眠时痛醒。每次发作可持续数小时至数天。疼痛发生的机制是结肠肌层持续的痉挛性收缩和肠腔胀气。部分患者,特别是结肠脾曲过长者,其疼痛主要位于左肋缘下腋前线附近,并放射至胸骨下,左上臂和沿左上臂内侧向下直达肘部。由于结肠痉挛,患者常感腹胀、疼痛和肛门排气过多,往往排便不畅,粪呈羊粪或栗子状,质干硬,常在排出粪便后仍有便意,而直肠指检时发现肠腔内空虚,提示结肠运动抑制可能在较高部位。在部分患者中,腹泻持续或有间隙存在。粪便呈糊状或半液状,非脂肪性,量少,可伴有里急后重感。排便多在清晨早餐前后和傍晚,通常晚上睡眠时无便意。有些患者的粪便带有大量白色或透明的粘液,甚至全是粘液。少数病人每天排便多次,开始 1～2 天排出少许粘状粪,而以后排出的都是粘液。另外腹胀(食后为甚)、厌食、嗳气、轻度恶心等消化不良的症状也较常见。还常伴随心悸、气促、心前区不适、乏力、多汗、潮热、头痛、换气过度等植物神经功能紊乱的症状。部分患者有失眠、焦虑、抑郁、疑病、恐癌等表现。

这类患者主诉的程度与其心态、认知、感受性有极大的关系。有人调查发现,人在患病后就会产生病感,而病感与疾病不一定是完全相称的,有时候可能被夸大或被缩小。病感又继之以"疾病行为",因为疾病行为取决于患者对其症状的感受、评价。故在评定主诉的价值时,必须深入了解患者的**心态与个性**。在听取患者的主诉(如腹痛)时,必须同时判断患者的心理状态。心境不佳时的腹痛,主要矛盾是心境,而不是腹痛,这时治疗主要应针对心境治疗为主。焦虑状态的病人,症状容易反复发作,不易控制,这时的症状不单是躯体的,同时也是心理的。应激状态的腹痛、腹泻,可能是植物神经功能紊乱,导致肠痉挛发生剧烈的腹痛和肠蠕动亢进而引起腹泻。绝大多数病人一般情况良好,腹部触诊可触及乙状结肠和降结肠段,或其他结肠段,并可伴有压痛(由于患者高度敏感)。直肠指检可发现肛门痉挛和痛感,无其他特殊异常。

　　肠易激综合征患者往往伴有明显的心理问题。由于对症状反复出现的恐惧和医源性的影响,如曾经听说过"肠道易激综合征是不易治好,是难以根治的慢性病。"因而经常担心疾病会复发,这种病人往往偶因理化或生物因素的影响而引起肠蠕动亢进或抑制,就会怀疑和恐惧旧病的复发,引发紧张和恐惧,进一步加重肠道症状。

　　本病的病程具有慢性和反复发作的特点,大多在成年初期开始发病,但仔细追查病史,往往发现典型的症状早已存在,在 40～50 岁以上初次发病者颇为罕见。本病每次发作的持续时间变异很大。虽然症状严重时会影响患者的工作和正常生活,但全身一般情况大多良好。症状加重往往和精神紧张、工作劳累、失眠等因素有关。有时气候变化,尤其是突然转冷,也是一个诱因。尽管本病临床表现差异很大,但绝大多数患者可归入三种类型:(1)痉挛性结肠(痉挛性便秘,痉挛性"结肠"),最突出的症状为下腹痛(特别是左下腹)和便秘。(2)无痛性腹泻(神经性腹泻,粘液性"结肠炎"),常有一个持续不变的病程。(3)腹泻和便秘交替,交替时间长短不一。值得一提的是,在临床上本病病程的长短与转归有很大的可逆性。通常,病程越长,临床变化也就越多。如果能联合心理调整和治疗,去除心理因素,适当调整饮食,再加上合理用药往往能较快改善症状和缩短病程。相反,如不重视心理问题处理,或医护人员言语不当,使患者增加忧虑、恐惧,或抗生素应用不当等,则往往会使病程延长和病情复杂化。

三、诊断与鉴别诊断

在确诊肠道易激综合征之前,需要排除肠道器质性病变。一般血常规和血沉检查均应在正常范围内。粪便检查可见粘液,红、白细胞少,隐血试验应阴性,并无其他致病因素。X 线钡餐检查示钡剂迅速充盈小肠和结肠,钡剂经小肠时间显著缩短,此点颇为突出。钡剂灌肠 X 线检查示结肠充盈迅速、结肠腔普遍变细呈索条状(索条征),或节段性变细,或袋形增多和加深,特别以横结肠为突出和典型,结肠形态可有变化,甚至和变细的肠段交替出现。某些肠段袋形消失或轻度扩张,但无粘膜破坏,无溃疡、固定狭窄、充盈缺损等征象。在进行 X 线检查前,宜用温盐水作清洁灌肠,因为用皂水或寒冷液体灌肠均能引起结肠痉挛和类似本病的 X 线图像。口服导泻剂也将影响检查结果。乙状结肠镜检查常由于结肠的强烈收缩,器械不易进入满意的深度,此时病人常诉说左下腹痛,所见肠粘膜有轻度充血、水肿和过度粘液分泌,但无出血、粘膜脆弱易碎、溃疡等病理改变。粘膜活检应正常。

四、治疗

一旦确诊本病,应向患者进行耐心细致的解释,向他们保证目前无器质性病变,如果正确对待,疾病是能够治愈的。消除顾虑,树立起战胜疾病的信心。让患者明白粪中带有粘液并不表明结肠就有炎症。

一般腹痛、腹泻不严重者可照常工作,平时加强体育锻炼,生活要有规律,劳逸结合,睡眠充足。发作期,特别是对那些有剧烈腹痛和严重腹泻的病人,以少渣、易消化的饮食为宜。应避免有刺激性的调味品、冷饮、生冷蔬菜和水果,以及某些以往不能耐受的食品。对于以便秘为主者,给予含有较多细纤维的蔬菜往往可得到好的效果。药物治疗主要是对症治疗。有肠痉挛和腹痛者可用抗胆碱能类药物,腹泻者应用止泻药物,焦虑明显可应用抗焦虑药物或抗抑郁药物,有抑郁情绪者,应用抗抑郁药物。

案例 5-14 他为何反复腹胀?

薛先生,34 岁,农民,从事废品收购工作。因反复腹胀、烧心、大便时干、时稀 2 年余就诊。薛先生 2 年前出现腹胀,左下腹隐痛,肛门坠胀感,排便后缓解。大便次数增加,每日 3 次,呈稀糊状,无脓血黏液。两季肋区疼痛,口苦,腰背部不适。在当地医院检查乙肝两对半全阴性,肠镜和肝功能检查无异常,自服多酶片、黄连素症状无明显缓解。以后薛先生因症状迁延不愈,赋闲在家。半年前薛先生至医院检查血常规、大小便常规、肝肾功能均正常。肠镜:全部大肠未见异常,腹部 B 超:肝、胆、胰、脾、肾未见异常。给予蒙脱石、肠胃舒治疗,大便次数减为一次/日,但仍诉腹胀及下腹不适,未继续服药。薛先生常反复出现烧心、腹胀、大便干燥或排便不尽感,每遇饮食不当或情绪变化,上述症状加重,时有心慌、胸痛。薛先生担心自己得了癌症或某种不治之症,常烦躁、乏力、失眠、多梦、流涎。发病以来体重无明显变化。心电图检查正常;胸片显示心肺未见异常,胸部 CT 无特殊发现;胃镜检查:食管、胃、十二指肠无特殊发现;尿素酶法检测幽门螺杆菌阴性。薛先生虽症状较重,但多种检查均未发现异常。存在明显的焦虑情绪和疑病倾向,给予抗抑郁药物合并支持性心理治疗。5 天后薛先生上述症状开始改善,未诉腹胀、便秘。继续巩固治疗和维持治疗,腹胀消失,心烦乏力亦缓解,睡眠好,重新回到工作岗位。

薛先生有反复发作的腹胀、大便性状改变、胸痛、心慌等非特异性症状,持续 2 年余,经多家医院行多种检查未发现异常,符合功能性消化不良标准。

【解读 5-7】 功能性消化不良常见于有慢性压力的人

功能性消化不良是指持续或反复发作的上腹部不适和(或)疼痛的一组临床症候群,上腹部不适主要包括上腹胀、早饱、嗳气、恶心等上腹部症状,且经临床检查排除了这些症状的器质性疾病。流行病学调查表明,普通人群中有消化不良症状者占 19%~41%,但仅有 10% 的患者来医院就诊。另有报道,在胃肠道门诊中 42%~61% 的功能性胃肠病(FGID)患者伴有心理障碍,其中以焦虑、抑郁为主。

一、病因及发病机制

功能性消化不良确切病因和发病机制至今尚未清楚,除了可能与幽门螺杆菌感染、胃动力功能的紊乱等多种因素有关外,其心理、社会因素也受到关注。这些心理社会因素内容非常广泛,主要包括:生活和工作中遭受的重大打击,生活和工作上压力过大,受虐待的经历,性生活不和谐等。尽管胃肠道能对情感刺激和环境刺激产生生理学的反应(包括血流动力学、胃肠动力学和胃肠的分泌功能等),但目前尚缺乏明确的证据来论证心理、社会因素针对功能性消化不良的发病机制。有调查表明,某些功能性消化不良患者存在个性异常,焦虑、抑郁积分显著高于正常人和十二指肠溃疡病人。功能性消化不良患者生活中,特别是童年期应激事件的发生频率高于正常人和十二指肠溃疡组病人。通过使用 HAMD(汉密尔顿抑郁量表)评价功能性消化不良患者和健康对照者的抑郁症状,结果发现功能性消化不良患者的量表积分要明显高于健康对照者。

目前,针对胃肠道功能疾病的心理、社会因素的病因学研究也发生了改变。即从单向的由心理、社会因素导致胃肠功能改变发展到胃肠功能改变与患者的心理异常相互作用的互动过程,即认为心理、社会因素和胃肠功能异常改变是一个互动过程,不仅心理、社会因素可以引起胃肠功能异常改变,胃肠功能异常改变也可以引起心理状态的进一步恶化,形成恶性循环。

二、临床表现

功能性消化不良除有一般的临床表现外,还有腹泻等下消化道症状(肠易激综合征典型表现),在国外研究胃肠道的功能性疾病时,多将功能性消化不良和肠易激综合征放在一起研究,共称为胃肠道功能紊乱。有以下几个特点:

(1)部分患者的发病可能与"恐癌"心理有关。患者就诊时往往带有很多的不同种类或重复的检查报告(包括不同医院的胃镜报告),报道均未提示有重大器质性疾病。(2)患者合并的情绪症状主要包括焦虑、抑郁、失眠、非特异性疼痛(多为全身的不定位疼痛,以肩痛、头痛和腰背痛为主)、注意力不集中等,这些患者的发病多有明显诱因,如遭受某种重大挫折等。(3)功能性消化不良患者有其性格特征,如对工作要求严格、凡事追求完美、敏感多疑等。(4)大部分有此类症状的患者都经过了很多治疗,如抗幽门螺杆菌治疗以及反复的抑酸治疗,但疗效均不满意。(5)患者合并的情绪症状有日间波动的特点。

根据临床特点,可将本病分为如下三型。(1)溃疡型:以上腹痛为主;(2)动力障碍型:以上腹不适症状为主;(3)非特异型:无法确定上述哪类症状为主。据门诊观察，非特异型功能性消化不良患者的比例达到 30% 以上。

三、诊断

诊断标准：(1)有上腹痛、上腹胀、早饱、嗳气、恶心、呕吐等上腹部症状，在过去 12 个月内症状持续或反复发作累计超过 12 周。(2)经检查排除引起这些症状的器质性疾病。(3)症状不因排便而缓解，症状发生与排便次数改变或粪便性状改变无关(排除肠易激综合征的症状)。

功能性消化不良诊断的确立，必须符合：(1)内镜检查未发现胃及十二指肠溃疡、糜烂、肿瘤等器质性病变，未发现食管炎，也无上述疾病病史。(2)实验室、B超、X线检查排除肝胆胰疾病。(3)无糖尿病、肾脏疾病、结缔组织病及精神病的临床及实验室证据。(4)无腹部手术史。(5)追踪观察 2～5 年，2 次以上胃镜检查未发现新的器质性疾病。

四、治疗

迄今对功能性消化不良发生症状的机制尚未完全明确，所以治疗功能性消化不良的措施以对症治疗为主，目的在于缓解或消除消化不良症状，改善患者的生活质量。一般采用抑制胃酸分泌、促胃肠动力、根除幽门螺杆菌、抗抑郁药、心理治疗等。

心理治疗：在治疗前一定要向患者明确指出，功能性消化不良是一种非常普遍的非致命性的疾病，通过综合治疗可以治愈的，来增强患者的信心。对于那些总是怀疑有恶性病变，甚至各项检查结果均正常仍然有较重的心理负担者，可以给予暗示等心理治疗手段，缓解其精神压力。在心理治疗过程中我们发现，有些患者在工作和学习上对自身要求过于苛刻，平时工作压力和精神压力过重的患者，可让其适当减少工作压力，多参加体育锻炼，或者进行系统的心理治疗。国外资料显示，催眠术、放松疗法、生物反馈治疗等对部分肠易激综合征患者具有积极的作用。

对于焦虑、抑郁等情绪症状比较严重者，可给予抗焦虑、抗抑郁治疗。在服用抗焦虑、抗抑郁药物时要注意以下几点。宜从小剂量开始，一般 2 周见效，见效后要继续巩固治疗和维持治疗，最后停药时应逐渐减量，切忌减药过快，引起撤药反应。

总之，功能性消化不良作为一种心身疾病，要充分认识到心理—社会因素对功能性消化不良的作用，依靠单一的治疗手段是不够的，必须心身同治，才能解除患者的痛苦。

【总读】"另一只眼睛"看消化系统疾病

很多消化科疾病属于身心疾病，应激又是身心疾病的重要因素，因此，应激可导致很多的消化科疾病。所谓应激是指机体对各种内、外界刺激因素所作出的适应性反应的过程。应激的最直接表现即紧张、不安。当人受到应激作用时，人就会产生一种相应的反应，并在新的情况下逐渐地适应。若刺激因素发生过快、过大、过于突然，或过多，多次发生及持续时间过长，超过当事人心理、生理上所能承受的程度，在其心理、行动上难以适应，就会出现心理应激，对机体构成危害，进而发生机体不适或疾病。

一、消化系统疾病的心理社会因素

应激可以是躯体的、心理的，也可以是社会文化因素。包括生活事件（如重大地震和交通事故，婚姻家庭破裂以及亲人重病或去世）、重大传染病流行（担心乙肝发生肝硬化、肝癌，担心幽门螺杆菌引起胃癌）、误解暗示（如把生理现象如隆突、波动的腹主动脉误认为肿瘤）、生活经济困难、社会歧视（如乙肝歧视）、职业性和环境应激（如长期处于噪音、紧张环境中工作，公司职员的销售任务不断加码所带来的下岗压力，人际关系的紧张）等等。应激与反应之间还存在着许多中介因素，如健康状况、个性特点、认知评价、生活经验等。

应激因素的存在与心理障碍的发生关系十分密切，但不一定就必然发生心理障碍。在早期，压力（应激）会引起人们的警觉，提高人们应激的应对或应变能力（如考前积极准备争取考好）。但压力因素过强、时间持续过久，特别是在那些特定人格的人群中，耐受力及代偿性相对较差，容易代偿失调，在心理代偿失调后的阶段就会通过一定的中介环节而发病。激动5-HT_3受体引起恶心、呕吐、胃肠不适及腹泻；激动5-HT_4受体通过释放乙酰胆碱增加肠蠕动，可引起厌食、恶心、呕吐胃肠不适及腹泻。

应激对消化道疾病的直接影响：消化过程中的进食、胃肠动力、排便均要通过神经内分泌信息来调控，应激可使这些信息发生紊乱，因此破坏内脏的功能。实验证明，机体的心理状态可影响胃肠动力。**如果在应激状态下出现上腹痛、腹泻、便秘、食欲减退，就应在关注器质性病变的情况下首先考虑应激的影响，不应做过多的不必要的检查。不然往往会越检查病越多，使得躯体症状背后隐藏的心理障碍进一步加重，甚至慢性化，失去最佳治疗时机，不得不终身服药。**

应激对消化道疾病的间接影响：应激可以导致情绪的变化、有害生活习惯的增加，如抽烟、饮酒过度，从而引起间接损害。

二、消化系统心身疾病的识别

急性应激或长期慢性应激均可引起心身疾病的发生，可以通过以下方法识别心身疾病，以便选择更适合病人的治疗方法。

1. 心身症状在整个疾病的发生发展的过程中，心理社会因素一直都起着重要作用。虽有明显症状，但经各种理化检查很少有阳性发现，其症状的出现与消失常与某些心理、社会因素有较密切关系的一类与心因相关的功能性疾病。主要包括：便秘、烧心、肠易激综合征、神经性呕吐、神经性厌食、贪食症、神经性呃逆、功能性消化不良、部分慢肝炎后综合征（与肝炎本身关系不大）、部分胆道疾病。

2. 心身疾病为器质性病变合并心理障碍的一组疾病。这组疾病确实存在明显器质性病变，理化检查有特定指标的阳性发现，致病因素有生物和理化因素参与。这些疾病主要有消化性溃疡、溃疡性结肠炎、贲门失弛缓症。

3. 心身疾病是一种由环境、心理、精神等多因素共同作用，有其病理生理改变的疾病，发病原因和机制仍不清楚。患者伴有不同形式、不同程度的心理障碍，其性格特点和行为模式也像其他心理疾病一样，常常有敏感、多疑、暗示性强、完美、争强好胜或内向、胆小、心理可逆性差、依赖、过分关注自己身体的细微变化等特点。

三、消化系统心身疾病的诊治现状

肠易激综合征、功能性消化不良、部分慢性胃炎、慢性胆囊炎的治疗主要是对症处理和支持治疗,但其疗效常常不能令人满意。肠易激综合征等心身疾病是社会—心理—医学模式的典型疾病,不仅需要治疗疾病,更需关注影响疾病的环境因素和精神因素。Hippocrates 曾说,"**知道病人是什么样的人,比知道他患什么样的病更为重要。**"我国古代医者也说,"**善医者,必先医其心,而后医其身。**"**医生是医人而非单纯医病,人体外部因素与内部因素共同参与所有人类疾病的发生**。了解这些知识甚至比单纯了解肠易激综合征、功能性消化不良、慢性胃炎、幽门螺杆菌等的生物学、生理学知识显得更为重要。因此,必须清楚地将疾病的病理生理与症状产生的关系,尽可能理性、准确、实事求是地向患者解释。同样,心身因素也需要医生用浅显易懂的语言向患者解释清楚。医生也应经常考虑自身在处理患者时的困惑,如为什么胃镜下诊断出的胃炎比率这么高?经过各种常规治疗甚至是抗幽门螺杆菌正规治疗,十几年后再复查胃镜仍被各家医院都诊断为胃炎?有些患者终身都是各种"胃炎"。不管是诊断"胃炎",还是"肠易激综合征",还是其他心身疾病,医生都应该注意一些易被忽视的症状,如睡眠障碍、情绪变化、乏力、全身不定位疼痛,女性患者是否有月经失调、痛经、经前紧张等。全身不定位疼痛往往与情绪问题相关,这一点也反映心身疾病实际上是一个系统性的器官功能障碍。有甚者因为各种不同部位的疼痛而实施多次外科手术!在临床上有相当一部分患者,在实施胆囊切除术,胃切除术或迷走神经切除术,结肠手术,颈椎腰椎病手术后效果并不理想,病人症状改善不明显,依旧痛苦,难以忍受。这是因为这些病人的症状并非纯粹由躯体状况引起,而是心、身两种因素相互作用引起,故术后不良效果反过来更加重原有的心理障碍。

Thomas Lewis 认为,诊断的过程是一个双刃剑,将一个疾病与复杂的症状体征联系起来是有益的,但仅仅基于传统的生物医学模式而不按生物—心理—社会医学模式去诊断,冠以"胃炎"、"结肠炎"、"慢性胆囊炎"、"冠心病"、"颈椎病"等病名,很可能就像盲人摸象一样,得出的结论是不全面的,不准确的,甚至是错误的。心理障碍导致的消化系统疾病,若只给予生物学的诊断,给以后的治疗带来更多困难。一方面,患者会因为针对单纯躯体疾病的治疗效果不满意而失去信心;另一方面,患者会反问医生:"明明胃镜诊断糜烂性胃炎怎么说我抑郁呢?","肠镜已经诊断我是结肠炎,为什么要给我抗抑郁治疗?"这无疑增加了患者的非依从性,给诊治带来不利的影响。因此,恰当的诊断和关注肠道功能失调并不是疾病的全部,并给予患者恰当的解释,可提高患者的信心和依从性,对达到预期的治疗效果很有意义。在诊治这类患者的每一个环节中,都要特别注意医患之间的沟通技巧及医学模式的转变,这是诊断、治疗的十分重要的一个环节。

目前,对心身疾病的临床诊疗现状是大部分医务人员对心身疾病的认识还不够,漏诊率较高,患者只知道诉说躯体不适,如只诉说腹痛、腹胀、便秘、胸闷、纳差等,没有关注自身的情绪问题;医生就按这些表现作相关的检查,如胃镜、肠镜、B超、肝功能、CT等,忽略患者的情绪症状以及应激事件与现有症状的内在联系,就容易造成一而再,再而三的漏诊和反复、大量及不必要的检查,以及越来越令人失望的治疗效果。

四、消化系统疾病心理障碍的问诊技巧

在综合医院的消化科门诊有别于精神科门诊或医学心理门诊,工作量大,处理一位患者,除去体格检查,问诊的时间就更感不足。要在短时间内做到准确判断、科学检查、令医患双方满意,的确需要高超的问诊技巧和丰富的临床经验作后盾,要求医生既有精湛的专业技能,又有一定的医学心理学知识,还应掌握一些问诊的方法和技巧。

1. 主动问诊(封闭式):在患者适当的叙述病史之后,必须主动询问容易被患者忽略的症状,如是否有失眠、早醒、睡眠中断?有无情绪方面的变化:如情绪低落、兴趣下降、生不如死的感觉、烦躁、焦虑、易激惹、坐卧不宁、乏力、记忆力减退、思维迟钝、多汗、担心、害怕;周身有否不定位、不定时、不同程度或不同性质的疼痛,如腰背、颈肩、四肢、胸部、舌尖及肝胆等部位;有否胸闷、心前区不适、心律不齐;消化系统有否咽异物感、肛门部不适、排便不尽感等。

2. 夸大问诊及反向问诊:抑郁的患者有思维迟滞,反应迟钝,有时需较强的语言提示,能唤起患者注意的问诊,才能得到准确的回答。例如,患者对病史有多长不能很快回答,可以提问"有否有50年?"答:"没有那么长!"再问:"有3天吗?"答:"不,大概有一年多了。"有时患者很难说出自己有哪些不舒服时,你可以提问:"你是否每日心情非常高兴,全身都很舒适呢?"答:"我能高兴吗?便秘、腹痛的困扰让我天天都感到活着没意思!",这一大一小的夸张,一正一反的提问,对非医学心理门诊医生缩短问诊时间很有用处。

3. 必须询问患者本人,除非必要,一般不让患者家属插话或代述病史。

这样做主要是通过交谈可以感知到患者本人有否思维迟钝、反应慢、精力不集中、认知障碍等蛛丝马迹。有时，患者家属比患者本人还要焦虑。这既反映该病的家族性，也反映应激对家庭成员的影响，但是家属所讲的话，不一定都能客观地反映患者的真实情况和内心体验。

4. 不要轻易否定患者的感受或用词，不把某些敏感词汇强加于患者。有些患者不认可心理障碍的相关诊断。"我性格外向，我不会得焦虑抑郁！""便秘、腹泻、疼痛怎么和心理障碍有关系呢？我肠镜检查报告明明是慢性结肠炎嘛！"我们可以避开"焦虑抑郁"等敏感的词语，而只讲"可能是某某神经递质减少导致这种疾病"，也可能是一种"亚健康状态"或"慢性疲劳综合征"，"升高神经递质的药可以治疗这种疾病"。这样说，患者一般比较能接受，这也为下一步的治疗措施进行铺垫。

有些线索可以提示来诊的患者有无心理障碍。其中有些是各科共有的，有些是某专科特有的。无论是共有的和特有的表现往往都波及各个系统，让人感觉"全身上下都是病"。这些线索背后隐藏着各种心理障碍，这些线索包括：

（1）患者提前写一张自我病情介绍，列出各种症状，唯恐在向医生报告时漏掉什么症状。常见于焦虑症、抑郁症、躯体化障碍、疑病症等。

（2）带着或没带来大量的化验检查单据。这些检查结果可能都没问题，或者虽有一些阳性结果，却不能用以解释现有的各种症状。可见于一些器质性疾病伴有心理障碍、躯体化障碍、疑病症或持续性躯体形式疼痛障碍的患者。

（3）过分关注自身，常把生理（如体表生理标志剑突、腹直肌、波动的腹主动脉等）现象当成病理表现（如肿瘤）；很在意自己打嗝、肛门排气、排便等，客观检查却无消化系统疾病的体征，可见于慢性胃炎、功能性消化不良、肠易激综合征等。如有的患者特别关注大便的形状，认为大便形态没别人的圆，应呈圆柱状，否则可能有"直肠癌"。

（4）口苦、口干、舌苔厚、口腔异味、咽部异物感等。这种"口干"，不停的喝水也不能解除，"苦"客观上也不存在，"舌苔厚"倒是事实。

（5）候诊不耐烦，频频地叩门（焦虑的表现）。

（6）说话滔滔不绝，很难打断，但又缺乏逻辑和层次（焦虑的表现）。

（7）人际关系紧张，有时状告别人，很难相互沟通。

（8）全身不定时、不定位疼痛，镇痛剂无效，难以用其他疾病解释，入睡后或转移注意力后疼痛消失,甚至因疼痛各处转移实施多次手术疗效也不佳。

(9) 病史长,症状多,病情"复杂"。跑遍各大医院,经过多种药物治疗,可能暂时有效,以后又都无效。

(10) 夫妻关系不和或分居。

(11) 反复述说睡眠不好或性功能障碍,极其详细描述。

(12) 对药物的说明书极其关注,尤其关注药物不良反应。

(13) 取药以后和用药之前表现 取药以后看一看药物说明,关注一下注意事项和药物不良反应是人之常情,一般不会因此而不去取药或者因不良反应自动停服药物。但有心理障碍的部分患者由于素质敏感,往往只看到药物的不良反应,而对药物的治疗作用却毫不关注,给人一种"宁可长期得病也不能为了治病去冒不良反应的危险"的感觉。往往不去买药,或者买了药也不吃。

五、消化系统疾病心理障碍的治疗中应注意的问题

1. 注意与患者沟通药物的治疗作用和不良反应 医生应提前告知患者,服药后可能会出现轻微的不良反应,一般1周内会逐渐减轻至消失,只要从小量开始逐渐增至治疗剂量,不良反应不会太明显;用药半个月左右,70%都会出现疗效。

2. 治疗后的1~3日 有一部分患者感觉疗效很好,这可能是同服的苯二氮䓬类的作用或是"安慰剂"的作用(安慰剂的特点是每换服一种新药时都有效,但过不了几日就又没效),此时一定让患者坚持规范服药,不能自动停服抗抑郁药,告诉患者真正的疗效还在后边。

3. 治疗后1~3个月 此阶段病情大大好转,患者认为病已治愈,或迫于经济问题而自动停药的最为多见。建议首次患者一定要按医生要求规范服药,坚持完巩固治疗期和维持治疗期,以降低复发率。

4. 随访中注意的事项

(1) 病情及疗效的再评估:经过一个阶段的治疗,患者的病情及心理症状会逐步好转,但是有些患者往往要求100%的症状消失,如果10个症状消失了9个,就剩1个没好转,患者会回答你:"没效,还是上腹不适。"所以在随访中要一个一个地去落实,才能判断出疗效好坏,不能盲目听信,只要大部分好转,就要坚持服药。有时也应告知患者,治疗后遇到某些应激事件

会再次复发,再进行治疗仍然有效,不给患者许诺100%的疗效,以免期望值过高会引起失望,加重心理负担。

(2)注意器质性疾病的诊断和排除:必须注意的是,有些症状经过充分治疗没有好转,必须认真做体格检查和相关辅助检查,以排除器质性病变。不要用老经验,把患者的不适症状全归结到心理障碍上。若排除器质性病变,可以加大剂量或者换药、联合用药。

代谢性疾病患者闷闷不乐
——有些内分泌系统疾病与心理障碍有关

内分泌系统在实现神经系统对全身各种生理功能的调节及对机体与外界的平衡调节中起关键作用。社会—心理性应激像理化—躯体性应激一样,可以引起内分泌系统,特别是交感—肾上腺髓质系统和垂体—肾上腺皮质系统的反应。这种反应在一定限度内具有适应性质,但长期过度的反应则会引起内分泌功能的失调,导致疾病的发生。常见的糖尿病、甲状腺功能亢进等内分泌疾病就与社会心理因素有明显的相关性。

案例 6-1 丁先生患糖尿病 5 年后出现抑郁

丁先生,72 岁,退休干部。性格内向,有糖尿病病史 5 年,尚未发现糖尿病相关并发症。但近一个月来血糖控制不稳定(家人予检测尿糖最多可达 4 个"＋",用血糖仪自测血糖高达 13.45mmol/L),心烦、胸闷、心悸、易惊、失眠多梦,寡言少语,唉声叹气,食欲减退,甚至不食不睡,不按要求服降糖药。起初对家人劝解不理不睬,随后家人亦发现其不愿与亲朋老友来往,更不愿外出参加社会活动,甚至不愿往医院就诊调治,由家人强制就医。

显然,丁先生出现了抑郁障碍。丁先生既往对病情较为重视,血糖控制较好,什么原因使丁先生出现抑郁？一个月以前,他的一位多年老友因糖尿病并发急性心肌梗死突然去世,对他打击太大,使他对自己的疾病失去信心,产生悲观、消极的心理,认为糖尿病太可怕,无法抗拒,死亡时刻威胁着他。

经近 2 个月的心理治疗,结合抗抑郁药物治疗,同时调整降糖药物,丁先生的血糖得到良好控制,心情恢复平静,生活恢复正常规律。

【解读 6-1】 糖尿病患者常享受不到快乐

糖尿病是老年人的常见疾病,糖尿病的发生与生活方式不良有关,其主要危害是长期高血糖引起的各种慢性并发症,并且导致生活质量的下降,甚至生活能力的丧失。糖尿病像高血压病等慢性病一样,可以在医生的治疗和指导下得到有效的控制,故不必太悲观。关键是需要患者调整不良的生活方式,正确认识糖尿病,配合医生积极地控制好血糖水平,尽量消除引起并发症的因素,及时发现并发症产生的迹象,尽早消除隐患,就能避免危险发生。许多患者可以拥有和正常人一样的生活能力和寿命。

糖尿病并发急性心梗是糖尿病性心脏病变的一种,危害较大,但并非每个糖尿病人都会发生,根本原因还是与长期血糖控制不良有关,需要早期预防。精神紧张、悲观忧愁等负性情绪,可以干扰神经内分泌的功能;而且,处于焦虑状态时,人体血清胰岛素含量会明显减少,也可使血糖升高,对病情不利,甚至加重病情。因此对抑郁、焦虑情绪也要及时处理。如果支持性心理治疗和心理指导对患者的情绪改善帮助不大时,还需要加用抗抑郁药物治疗。

糖尿病是一种终身疾病,由于该病目前不能治愈,需终身控制饮食以及药物治疗,随着病情的迁延,患者心理上产生心境低落,常伴有焦虑、躯体不适和睡眠障碍等变化,并且病程越长,焦虑、抑郁发生率越高。焦虑、抑郁与糖尿病症状的严重程度也密切相关。长期的高血糖使患者产生焦虑、抑郁情绪,焦虑、抑郁又可使糖尿病患者的顺应性下降,血糖进一步升高。

患者一旦知道自己患了糖尿病时,几乎不可避免地会出现伴有不同程度焦虑或抑郁情绪的适应障碍。许多患者感到震惊,并往往抱怀疑的态度。但有时患者对糖尿病的忧虑和恐惧,与医生因争取患者对治疗合作而传授糖尿病并发症的知识有关,并可能因而发展成过分关心躯体感觉和疑病症状。如果患者的性格具有强迫倾向,可形成严格对待疾病的防御机制,往往能够接受生活上的限制,这些节制对于糖尿病患者往往是至关重要的。但有些患者过分强调控制,因而变得固执不变,其全部生活因疾病而严格管制,也是一种偏执心理。

现代研究表明,糖尿病患者伴有情绪障碍的较多见,其中抑郁症发生率最高,尤其是老年糖尿病患者。有研究者用医院焦虑抑郁量表对糖尿病住院患者进行调查,结果表明 45.8% 的患者有抑郁症状;在普通疾病的对照组中,仅有 12.4% 的患者有抑郁症状。另据报道,约 20% 的抑郁症患者伴有尿糖阳性,恢复期随之消失。

一、病因

引起糖尿病患者出现抑郁、焦虑的因素有很多。一是内因,多由患者自身引起,如有些患者认为得了不治之症,把糖尿病看得过于严重而紧张;有些人急于求成,因病情没能及时控制好或病情反复,也会产生负性情绪;有些人看到其他糖尿病患者出现视网膜病变而失明,或下肢血管病变而截肢等,联想自己的前途,产生焦虑抑郁;也有些老年人是因为家庭负担过重而忧愁紧张等。二则是外因,工作的压力、家庭困难、人际关系的紧张等造成。

二、可能机制

糖尿病的病因复杂,其本身发病机制不清,其伴发的心理障碍机制也不明确,可能的机制有:

(一) 社会心理因素在 2 型糖尿病发生中的作用

有学者对社会心理因素在 2 型糖尿病发生过程中的作用进行前瞻性（跟踪 18 个月）研究。发现应激性事件的发生频度和强度在糖尿病的发生过程中具有明显作用。社会支持和应对方式对糖耐量降低者的血糖转化也有显著作用。紧张性生活事件与年龄、体重指数对 2 型糖尿病发生具有显著的作用,进一步支持了紧张性生活事件可导致人类 2 型糖尿病的观点。生活事件,尤其是负性生活事件如躯体疾病、人际关系紧张和不良情绪可引起糖尿病患者血糖控制不良,高应激性事件可引起明显的高血糖反应。应激还可影响治疗依从行为,使患者出现焦虑、抑郁、活动减少、食欲改变等,进而对糖尿病患者的血糖控制产生影响。有学者研究认为,应对方式对应激的影响具有缓冲作用,如用压制愤怒和敌对的方式对待应激事件,应激后血糖控制不良,而成熟的或积极的应对方式可保护机体免受应激的有害影响。

如果情绪活动和躯体反应的强度和持续时间对个体达到损害机体功能的程度时,也就是说心理对躯体的影响达到一定程度时,就会出现机体的功能甚至是组织结构的病变。第一,由于人们的个体素质、情境以及个体与环境的相互作用不同,产生的心理躯体效应差异可以很大;第二,个人的心理生理反应不仅与紧张刺激的性质、强度和持续时间有关,也与个体对刺激的情绪体验以及适应和应对能力有关。这些差异取决于个体的社会文化、性格、生活经历和遗传素质等因素。我们都知道,情绪活动可以影响胰岛素的分泌,当一个人处于焦虑状态时,其血中胰岛素的量就会下降;当一个人在感到孤独、绝望或抑郁之时,有时可能伴发尿糖,如果是糖尿病患者其胰岛素需要量就会增加。反之,当生活情境和情绪冲突消失而使糖尿病患者感到安全和满足时,便可能伴发低血糖反应,尿糖减少,以及胰岛素用量减少。

(二) 躯体与心理相互影响在 2 型糖尿病中的作用

患者在糖尿病病程中不仅心理因素影响躯体疾病,而且疾病本身亦往往直接影响患者的性格和心理状态,这种状态对患者的行为和治疗合作程度也会产生影响。疾病可以引起继发的心理障碍,后者可与躯体疾病同时出现,或在疾病的康复过程中出现,使康复延缓或促使疾病复发。有时即使躯体疾病的原发病因已消除,心理障碍可能导致躯体疾病的病程延长或成为慢性疾病。研究显示,抑郁症状与糖尿病代谢控制不好呈显著相关性,这些患者血糖不容易控制,糖尿病口服药物或胰岛素需要量增加,各种脏器并发症和感染发生率高。所以，不论是躯体疾病的急性期或康复期，在评价病情和进行治疗时，不可忽视患者心理方面的影响，应该进行心理评估并给予相应处理。

三、临床表现

在临床上，容易发生心理障碍的糖尿病患者主要有：2型糖尿病患者、青春期糖尿病患者、体型较胖者、糖尿病的病程长者以及出现心脏、肾脏、眼、脑、下肢等并发症者。糖尿病患者心理障碍的临床特征有以下几个方面。

1. 抑郁：回避社交、痛苦、注意分散、对应激的唤醒水平低、需求需要马上满足不得延迟、记忆力下降、注意力难集中、疑虑、闷闷不乐、自卑等表现，情感反应迟钝和自我保健能力下降。

2. 多思多虑：有些患者对疾病不是积极就医治疗，而是思虑重重，整日担心治不好怎么办？出现并发症后怎么办？陷入苦恼烦闷之中。

3. 心烦不安：有些患者对糖尿病缺乏正确认识，指望一吃药就能药到病除，一旦病情没有马上控制或出现并发症，就烦躁不安、夜不能寐。

4. 紧张恐惧：有的患者把糖尿病理解为不治之症，整天害怕，担心并发心脏病、肾衰怎么办？想象要是截肢、眼睛失明怎么办？越想越害怕，越想越感到恐怖。这些不良情绪反而会加重病情。

5. 急躁易怒：有人得了糖尿病后，不能接受现实和积极主动地改变生活方式和习惯以适应病情需要，而是对周围事物和环境厌烦、焦躁，遇事易动肝火，总认为别人对自己照顾不周。

6. 易悲伤哭泣：有些糖尿病患者，尤其是患有各种并发症的患者，容易对前途丧失信心，对治疗感到无望，甚至产生轻生的念头，对医护人员的治疗不能积极配合，一般不易控制病情。

四、心理治疗

糖尿病患者产生的焦虑、抑郁症状，使临床医生的抉择更为复杂。在个体中多种症状并存且相互影响，使得对糖尿病治疗的难度大为增加。医生不能不从新的医学模式的角度去看待糖尿病，在治疗糖尿病时，不能不考虑患者对疾病的情绪反应和情绪障碍对疾病的相互影响，忽视这些就会造成治疗方面的困难。对此，应用抗抑郁和焦虑的药物治疗，可有效缓解患者这些不适症状,对促进患者的治疗依从性有很大的帮助。另外,针对患者具体情况和原因调整心理状态,正确对待疾病,积极接受治疗,防止病情加重,避免并发症出现。对于有些糖尿病患者出现较重并发症,则首先考虑是否因为病情控制欠佳。如果正规治疗,纠正体内糖、蛋白质、脂肪代谢紊乱,完全可以防止或延缓并发症的发生、发展。对老年患者,病情控制稳定,不仅事关个人身心健康,还能缓解家庭经济负担及子女思想负担,对全家生活都有重要影响。对糖尿病家属进行指导,做好家属及周围人员的思想工作,经常让患者接触到生活中令人快乐、开心的事情,让其感到生活的乐趣;正确对待患者的不正常心理,不能抛弃、置之不理,更不要施加压力,要多关心患者的病情和心理状况,多与患者谈心、交流,及时发现引起患者紧张和忧虑的原因,并有效疏导,让其感到被重视和关注;要热情支持、鼓励并帮助他们运用自我保健手段控制糖尿病,发现病情异常,及时送其就诊。家属也要熟练掌握如何进行饮食治疗、如何监测病情,协助患者完成自我保健计划,给患者一个充满温情的家庭生活氛围。如果患者的抑郁、焦虑程度较重,影响其日常生活或工作,可以辅以抗抑郁药治疗。

案例 6-2　失恋的她出现了甲状腺机能亢进

杭女士,26 岁。半年前,杭女士与恋爱 5 年的男友分手,心情不好,经常爱发脾气。她本人及家人都认为是失恋引起的情绪反应,不认为是疾病。近半年以来常感心慌,怕热,消瘦乏力,食欲较佳,未引起她本人及家人的注意。近一个月以来,心悸、胸闷加剧,发展到每晚胸闷,发作时大汗淋漓,有濒死感。疑为心肌梗死,检查心电图发现有窦性心动过速,未见其他异常。后因发现颈部甲状腺肿大而检查游离 T_3、T_4,确诊为甲状腺机能亢进。给予抗甲状腺药物、β 受体阻滞剂和抗抑郁药物治疗,配合心理调整,发作逐渐中止,继续综合治疗 2 年后病情稳定。

【解读 6-2】　心理应激可以促发甲状腺机能亢进

甲状腺机能亢进是一种临床上十分常见的内分泌疾病,甲状腺激素分泌过多或因甲状腺激素(T_3、T_4)在血液中水平增高所导致的机体神经系统、循环系统、消化系统、心血管系统等一系列高代谢症候群以及高兴奋症状和眼部症状。研究表明,甲亢是一种心身疾病,其发生、发展、转归与心理社会因素密切相关。甲亢患者在病程的不同阶段均普遍伴有焦虑、抑郁等负性情绪,这些负性情绪又影响患者的治疗与康复。根据应激理论,应激通过中枢神经系统作用于神经内分泌和神经免疫系统,影响内分泌、免疫系统的功能,导致内分泌、免疫功能失调。长期或严重的应激造成不可逆转的器质性改变,发生心身疾病。

一、发病的心理社会因素

1. 人格特征　国内的研究显示,甲亢患者抑郁评分与艾森克人格测验的神经质呈正相关,焦虑评分与艾森克人格测验的内外向呈负相关。说明甲亢患者所具有的外向而不稳定的个性特征,表现为焦虑、担忧、敏感,有强烈的情绪反映,情感易于冲动,使得他们对生活中的事件易于进行负性评价,内心体验多为抑郁、焦虑的负性情绪,从而对自己和他人产生不满。研究者认为,甲亢患者不良的个性特征是导致其发生抑郁焦虑情绪的内在心理因素。Winsa 等对甲亢患者人格的研究发现,大多患者偏向 A 型行为的性格特征。紧张是甲亢患者的 A 型行为的主要情绪体验,紧张的情绪状态,可促使下丘脑促甲状腺素释放激素的释放,因此在紧张状态下促甲状腺素释放激素、促甲状腺激素及甲状腺素之间呈正相关。如果紧张情绪过久或反复出现,就会影响下丘脑对甲状腺的正常调节,从而影响人体的心理和生理过程。Buell 等提出 A 型行为的人,体内儿茶酚胺水平较高,因此 A 型行为人有神经兴奋性征象:如个性强、爱争辩、急躁、紧张、好冲动等。实验证明,A 型行为的人,对外界刺激比其他类型者更为明显和持久,因此急性情绪应激或打击可以促使甲亢的发生。A 型行为可能是甲亢发病的性格基础。

2. 心理因素　甲亢的产生、发展都与情绪和心理因素有重大关联。首先,甲亢的产生多与严重的精神刺激有关。在病人发病前的一段时间内,有一些譬如亲人死亡、意外事故、精力体力过度损耗或人际关系不和、欲望得不到满足等对其的精神和心理带来很大的压力,使他处于高度紧张或情绪波动中。在这之后的短暂时间内,就有可能发生甲亢。其次,在甲亢病人的病情发展中,激烈的刺激会让其病情迅速加重,并有可能促成甲亢危象。而甲亢的发展又有可能让甲亢病人的情绪更加恶劣,变成严重的恶性循环。因此,又有人说甲亢与其情绪反应互为因果和循环的关系。

3. **类似的生物学致病原的影响** 一些研究发现,甲亢患者和其所出现的情绪障碍是由于两者有着类似的生物学致病原。Mizukami 等观察到一对患有甲亢的同卵双生子同时并发一些精神症状,包括抑郁焦虑情绪,两人症状相似。提示可能是由于他们相同的遗传基因导致了甲亢和精神症状的发生。Placidi 等调查 93 例甲状腺疾病患者,他们的甲状腺疾病与精神疾患,包括焦虑、抑郁的患病率高于一般人群。故认为甲状腺疾病与精神疾患可能是相同生化异常的结果。

4. **慢性疾病造成的心理应激** 对纳入研究的住院患者调查访谈中发现,患者忍受着疾病的痛苦和住院带来的生活不便,工作学习被迫中断,加上疾病慢性迁延、难以痊愈,也是造成患者的抑郁焦虑情绪的原因。

二、临床表现

甲状腺功能亢进症的患者几乎都伴有心理变化,主要表现在:(1)情感障碍:不稳定,急躁,紧张,易怒,易激动,情绪易变;少部分病人,特别是老年人患慢性甲亢者,常表现为抑郁、情绪淡漠和厌食。(2)半数以上病人还出现幻觉妄想,幻听、幻视、幻嗅,关系妄想,钟情妄想。注意力集中的时间不长,有近事记忆损害。严重甲亢者可呈现谵妄、昏迷乃至死亡。(3)行为异常:兴奋多动,躁动伤人,消极自杀,违拗;尽管体力上感到疲劳,但仍想去干点事情。充分休息和高质量的睡眠能降低大脑皮质兴奋性,使甲亢患者神经兴奋性降低,减低甲亢的高代谢消耗,以利于甲亢症状的控制。

三、治疗

1. **常规治疗** 应用抗甲状腺药物治疗,有指证的患者进行手术或 I^{131} 放射治疗。

2. **抗抑郁药物治疗**,改善患者甲亢伴发的心理障碍。

3. **心理治疗** 甲亢患者比普通人有更多的心理应激反应。据报道其心理障碍发生率高达 10.2%,尤其是焦虑最常见。在应用药物治疗的同时,还要给予引导、启发、解释与自我训练等心理治疗,提高心理应激、心理免疫能力,有利于甲亢的治疗。

案例 6-3　霍女士甲状腺手术后出现精神症状

霍女士,48 岁。因甲状腺肿瘤于 4 年前做甲状腺次全切除术,术后体健,常参加文艺活动。但近 2 个月以来,患者常有莫明其妙的心情不好,对文艺活动的兴趣逐渐降低,冬天特别怕冷,唱歌时声音嘶哑,面色苍白,双下肢浮肿。近 1 星期因经常出现幻觉、胡言乱语而被送入院。经检查发现促甲状腺素高达 65IU(正常:0.5~3.5IU),游离三碘甲状原氨酸、游离甲状腺素明显降低,诊断为甲状腺机能减退伴有精神障碍。给予加衡50μg/d、抗精神药物,数星期后精神症状消失,长期用加衡替代治疗后患者恢复如初。

案例 6-4　无聊让余先生出现甲状腺机能减退

余先生,62 岁。余先生平时工作认真负责,经常为工作放弃个人休闲时间,2 年前退休在家。最初赋闲下来,感觉尚好;后来感觉无聊,但自己觉得也没有什么事可做,经常感觉心烦、唉声叹气。近一年以来,家属发现他越来越消瘦,寡言少动,对周围事物缺少兴趣,容易出汗,手抖,大便次数增多等症状。曾被疑为消化道肿瘤,做胃镜、纤维肠镜检查,结果未发现可疑病变。后来发现甲状腺肿大,经化验检查后确诊为甲状腺机能减退。经甲状腺素替代治疗及 5-羟色胺再摄取抑制剂治疗,以后对周围事物兴趣逐步增加,体重也逐步恢复。经两年半治疗后痊愈。

【解读6-3】　甲状腺机能减退常与心理状况相互"促进"

甲状腺功能减退症是由于甲状腺素不足或缺乏引起的全身性疾病,心理障碍是甲状腺功能减退的常见征象。临床主要心理表现是:(1)情感障碍:患者精神迟钝、嗜睡,理解力和记忆力减退,有时有妄想、幻觉、心境低落、抑郁,严重可出现精神失常,甚至木僵、痴呆和昏睡。偶有小脑综合征,表现为共济失调、腱反射松弛期延缓。甲状腺机能减退心境低落与环境不相符,初为闷闷不乐,对周围事物不感兴趣,自我评价过低,自责,有内疚感,直到悲痛欲绝或有自伤、自杀行为,严重者可出现幻觉、妄想等精神症状。

(2) 自主神经功能变化:皮肤苍白、干冷,常有耳鸣、头晕。由于交感神经张力下降,常出现眼睑下垂形成眼裂狭窄。

甲状腺机能减退的治疗主要用甲状腺激素替代治疗。合并有情绪障碍或精神障碍时,根据临床表现选用抗焦虑、抗抑郁或抗精神病药物。

案例 6-5　父母不和让小赵越吃越胖

小赵,女,14岁,初中二年级学生。身高1.56m,体重74kg。自幼父母关系不和谐,经常吵架,很多时候是当着小赵的面吵,有时还要小赵给他们评理。小赵对他们的吵架很反感,有些事情根本不值得吵,让她评理时,她感觉很为难,也很生气,经常自己躲到一边吃东西。吃东西时,能暂时把父母的烦恼抛到一边,吃过东西,她感觉心里舒服一些。所以,她的体重也慢慢增加起来,以致超出正常体重,最初父母还经常埋怨她,说她只知道吃,不知道体谅大人的烦恼。天长日久,小赵的体重严重超标,她的父母带她看医生,营养医生给她营养指导,并建议他们全家看心理医生。心理医生了解其大体情况,建议他们进行家庭治疗。在家庭治疗的过程中,小赵的父母知道小赵的肥胖部分原因在于他们夫妻之间的沟通方式、亲子之间的沟通和互动方式上,小赵也认识到自身的应对方式有问题,经过调整和心理指导,小赵家庭关系变得较为和睦,体重也慢慢减轻,走向正常。

【解读 6-4】　肥胖症患者常有心理压力

近年来,随着物质生活水平的提高,我国人口的肥胖率特别是青少年肥胖的发生率逐年上升,肥胖问题已引起社会各界的广泛关注。肥胖不仅带来生理上的损害,还带来心理上的障碍。有针对性地调整好患者精神心理,建立良好的精神心理状态,矫正不良心理活动,有利于防治肥胖病的发生。

一、社会心理因素与病因

对肥胖病因的研究,Racette等提出肥胖是遗传、行为、环境、生理、社会和文化众多因素导致能量失衡和过多脂肪沉积的结果。尽管基因在体重调节上起重要作用,但导致近20年肥胖显著增加的2个因素是行为和环境。国内一些学者在肥胖病因方面也提出相关的心理行为因素,主要有以下几个方面。

1. 情绪因素　进食行为与人的情绪有关。心理学家研究认为,肥胖者在情绪焦虑时会食欲大增,原因可能与其在婴幼儿期遭受到的经验有关。也有心理学家认为,吃东西是一种减轻焦虑情绪的方法,通过咀嚼食物,可使人脸部肌肉紧张度减低,从而可间接释放焦虑情绪。另外,情绪激动、夜间失眠而进食等因素也可导致肥胖。

2. 心理认同　在不同社会阶层和文化背景下,人对肥胖的心理认同是不一样的,无疑这种对肥胖不同的态度直接影响着肥胖发生率。在一些发展中国家,肥胖是富有的象征,他们认为最富有的人应该是最胖的人,肥胖是人们内心所渴望的。年长的美国黑人和西班牙妇女中肥胖发生率很高,他们认同肥胖,认为肥胖是母性和高贵的象征。而美国和西欧富有的人却相反,他们通常排斥肥胖。

3. 行为因素　Racette 等提出,静坐的生活方式伴不良饮食方式导致肥胖的高发生率。身体活动,无论是轻度、中度还是剧烈,都对每日能量消耗产生影响,是决定能量平衡的主要因素。在美国和其他一些富有国家,工业现代化和先进技术已使人们大部分的生活方式变成静坐方式。有报道,青年每增加 1 小时看电视时间,肥胖症发生率就会增加 2%。

4. 儿童虐待　国外学者提出,有受虐待体验者会导致体重过度增加,儿童时期的性虐待与成人期肥胖有一定关系。可能在富足的发达国家,食物来源不成问题,儿童在精神或身体上受虐待后为缓解遭受虐待带来的紧张、愤怒、压抑、羞辱等情绪而大量进食,导致肥胖。

二、临床心理表现

1. 被动心理　肥胖患者中有一部分对减肥的重要意义认识不足,因此常常是在被动心态下参加减肥治疗,缺乏主动配合的心理状态,这样减肥就很难获得成功。所以对这类患者的心理治疗就非常重要,应克服被动心态,积极主动地认识肥胖带来的危害,使之变被动为主动,这样才能获得满意的疗效。

2. 消沉心理　当肥胖患者多次减肥受到挫折时,会觉得自己减肥无望,丧失信心,甚至陷入意志消沉状态,自暴自弃。对这样的人,首要任务是设法建立起信心,与其一起讨论减肥失败的原因,制订切实可行的方案和对策,建立持久的减肥计划并坚持。

3. 贪食心理　通过观察发现，习惯于好食、多食的人常常肥胖；同样，肥胖的人往往都习惯于好食、多食甚至于贪食并且多伴有食欲亢进。有些人平时习惯于进食大量的食物，作为一种爱好，而不是因为饥饿。另外，在大量人群调查中还发现，肥胖者的食欲都非常好，似乎对食物怀有某种特殊的感情，看见食物就会有强烈的进食欲望，进食量明显多于一般人。而且肥胖的人多数喜食甜食，导致热量过高而增加肥胖。

4. 惰性心理　研究表明，"能量过剩"是导致人体肥胖的重要因素。"能量过剩"的主要原因是身体活动少且常常躺在床上。研究还表明，越是肥胖的人越是喜欢躺在床上，或是酣睡，或是躺在床上看书、看电视、吃东西。即使离开床，活动的时间也很少，如有坐处，他们也会立即坐下。总之，这些人就喜欢坐着或躺着。

三、治疗

（1）改变饮食行为　改变爱吃荤食和甜食的习惯，转向多吃些粗粮、蔬菜，多吃水果，减少肉类和谷类食物摄入量，尽量不吃肥肉和甜食；改掉爱吃零食、偏食、挑食的不良饮食习惯；改变饱足感，尽量避免过量进食，饱足感减至八九分饱，相应食量也会减少 1/4；放慢进食速度，避免饮食时狼吞虎咽，吃得又多又快，结果是超量进食。

（2）改变行为方式　治疗中主张进行夫妻、家庭、父母行为干预，使家庭的饮食行为和生活方式中造成肥胖的行为得到改变。通过宣传教育使患者对肥胖有所认知，改变健康观念；改变静坐过久的行为，有节制地看电视、用电脑。在保证睡眠的同时，改变贪睡的习惯。鼓励肥胖患者去户外活动，参加体育运动和一些能量消耗较大的娱乐活动。

（3）心理诱导和行为疗法　肥胖者最大的心理影响是缺乏自信心，有自卑感。故在治疗中首先要帮助其树立自信心。在改变饮食行为和运动行为中，要不断提示和强调运动的重要性，帮助其克服心理障碍，以强化其转变的行为，增强其自信心。

女性常见疾病背后的"心事"
——妇科医生更应善于"两只眼睛"看病人

女性心理疾病很常见，如月经前紧张症、心因性不孕症、更年期综合征、外阴瘙痒症、产后抑郁症等。此外，妇科疾病又可引起各种心理障碍。统计数据表明，心身疾病女性比男性多。在当前急速发展的社会经济生活中，就业问题、下岗问题、婚姻问题、计划生育问题让女性比男性受到更多的社会心理因素影响，故而更易形成心理上的矛盾与冲突，造成心身与功能的双重紊乱。

女性的主要性腺是卵巢，其功能一是提供成熟的卵子，保证生殖功能，二是支持生殖内分泌系统。下丘脑—垂体—卵巢轴调控着月经、妊娠、分娩、哺乳直至更年期等女性的各种生理过程，下丘脑—垂体—卵巢轴又受到中枢神经系统的控制，故同时也受心理活动的影响，反过来也影响着心理活动及情绪变化。

在青春期、月经期、妊娠期、分娩和产后哺乳期、更年期是女性容易出现各种心理障碍的时期，这些时期有特有的内分泌变化。因常受到文化习俗和社会心理压力的干扰，如女性的生殖经常被认为是最神秘的器官，加上封建礼教和旧传统思想的影响和束缚，个别妇女缺乏性教育和性知识，以致对月经初潮产生惶恐不安和不知所措；对妊娠、分娩更担惊受怕。反过来，精神紧张又明显影响内分泌系统的正常功能。

女性疾病在临床上由于存在种种客观因素和多种人际关系（如医务人员、家属、朋友和同事等）的影响，在求诊时的顾忌和禁忌很多，如月经问题、性生活问题等常常使女性害羞，难以启齿。有些人在接受女医生做妇科检查时也感到非常羞涩，当然更不愿由男医生为她检查，在叙述病史中常将不育症、性功能障碍和妊娠说为月经异常，以及其他各种欲诉无言、似是而非的主诉，常给医生诊断造成一定的麻烦和困难，有时甚至会使诊断延误，酿成大病。

案例 7-1　侯女士在月经前期非常紧张

侯女士,35 岁,营业员。自少女时期月经来临前都会出现心情不好,烦躁不安,易激惹,爱发脾气,做事没有耐心,伴有心慌、易出汗、腹胀、食欲减退、睡眠不踏实、梦多。近 5 年这种现象更明显,担心自己老发脾气会影响孩子的身心健康和夫妻感情,希望医生能帮助调整。医生给予支持性心理治疗,并教给她自我放松的方法以及压力管理。侯女士的症状明显减轻。

【解读 7-1】　经前期紧张者常有难以解决的内心冲突

像侯女士有经前期紧张的情况并非鲜见。经前期紧张综合征是指妇女反复在月经周期的黄体期出现躯体、情绪以及行为方面改变,严重者影响生活质量,月经来潮后症状自然消失。其病因尚不明确,可能是由于卵巢激素、中枢神经传递和自主神经系统失调综合作用的结果,孕激素水平不足,雌激素水平相对过高引起。孕激素促进远端肾小管钠和水的排泄,雌激素则通过肾素—血管紧张素—醛固酮系统使水钠潴留。研究证明,神经阿片肽随月经周期而变化,经前期综合征妇女在黄体后期循环中类阿片肽浓度异常下降,表现内源性类阿片肽撤退症状,影响精神、行为方面的表现,从而引起经前期紧张综合征。部分患者精神症状突出,且情绪紧张时常使原有症状加重。

一、发病的社会因素

经前期紧张综合征的发病除有液体潴留、催乳素排出量增多、甾体激素比例失常及神经介质—神经内分泌系统平衡失常等机制之外,还与精神社会因素相关。

由于经前期紧张综合征症状的广泛性及互不联系的特点,加上应用安慰剂或接受心理治疗也有较好的疗效,故不少学者提出,经前期紧张综合征是由心理社会因素引起的心身功能障碍。Parker 综合多位学者意见,认为个性及环境因素对经前期紧张综合征症状的发生极为重要,症状的出现反映患者内心存有未能解决的矛盾冲突。追溯患者生活史,常有较明显的精神刺激遭遇,如童年时期的不幸经历和精神创伤、父母家庭不和、学习成绩低下、失恋等,可能都是产生经前情绪变化的重要因素。

经前期紧张综合征发病原因虽然还不很明确,但通过近年的深入研究,认为其发病诱因可能是黄体的雌二醇、孕酮及(或)它们的代谢产物。由于它们的周期性改变,通过神经介质的介导而影响脑内某些区域功能,形成神经内分泌障碍,导致众多症状出现。

二、临床表现

经前期紧张综合征的症状繁多,可以多达150余种,但每一患者并不是具备所有症状,各人有各自的突出症状,严重程度亦因人、因时而异,并非固定不变。但症状的出现与消退同月经的关系则基本固定,此为本病的特点。病期持续长短不一,症状严重需治疗者病期较长,约有40%患者病期持续1～5年。10%的患者可持续10年以上。

典型症状常在经前一个星期开始,逐渐加重,至月经前最后2～3日最为严重,经后突然消失。有些患者症状消退时间较长,渐渐减轻,一直延续到月经开始后的3～4日才完全消失。另有一种不常见的类型,即双相型,有2个不相连接的阶段,一在排卵期前后,然后经一段无症状期,于月经前一星期再出现典型症状,以往称之为经间期紧张,由于其临床症状及发病机制与本病一致,实际为经前期紧张综合征的特殊类型。

1. 心理症状 包括情绪、认识及行为方面的改变。最初感到全身乏力、易疲劳、困倦、嗜睡。情绪变化有两种截然不同类型:一种是精神紧张、身心不安、烦躁、遇事挑剔、易怒,微细琐事就可引起感情冲动,乃至争吵、哭闹,不能自制;另一种则变得没精打采,抑郁寡欢,焦虑、忧伤或情绪淡漠,爱孤居独处,不愿与人交往和参加社交活动,自我感觉差,生活没有意思,甚至产生消极自杀意念;有的会出现注意力不能集中,判断力减弱;严重者出现幻觉、妄想等精神病性症状。

2. 液体潴留症状 如手足、眼睑水肿、经前头痛、乳房胀痛。

3. 其他症状 如食欲改变,自主神经系统功能症状,油性皮肤、痤疮、性欲改变等。

三、治疗

1. 一般心理疏导 使患者进一步了解月经期女性的生理变化,知晓出现经前期综合征有关症状的原因,引导患者正确认识,进行自我调节。

2. 认知行为疗法　帮助患者分析认知偏差和错误观念形成的根源,纠正认识偏差,了解错误观念形成的过程,重返健康心理。

3. 生物反馈疗法　患者通过学习个体化的相关资料,客观地了解心身变化与某些环境因素如紧张、松弛的关系,进行放松训练,解除紧张、焦虑。

总之,心理治疗是本病主要治疗方法,症状严重者可适当应用抗抑郁药物,有精神病性症状者可以使用抗精神病药。

案例 7-2　何女士围绝经期与家人关系越来越僵

何女士,48岁,已婚,初中文化,家庭妇女。因情绪不稳、易激动伴全身不适一年余就诊。何女士45岁开始月经紊乱,当时有潮热、出汗等症状,服用谷维素后消失,47岁绝经。一年前无明显诱因出现情绪不稳定,易激动,在家里常为一些小事生气,生气后常出现全身不适,感觉乏力、站不直腰、头昏、心慌和胸闷。一年来已在当地医院住院6次,2次急诊入院,入院后反复检查心电图、脑电图、胸片、颈椎、胸椎和腰椎等均无异常发现。家人对其表示关心,她觉得很烦,而偶尔忘了问候就觉得家人不关心自己,反复无常,一会儿对家人很好,一会儿又把家人骂得一无是处,她本人明知不好,却不能控制。儿子和媳妇因不能忍受,已搬到外面租房子住,丈夫为此常常主动出差。接触时,见何女士仪表欠整洁,焦虑面容,表情痛苦,双手扶腰,反复诉腰痛,坐立不安,不能深入交谈。性激素检查发现雌激素水平轻度减低。SCL-90总分303,重度焦虑、重度躯体化。SAS总分56,标准总分70。诊断为更年期焦虑。

给予支持性心理辅导,并配合抗抑郁药物。一个星期后,可见她仪表整齐,脸上带有笑容,自诉腰痛减轻,脾气可稍微控制,能和丈夫讨论一些家常事情而不发脾气,但觉口干,继续给予抗抑郁治疗,并嘱其多喝水。2星期后,患者复诊时诉已无乱发脾气,全身不适明显减轻,维持治疗6个月,患者家人陪她就诊,家人表示患者已恢复到发病前状况,给予缓慢减药至停药。复查SCL-90总分122,无焦虑、无躯体化,SAS总分23,标准总分40,无焦虑。

【解读 7-2】 更年期综合征的心理观

围绝经期,也常常称作更年期,是指从接近出现与绝经有关的内分泌生物学和临床特征起至绝经一年内的一个阶段,即绝经过渡期至绝经后一年。绝经指月经完全停止一年以上。我国城市妇女的平均绝经年龄为 49.5 岁,农村妇女为 47.5 岁。绝经过渡期多逐渐发生,历时约 4 年,偶可突然发生,表现不同程度的内分泌、躯体和心理方面变化。围绝经期妇女约 1/3 能通过神经内分泌的自我调节达到新的平衡而不出现症状,2/3 妇女则可出现一系列性激素减少所致的症状,称为围绝经期综合征。

一、社会心理因素与病因

1. 围绝经期激素改变与心境　围绝经期,女性生殖功能衰退,雌激素水平降低,而促性腺激素水平逐渐升高。并且,绝经后雌激素水平的下降,还使下丘脑分泌催乳激素抑制因子增加,致使催乳激素浓度降低。绝经后促性腺激素释放激素的分泌增加与黄体生成素增加平行,说明下丘脑和脑垂体仍保持良好功能。绝经期妇女血抑制素浓度下降,较雌二醇下降早且明显,因此,降低了反馈抑制垂体合成分泌促卵泡激素作用,使抑制促性腺激素释放激素自身受体的自身调节作用降低,从而使促卵泡激素分泌增加。这些激素变化之间的相互作用,引起与绝经相关的临床症状,以及情绪症状和认知损害。

2. 社会心理因素　妇女对绝经的体验因经济及文化背景的不同而不同。北美倾向于注重与绝经相关的疾病、老龄与社会地位丧失的负面影响,而发展中国家对绝经妇女的描述着重于正面影响,如解除了妇女生养子女的负担。中国城市和农村妇女对月经、更年期、衰老等含义有不同的价值观,城市妇女则认为"月经是女人的象征",更年期意味着衰老,而衰老面临着被社会遗弃,自身价值得不到体现,这种对更年期的过分惧怕和对月经的注意产生了更年期复杂的心理压力。农村妇女由于受传统观念的影响,认为月经的"污秽",使得女人地位低下,绝经后妇女"干净"了,所以不必为年龄增长而增加更多的烦恼。不同群组妇女在更年期阶段的不同心理感受,影响着躯体和心理症状的发生。

围绝经期性激素水平的变化是每位妇女所必经的阶段,其中部分将发生围绝经期综合征,但只有部分围绝经期综合征患者出现焦虑抑郁症状。说明围绝经期综合征患者焦虑抑郁症状的发生除了与激素水平变化有关外,还可能与其他因素有关。围绝经期综合征对患者的情绪有影响,且随影响程度的增加,焦虑抑郁症状的发生有增高的趋势。心理因素可能在围绝经期焦虑抑郁的发生中起到一定作用,故心理治疗能明显缓解焦虑抑郁症状。有研究者认为,围绝经期综合征患者焦虑抑郁的发生可能与患者对围绝经期综合征认识不足、自身的心理状况较差及特定的人格特征有关。尽管人们的文化水平在不断提高,但很多人对此病缺乏认识,不知围绝经期是一个正常的生理过程而产生恐惧;再加上心理调节能力偏低,加重了患者的心理负担。而不良的心理状态将会引起中枢神经系统功能失调,使围绝经期本来已经存在的内分泌紊乱更加明显,进一步加重了围绝经期症状,促进不良心理的产生,形成恶性循环。

二、临床症状与心理表现

绝经前半数以上妇女出现月经紊乱,表现为月经周期不规则、持续时间长及月经量增加,系无排卵性周期引起,致生育力低下,但有意外妊娠可能。围绝经期及绝经后妇女出现异常子宫出血,一定要警惕子宫内膜癌的发生。围绝经期综合征全身症状主要有潮热,盆底松弛,乳房萎缩、下垂。此外,绝经后妇女易发生动脉粥样硬化、心肌缺血、心肌梗死、高血压、脑卒中和骨质疏松症等疾病。绝经后妇女皮肤皱纹增多加深,皮肤变薄,干燥甚至皲裂,皮肤色素沉着、出现斑点等。

在情绪方面,围绝经期妇女往往易激动、易怒,敏感,焦虑不安或情绪低落,抑郁寡欢,不能自我控制。可以出现睡眠、记忆力及认知功能方面的问题,使生活质量及工作效率降低。

三、治疗

围绝经期精神症状可因神经类型不稳定或认知偏差而加剧,故应进行心理治疗。必要时可选用适量的抗抑郁药与小剂量抗精神病药物合用。合理应用雌激素可控制围绝经期症状及疾病。我国应用最多的是国产尼尔雌醇,为长效雌三醇衍生物。可有效地控制潮热、多汗、阴道干燥和尿路感染。由于其对子宫内膜作用弱,故不引起子宫出血。用药目的主要为了解除围绝经期症状,待症状消失后,经过巩固治疗和维持治疗,然后缓慢停药。

案例 7-3　陆女士只因下腹疼痛就不想活

陆女士,56岁,已婚。诉下腹疼痛伴情绪低落半年。陆女士半年前开始出现下腹疼痛,以耻骨上区明显。情绪低落,有不想活的念头,常觉得生活没有意义,生活不能完全自理。曾服用多种抗炎药物无好转。睡眠差,入睡困难,恶梦多,偶有潮热。大便正常,小便多。既往史无特殊。陆女士23岁结婚,孕4产2,绝经5年。其姐有类似症状,未治,后自杀身亡。查体:一般情况好,心肺肝肾无异常,腹平软,下腹无明显压痛。妇科检查:外阴阴道未见异常,宫颈光滑,子宫附件无明显压痛。辅助检查:B超子宫附件未见异常。SAS粗分50分,SDS粗分62分。初步诊断:慢性盆腔疼痛,抑郁障碍。

给予抗抑郁治疗(心理治疗加药物治疗),同时予替勃龙2.5mg,1次/日。共服药5个月,疼痛完全消失,情绪恢复正常,生活能完全自理。

【解读 7-3】　慢性盆腔炎引发的苦恼

慢性盆腔炎常见于急性盆腔炎未能彻底治疗,或患者体质较差病情迁延所致,但亦可无急性盆腔炎症病史,如沙眼衣原体感染所致输卵管炎。慢性盆腔炎病情较顽固,当机体抵抗力较差时,可有急性发作。

一、社会心理因素与病因

慢性盆腔痛患者的常见妇科病因有盆腔内膜异位症、慢性盆腔炎、盆腔术后粘连、盆腔瘀血综合征等疾病。患有器质性病变的慢性盆腔痛患者对自己所患疾病缺乏医学知识,或者只是一知半解,有的因长期治疗疗效差造成患者丧失信心,以及患者自身的个性特征及生活体验等因素,使患者出现焦虑、抑郁、紧张、恐惧、多疑等不良心理反应。据报道,慢性盆腔痛患者病因属于社会心理因素所致者占盆腔疼痛总数的50%~23%,患者疼痛主诉剧烈而医生又未发现任何器质性病变,称为心理性盆腔疼痛,其疼痛受到社会心理因素制约,患者的社会文化背景和各种心理因素与发病有直接的关系。

二、临床心理表现

生活节奏快，工作压力大，生活、事业、家庭矛盾突出，极易出现各种心理障碍。在对女性抑郁症患者的研究中，发现较多的不良认知存在于女性抑郁患者中，即寻求赞许、要求完美、看重他人评价，从而促使长期以来形成的不良认知，逐渐形成孤独、退缩，从而使抑郁加重与持续。心情不畅会使病情加重，故应该注重减少环境应激源，以保持患者良好的情绪，使抑郁、焦虑等心理病理现象得以控制。临床观察到，慢性盆腔炎合并抑郁及焦虑情绪障碍的患者，其病情轻重与年龄和文化程度无明显关系，而病程长和婚姻状态不良的患者病情较重，表现在 SDS 和 SAS 评分增高。在这些患者当中，情绪低落、兴趣丧失和睡眠障碍也是最常见的症状，包括入睡困难、早醒、梦多等。在治疗过程中，睡眠障碍改善较快，随之其他症状逐步缓解或消除。此外，食欲减退、性生活不快乐、疲乏、容易紧张和感觉呼吸不畅等症状也较常见。在心理应对方式方面，患者在自责、幻想、逃避及合理化等因子评分上与健康人群相比也有显著性差异。说明这些患者存在明显的心理特点，她们在面对困难和挫折时与健康人群比较有不同的应对方式，在治疗过程当中应该重视。

全身炎症症状多不明显，有时仅有低热，易感疲劳。由于病程时间长，部分患者可出现神经衰弱症状，如精神不振、忧愁焦虑、周身不适、失眠等。

三、治疗

慢性盆腔炎单一疗法效果较差，采用综合治疗为宜。解除思想顾虑，增强治疗的信心，增加营养，锻炼身体，注意劳逸结合，调整心理状态，提高机体抵抗力。慢性盆腔炎性疼痛患者因担心病程反复，久治不愈，故心理负担加重，常常有抑郁、烦躁、焦虑等情况，从而加重病情，影响疗效。对于患者这种心理状态，采取因人而异的心理治疗，帮助患者摆脱紧张、焦虑、苦恼的心理状态，增强其战胜疾病的信心，必要时加用抗抑郁药物。

案例 7-4 吴女士常常外阴瘙痒

吴女士，35 岁，外企白领，平素"爱干净"，经常洗涤，日常看到不干净的地方都要清理，天天洗澡，换洗内衣。让人难以理解的是：吴女士这么讲卫生,竟然还有外阴瘙痒,而且瘙痒得很严重,让她心烦、不安,睡眠困难,需要不时摩擦,这在白天,尤其是工作场合让她很是难为情。曾经多次看妇产科,除了摩擦的地方有皮损外,体格检查未发现其他异常,进行分泌物检查,未发现微生物感染。妇科医生告知可能是洗得太过勤造成的。吴女士为什么洗成这样呢? 仔细了解发现,吴女士的"爱干净"太过头了,她每次洗澡都需要一两个小时,外阴要单独再洗半小时左右。她本人对于这么长时间的洗涤,尽管觉得需要,但是也感时间太长,浪费时间,也没必要,但是她控制不住要长时间地洗。吴女士的外阴瘙痒是由强迫行为造成的。所以,对于外阴瘙痒的病人,如果在躯体上查不到原因时,不妨问一下她有没有心理症状。

【解读7-4】 外阴瘙痒者不要忽视心理障碍

外阴瘙痒是妇科常见的一种症状,可由各种不同的外阴病变所引起,但也可发生于外阴完全正常者。瘙痒部位多发生于阴蒂、小阴唇,也可波及大阴唇、会阴,甚至肛周等皮损区。一般是阵发性发作,也可是持续性的夜间发作。当严重瘙痒时,患者会出现坐立不安、心情烦躁、心律不齐、失眠等,以致影响生活和工作。诊断时详细询问病史及治疗经过,仔细进行全身检查和局部检查,必要时做阴道分泌物的培养、药敏试验或局部的病理学检查。不明原因外阴瘙痒找不到明显的全身或局部原因。目前有学者认为,其发病可能与精神或心理方面因素有关。

外阴瘙痒治疗:注意经期卫生,保持外阴清洁干燥,切忌搔抓。不要用热水洗烫,对焦虑症状突出者可用抗抑郁抗焦虑药物治疗。

附:非特异性外阴炎

非特异性外阴炎多数是由于外阴与尿道、肛门临近,经常受到经血、阴道分泌物、尿液、粪便的刺激,若不注意皮肤清洁易引起外阴炎;其次糖尿病患者因糖尿的刺激,粪瘘患者因粪便的刺激以及尿瘘患者因尿液的长期浸渍等;此外,穿紧身化纤内裤,导致局部通透性差,局部潮湿温度升高,以及经期使用卫生巾的刺激,均可引起非特异性外阴炎。常见有外阴皮肤瘙痒、疼痛、灼烧感,常常于活动、性交、排尿、排便时加重。检查见局部充血、肿胀、糜烂,常有抓痕,严重者形成溃疡或湿疹。慢性炎症可使皮肤增厚、粗糙、皲裂,甚至苔鲜样变。症状反复发作,或症状持续存在。发展为顽固性的外阴瘙痒,甚至出现坐立不安、烦躁、焦虑等,此时可在对症治疗的同时,配合心理治疗,抑郁或焦虑症状严重者给予抗抑郁药物治疗。

案例 7-5　什么原因让"健康夫妇"不能怀孕生子

易女士,29岁。婚后5年未怀孕,迫切希望能怀孕。3年前妇产科检查,医生诊断为"子宫发育不良",给予激素治疗,基础体温持续性无排卵周期。来医院再次检查,妇科检查及内分泌测定均未见异常。经过详细交谈,易女士夫妇与双亲、兄嫂3对夫妇同居一套房子,家庭反对易女士的婚姻,易女士结婚后,家庭成员之间经常争吵,长期处于紧张的家庭人际关系中。易女士的不孕可能与家庭矛盾有明显关系。

案例 7-6　杨女士的不孕与她的不开心有关

杨女士,26岁,已婚。下腹疼痛伴不孕一年。杨女士一年前不明原因出现下腹疼痛,为隐痛,时轻时重,与月经周期无关。下腹痛发病半月后在当地诊所输液治疗略好转,后服用多种抗炎药均未治愈。伴心烦、开心不起来,不愿做事,不愿与人交流,睡眠稍差,大小便正常。一年未避孕亦未怀孕。月经正常,周期28～30日,经期4～5日。23岁结婚,孕1产0,24岁人流一次。既往史无特殊,家族中无类似病史。查体:一般情况好,心肺肝肾无异常。腹平软,下腹无明显压痛。妇科检查:外阴阴道未见异常,宫颈光滑,子宫附件无明显压痛。辅助检查:B超子宫附件未见异常。女性激素水平正常;SAS粗分48分,SDS粗分43分。初步诊断:慢性盆腔疼痛,抑郁障碍。给予抗抑郁药物治疗2个月,疼痛完全消失,停药半年后妊娠,顺产1子,母子健康。

案例 7-7　刘女士的不孕与紧张形成恶性循环

刘女士,28岁,结婚3年未孕。刘女士于3年前与比自己大7岁的男友结婚,两人感情很好,因男友年龄较大,婆婆很希望尽早抱上孙子,于是经常催促他们要小孩,本来他们两个不太着急要孩子的,对于老人的催促没太认真,一年过去了,刘女士没有怀孕,周围亲朋好友见面都要问他们怎么还没有小孩,又说年龄太大要小孩就有很多麻烦,这时他们开始感觉要抓紧要小孩了。但是一个月过去,没有怀孕,有点急;2个月过去,还没怀孕,他们更着急了。两人天天纠缠于想怀孕而怀不上,并开始到处去看病,到医院检查,女方排卵基本正常,输卵管通畅;男方精子活动低,但是没有达到不能让对方怀孕的程度;双方激素水平也都正常。这就怪了,怎么回事呢? 求助于医学心理医生,心理医生发现他们两个都很焦虑,过于关注目前的问题,就建议他们转移一下注意力,关注点别的事情,业余时间两人可以做点轻松愉快的事情,尽量放松心情。刚开始他们并不能做得到,后来慢慢转移,他们变得轻松了,心情也好一些,不再纠缠于要小孩的事情上。3个月后刘女士怀孕了!

【解读7-5】 不孕与不良情绪

凡婚后未避孕,有正常性生活,同居2年而未曾妊娠者,称为不孕症。不孕症按病因不同可分为器质性和心因性两类,后者是指所有临床及病理检查均不能确定病因者,其发生与不良情绪有关,具有可逆性,约占全部不孕症患者的20%。不孕症患者多承受来自家庭和社会的压力,并可出现复杂的心理反应和心理障碍。也是女性心身疾病和心理障碍的主要疾病之一。

一、病因与社会心理因素

1. **病理生理因素** 在女性方面,引起不孕的器质性因素主要有:(1)因卵巢功能紊乱导致不排卵。(2)输卵管发育不全或炎症导致输卵管阻塞。(3)子宫先天畸形,子宫粘膜下肌瘤,子宫内膜结核、炎症和内膜息肉,宫腔粘连导致受精卵不能着床。(4)子宫颈息肉和肌瘤等引起堵塞而影响精子的穿过。(5)阴道损伤后粘连瘢痕性狭窄、阴道横隔或先天性无阴道。(6)免疫性因素,如产生抗精子抗体等因素。

2. **社会心理因素** 焦虑、紧张、抑郁等不良情绪和心理因素影响下,可以通过内分泌—自主神经系统—性腺激素引起停经、输卵管挛缩、宫颈黏液分泌异常等变化导致不孕症。心身研究表明,这些患者常伴有易焦虑紧张、情绪不稳定和依赖性强等神经症倾向。此外,还可具有多动、内向、孤独、不善交际、好担忧、缺乏自信。个别患者具有异常性行为,如手淫、性恐惧、性变态和性幼稚等。精神病患者常有不孕,且长期处于心理矛盾和冲突中,如家庭不和、夫妻反目、人际关系紧张、社会舆论压力、周围人的讥讽嘲笑等,使这些妇女处于压抑和恐惧状态。

另外,不良的生活习惯,如吸烟、饮酒、吸毒、生活无规律、近亲结婚、接触化学物质、居住无定所、居住条件拥挤多代同室、性生活无规律(过频或过少、性冷淡或性欲低下)等因素均可影响神经内分泌功能而导致不孕。

二、临床心理表现与诊断

1. 心理特征

(1) 假孕体验:患者有类似妊娠症状的闭经、恶心、呕吐、乳房胀痛及嗜食改变甚至自觉有胎动感,而且本人坚信自己已怀孕,但妇科检查确为阴性者则称之为假孕。多见于久婚未孕的女性,也偶见于绝经及绝育后妇女。其原因除有雌激素变化外,主要是由于渴望怀孕或害怕怀孕的紧张和恐惧心理,导致内分泌紊乱。一般患者经医生明确告诉不是怀孕及心理治疗后,月经即会来潮。

(2) 自责心理:患者常因久未怀孕而内心自责、自怨,加上来自家庭和社会的压力,造成心理失衡或产生失落感、负罪感,有自杀解气欲望,由此常夜不能寐或产生反应性精神病。

(3) 耻辱心理:大多数不孕患者及家庭有封建意识残留,所谓"不孝有三,无后为大",因无子女自感无能、不孝、自卑,产生绝望的心理变化,大有断子绝孙之虞。许多不孕患者因被歧视、耻笑而烦闷、压抑、悲伤、自暴自弃、郁郁寡欢,羞于见人,对外界事物冷漠、乏趣,对不孕症的治疗缺乏信心,对结局感到失望或悲观厌世,常有神经衰弱的症状发生。

(4) 家庭不安全感:夫妻双方常因不能生育相互埋怨、谴责,致使家庭关系紧张、婆媳关系紧张而忧心忡忡或惶恐不安。

2. 心理诊断

明尼苏达多项个性调查表(MMPI)可反映不孕患者的性格倾向或心身疾病的易感性,具有一定的临床参考价值,如得分增高,表明患者有较高的易感性。SCL-90、SAS、SDS测验可检测不孕患者的情绪状态,如焦虑状态或抑郁状态。LES、DSQ 和 SSRS 等测验可以帮助了解不孕的诱发因素、心理防卫方式和社会支持的影响。

三、治疗

1. 器质性不孕的临床治疗　包括药物和手术治疗,如采取服用促排卵药物,对输卵管粘连者行通液术,对输卵管伞端闭塞者可行输卵管伞端造口术。还可进行人工受精、试管婴儿等辅助生育技术,一旦受孕则可使患者的心理障碍消失,恢复正常的心理状态。

2. 心理治疗　对于不孕症的妇女,在进行心理治疗时应先采取以下步骤。

（1）详细询问病史及体格检查,包括月经史、生活史、性生活情况、用药情况、烟酒嗜好及经济收入和营养状况等。

（2）通过接触了解患者的性格特点,分析心理社会因素与不孕症的关系。

（3）了解其丈夫的生活史、性格和心理特征。男方的问题不但直接影响生育,而且也能使妇女精神紧张造成间接不孕,故男女双方均应进行相应的心理治疗。

3. 精神药物的辅助治疗　对不孕症患者有严重焦虑、抑郁症状者,衡量利弊关系,可采用适当的抗抑郁药物治疗,用药前要向患者夫妻双方讲明利害关系,让患者选择用药还是不用药,并签署知情同意书。

案例 7-8　怀上宝宝却剧吐不止

盛女士,26岁,怀孕56天。自孕40天时开始出现恶心、呕吐、挑食又厌食等早孕反应。随着时间的进展反应越来越重,呕吐越来越厉害,稍微吃点东西就吐,甚至闻到饭的味道、看到吃的东西就吐,有几次呕吐过于剧烈,食道粘膜破裂,吐出鲜血,让盛女士很紧张。盛女士消瘦较明显,医生给予补液,纠正水电解质紊乱,但是难以止住其呕吐。经过医学心理医生的了解,本次怀孕是意外怀孕,她一点心理准备都没有,而且怀孕前,丈夫饮酒挺多,盛女士担心对胎儿有影响。而且就在怀孕前后婆婆生病,丈夫要经常陪伴婆婆,让新婚不久的盛女士心里很不是滋味,总感觉丈夫和婆婆忽略她,认为丈夫"要母亲、不要老婆"。医学心理医生给予疏导,并建议盛女士找让自己开心的事情去做,感到不舒服时进行放松训练。经过调整,盛女士的呕吐症状减轻很多,尤其是盛女士在和朋友一起玩的时候,一点不舒服的感觉都没有。

【解读 7-6】 妊娠剧吐与不良情绪

孕妇在早孕期间出现择食,食欲不振,轻度的恶心、呕吐、头晕、倦怠症状,称早孕反应。一般不需特殊治疗,在妊娠 12 星期后自然消失。少数患者恶心、呕吐症状严重持久,食物摄入量减少,导致营养不良、体液和电解质紊乱、代谢障碍等症状,临床上称之为妊娠剧吐。国内报道,妊娠剧吐的发病率为 0.47%,国外报道为 0.35%~1.6%,发病率因社会文化背景的不同有很大的差异。

一、社会心理因素与病因

1. 病理生理变化 呕吐是中枢神经系统的一种反射,与妊娠剧吐有关的神经因素有两种可能:其一是妊娠早期大脑皮质的皮质下中枢兴奋和抑制失衡,大脑皮质的兴奋性升高而皮质下中枢的抑制性降低,使下丘脑的各种自主神经活动紊乱,从而引起妊娠剧吐;其二是妊娠后随着子宫增大,子宫内感受器不断受到刺激,冲动传导到大脑中枢,引起反射性反应而导致恶心和呕吐。

2. 心理因素 有抑郁情绪或心理压力大的孕妇比心理状态正常的孕妇更易于感受作用于大脑催吐中枢的刺激,而引发剧吐的患者中,有相当一部分具有不正常的智力和不成熟的情感状态,她们具有强烈的母亲依赖性。发生剧吐的孕妇与无呕吐或轻度呕吐的孕妇相比较,可能具有更多的社会心理矛盾,如婚姻状态、年龄、胎产次、文化背景、家庭冲突等。如果第 1 胎发生此症,以后妊娠多会再次发生。处于战争或失业状况下的孕妇极易发生此症。年龄越轻,其情感心态的成熟程度越低,发生妊娠剧吐的可能性就越大。

二、临床心理表现

妊娠虽是一正常的生理过程,但对初产孕妇来说仍是一个重大的应激适应性过程,尤其是孕早期,因体内激素水平的变化,导致孕妇出现恶心、呕吐等生理反应。此时如果孕妇对早孕相关知识没有正确的认知,缺乏有效的应对,势必会出现焦虑、抑郁等负性情绪和明显的心身症状。而这些心身症状及负性情绪与恶心、剧吐可以相互影响,易形成恶性循环,造成心理健康水平持续下降,恶心、剧吐症状得不到缓解,不利于胎儿的发育和孕妇的身心健康。

临床上常见有对妊娠心理准备不足、对分娩恐惧、对哺育婴儿担心等孕妇。这些消极的心理因素能改变孕妇中枢神经系统的功能状态,可使呕吐中枢过度兴奋,发生妊娠呕吐。由于剧烈的呕吐而拒食,同时又害怕因不能进食而影响胎儿发育,而在呕吐严重时,甚至想到终止妊娠,以解除痛苦,导致产生抑郁、焦虑、恐惧等症状。妊娠剧吐的孕妇在临床上表现为难以用药物或其他方法控制的持续恶心和呕吐,常伴有营养、电解质和体液平衡的失调。严重的病人体重明显下降,出现脱水和营养不良。患者皮肤苍白、干燥,巩膜黄染,精神委靡,脉搏增快,体温升高,可有出汗倾向,严重者出现器官衰竭而致死亡。

妊娠剧吐的患者常有易疲劳、记忆力和注意力下降、工作效率低下等神经衰弱样症状。有的出现恐惧、不安、出汗、心悸等焦虑症样表现。有的出现情绪低落、压抑,及失眠、沮丧等抑郁表现,有的患者甚至可表现为持久的抑郁状态。

三、诊断

根据病史、妇科检查及辅助检查,诊断本病并不困难。诊断妊娠剧吐时,首先必须确定妊娠的同时排除葡萄胎等滋养叶细胞疾病。引起呕吐的原因尚需排除肝炎、胃肠炎、胆囊炎、胰腺炎等消化系统的疾病,以及中枢神经系统的疾病。做有关体液、电解质及体液酸碱度等方面的检查可了解内环境的改变,有利于进一步治疗。

及时做心理评估,了解心理状态。MMPI、EPQ量表检查了解患者人格特征,有无不稳定神经质及疑病性格。SAS、SDS检查可了解孕妇的情绪状态,有无焦虑和抑郁。

四、治疗

1. 临床治疗　治疗的原则是及时充分地给予支持及对症治疗。给予高营养液纠正饥饿状态;及时纠正水电解质紊乱和酸碱失衡;避免不良刺激,防止并发症。检测治疗进展的重要指标是孕妇体重不再继续下降并逐渐增加。

2. 心理治疗　妊娠剧吐的患者一方面担心呕吐不能治愈,另一方面担心日益下降的身体状况对胎儿产生不良影响,有很重的心理压力。认知治疗可以帮助孕妇及时发现问题,寻找解决方法,改善孕妇认知,掌握孕期保健等方面的知识,让孕妇了解一些关于胎儿在母体内生长发育期的生理变化,如何才能确保胎儿的健康成长。使患者了解到不良情绪对呕吐的影响,消除对早孕反应的恐惧和对进食的担心。尽量帮助孕妇转移注意力,放松身心,调动患者机体的潜能和心理耐受阈值,消除患者的焦虑、抑郁等方面情绪,改善妊娠剧吐症状,缩短尿酮体转阴的时间。还有学者主张采用放松疗法,使孕妇情绪平稳,思想松弛,精神乐观,生活协调,有助于神经内分泌的平稳与协调。可采用音乐疗法,优雅的音乐有利于胎教,也有利于母体心身的健康,消除紧张、恐惧、烦躁、不安等心理不适,使孕妇身体放松,心情平衡,心身愉快。

案例 7-9 她怀孕后为什么血压升高?

李女士,29 岁,孕 32 周,感觉有时头晕、眼花、胸闷、恶心,偶有短暂性"意识丧失",李女士有时感心情不好、心烦、开心不起来,自己想想,除了对孩子有所担心也"没有什么可担心的事情"。给予全面检查,发现血压明显增高,脑电图未见明确异常。给予诊断妊娠高血压,伴子痫前兆。给予降压、脱水、休息等治疗,血压有所下降。请医学心理医生会诊,医学心理医生经过深入交谈,发现李女士除了担心孩子的正常与健康外,对目前的工作也有顾虑,她非常喜欢现在的工作,待遇不错、与同事关系很融洽,但是单位有规定,可以允许休产假,产假回来的工作岗位不能保留,因为目前的岗位都是一对一的,休假后肯定要由别人上岗,等休完,再上岗要等机会。随着产期的到来,李女士越来越感到工作有危机,孩子也不能不要,因此李女士内心经常为此伤感、挣扎。经过心理疏导和支持性心理治疗,李女士渐渐能放下矛盾,既然孩子必须得要,那就先把工作的事情先放下,将来再找机会。经过降压治疗和心理调整,李女士的整个身心状态都在向好的方向转变。

【解读 7-7】 妊娠高血压与心理因素

妊娠高血压疾病是孕产妇所特有的一类常见疾病。多发生于妊娠 20 星期以后至产后 48 小时以内。以高血压、蛋白尿、水肿为主要表现,严重者可出现抽搐、遗尿等肾功能衰竭症状直至孕产妇、胎儿死亡。我国孕妇妊娠高血压疾病的发病率约为 9.4%。妊娠期妇女为何易发生妊娠高血压疾病，目前尚不清楚。妊娠期不良的心理刺激及有特殊人格特性的妇女，发生妊娠高血压疾病的危险性明显增加。

一、社会心理因素与病因

1. 病理生理改变　关于妊娠高血压疾病的病因，目前主要有以下几种观点：子宫—胎盘缺血学、肾素—血管紧张素—前列腺素系统的平衡失调、免疫学变态反应、慢性弥漫性肠管内疑血，还有认为与遗传有关。

2. 心理因素　妊娠期间遭受精神刺激，如过度惊喜与悲伤，过度的紧张、恐惧与焦虑，超过患者所能承受的范围，可致中枢神经系统功能的紊乱。影响肾素—血管紧张素—前列腺素系统的功能和血管舒缩中枢的功能，致使血管运动病理性亢进，全身细小动脉痉挛，从而发生妊娠高血压疾病。

有资料显示，内向型性格、"神经质"的女性，多疑、暗示性强的女性易于发生妊娠高血压疾病，且容易发展成重度妊娠高血压疾病。

3. 社会因素　生活贫困、营养不食、贫血和低蛋白血症的患者易发生妊娠高血压疾病。居室寒冷、保暖设施差、气温波动大者，可增加重症妊娠高血压疾病的发生率，年轻初产妇、高龄初产妇、体型肥胖的妇女妊娠高血压疾病的发病率高。

二、临床心理表现

典型的病人均有高血压、蛋白尿、水肿等表现。有的轻症患者或发病初期仅表现为妊娠水肿或妊娠蛋白尿。如出现头晕、头痛、胸闷、恶心、呕吐等症状，应考虑有先兆子痫及子痫，抽搐与昏迷是本病到最严重阶段——子痫的表现。

由于血压的异常或持续升高.患者常有头痛、头晕感。有的患者可出现记忆力下降、易疲倦、兴趣下降、表情刻板、思想内容贫乏、理解迟钝、行为缓慢等症状。重症患者有意识障碍、幻觉、思维不连贯、情绪紧张、冲动。如果出现剧烈的头痛、头晕、呕吐、意识模糊，应警惕发生高血压脑病。

一旦确诊为妊娠高血压疾病，孕妇因惧怕不良的妊娠结局，而有焦虑和恐惧的心理，表现为精神高度紧张、敏感、多疑、感情脆弱、自觉纱茫无助，同时有自责、自卑感。经治疗好转的孕妇，常担心胎儿的健康，怀疑是否有胎儿畸形、遗留高血压等后遗症,表现为抑郁寡欢、自怪自责、疑虑重重。

三、诊断

详细了解高血压、蛋白尿、水肿的发生时间和严重程度,了解有无明显的自觉症状,借助实验室检查了解有无肝肾功能、心脏功能的损害和血液流变学、血凝功能及水电解质改变。排除妊娠合并慢性高血压及慢性肾内科疾病即可作出诊断。

EPQ、MMPI、16-PF 等测验能了解患者的人格特征,SDS、SAS、SCL-90 等检测能了解患者的情绪特点及主观感觉情况。

四、治疗

1. 治疗原则 轻症患者应注意休息、饮食,增加产前检查的次数,密切注意病情变化,防止向重症发展。中、重症患者应积极治疗,防止子痫及其他并发症的发生。治疗原则为解痉、镇静、扩容、降压、利尿,或适时终止妊娠。

2. 心理治疗 在检查治疗的同时,发现患者所存在的心理障碍和对妊娠、高血压不正确的理解,及时予以纠正,改善患者对妊娠高血压疾病的认知,解除不良情绪,树立治疗的信心。通过家庭及社会的支持,消除患者生活实际中的一些心理社会刺激,也可通过宣泄的方式,调节患者的情绪。也有报道,采用暗示与催眠治疗,可协助降低血压、稳定情绪、减轻紧张、焦虑、恐惧等症状的作用。

案例 7-10 孩子喜降人间妈妈却郁郁寡欢

陈女士,26 岁,三甲医院护士,平时清清秀秀,楚楚动人,又不失温和善良。经剖腹产分娩一女婴,手术过程顺利。产后父母、公婆照顾周到,爱人细致体贴,自身恢复和婴儿健康状态均可,因睡眠不良而求治。诉说自产后开始,入睡极其困难,多梦早醒,清晨两三点钟醒来后再也无法入睡,以致产后每日昏昏沉沉,注意力难以集中,记忆减退,做事丢三落四,并有心慌、出汗、尿频、便秘、乳汁分泌减少等表现,非常担心孩子的喂养和自己产后身体的恢复。就诊时神情沮丧、郁郁寡欢、长嘘短叹,不时泪眼汪汪。产后 40 余天,她卧轨死亡。陈女士患的是产后抑郁,她有明显的家族史,其胞姐同样在产后自缢身亡。自分娩后,陈女士有强烈的自杀倾向,且其行动隐密,计划周密,没有被家属和医务人员所发现。

案例 7-11　儿科医生产下女儿自责

林女士,28 岁,大学本科,儿科医生,已婚。该患者正常分娩产一女婴,20 日后出现心情烦躁,好哭泣,当小孩有点小毛病时,自责自己是儿科医生,但看不好自己孩子的病,非常担心,也非常沮丧,觉得自己无能力,对不起家人,整日责备自己,觉得活得没意思,在家人的陪同下进行医学心理咨询。精神检查:意识清楚,接触尚可,情绪低落,有消极的意念,焦虑不安,无幻觉、妄想,有自责观念,自我评价过低,自知力存在,认为自己的能力很差。汉米尔顿抑郁量表显示中度抑郁。诊断为产后抑郁症。

【解读 7-8】　产后抑郁

中国疾病预防控制中心妇幼保健中心的研究资料显示,在中国产后抑郁症的患病率已经高达 10%～20%。另有统计发现,约 50%～75% 的产妇于分娩后的第 1 周内会出现轻度的抑郁症状,主要表现为轻度的情绪低落,这种情况一般持续约 7～12 天可自行缓解,但是如果情绪低落的症状持续超过 2 周以上,并在 4～6 周变得较为明显时,需警惕产后抑郁症的发生。

产后抑郁症是指孕妇在产后 6 个星期内发生的以抑郁为主的短暂情感紊乱,在高龄产妇中更为常见。产后抑郁不但令产妇失去自信,更因为产妇在患病期间因失去照顾婴儿的能力,而影响母子感情,影响孩子的成长与发育,影响家庭生活。同时也令产妇产生怀孕恐惧,导致夫妻生活不协调;严重者感觉生活没意思,出现消极自杀意念;更为严重者,可出现扩大性自杀(即有自杀意念和行为,甚至认为孩子或其他家人活得也痛苦,杀死孩子或家人再自杀)。

一、病因

1. **激素改变**　体内一些内分泌激素和生化的改变主要是雌激素和孕激素水平的变化。怀孕期间,女性雌激素和黄体酮增长 10 倍。分娩后,性激素水平迅速降低,在 72 小时内迅速达孕前水平。研究显示,产后性激素水平迅速降低和抑郁症状出现有关。另外产后失血、营养摄入不足以及产后激发原有的躯体疾病的加重等也是导致产后抑郁症的原因。

2. 个性因素：具有内向、敏感、焦虑等人格特征和易感素质，平时有不善于处理人际矛盾的特点等。

3. 产妇自身、近亲家族中有抑郁障碍的病史。

4. 产后所出现一些相关心理社会应激因素：缺乏伴侣的关怀或家庭的支持、睡眠节律的改变、家庭经济的原因、怀孕的矛盾意向、婴儿性别与期望不符、丧亲、疲劳等。

5. 缺乏α-亚麻酸：有报道，孕妇膳食中缺乏α-亚麻酸，产后容易出现抑郁症。因为α-亚麻酸对于胎儿大脑的正常发育是非常必要的，尤其是妊娠期的最后3个月，那时胎儿的尺寸增加了3倍，因此，也就需要大量的α-亚麻酸。如果孕妇未能在食物中足量摄取，胎儿就会抢夺妈妈体内的α-亚麻酸，特别是进行母乳喂养的产妇。母体内低水平的α-亚麻酸，大脑中5-羟色胺（快乐因子）就会越来越少，因为5-羟色胺是大脑中的一种神经递质，对保持快乐情绪起着关键的作用。准妈妈摄入足量的α-亚麻酸不仅对胎儿的发育有利，而且对自己的情绪和精神也有利。

二、临床表现

产后抑郁症主要症状为情绪低落、落泪和不明原因的悲伤。表现为易激惹、恐惧、焦虑、沮丧和对自身及婴儿的过度担忧，担心可能丧失生活自理的能力及照料婴儿的能力，有时还会陷入精神错乱或嗜睡状态。但易激惹、焦虑、害怕和恐慌等症状在患抑郁症的产妇中也很常见。缺乏动力和厌烦情绪也是重要的相关症状。主动神经系统症状包括食欲低下、体重减轻、早睡、疲倦和乏力，还可有便秘。在认知方面，可引起注意力不集中、健忘和缺乏信心。在较严重的病人中，还可有自尊心减低的表现。

在产后心理障碍的病人中，大多数患者早期均有情感障碍的症状。而在众多的情感障碍症状中，绝大多数是抑郁症状。产后抑郁患者抑郁症状与躁狂症状的发生比例为100：1。

三、预防方法

改善女性分娩前后的生活环境，减少或避免负性生活事件，比如在分娩前要防止局部或全身感染，不要在女性生产后不久就急切要求性生活等等，有利于女性产后保持心理健康。对产妇尤其是初产妇,要利用母亲、婆婆、医护人员的育儿知识,使她在心理、育儿能力等方面得到支持。和谐的夫妻关系和家庭支持对稳定女性产后情绪有很重要的作用,丈夫多关心体贴,家庭成员适当分担照顾婴儿的重担。

四、孕妇指导

如果女性能了解一些心理学知识和心理治疗的技术就可以学以致用,及时调整和改善自己的情绪。

1. **焦点转移**　如果产后的确面临严重的不愉快的生活事件,不要让精力总是粘滞在不良事件上。越想不愉快的事心情就会越不好,心情越不好越容易钻牛角尖,心情就会越发低落,陷入情感恶性循环的怪圈中。所以要适当转移自己的注意力,像《飘》中女主角郝思佳面对困境时所说"明天再想",就是一种转移法,将注意力转移到一些愉快的事情上,关注自己的喜好,不仅思维上转移,还可以身体力行参与力所能及的愉快活动。

2. **主动求助**　产后抑郁的女性内心会有一种无助,这其实是一种希望获得他人关注的信号,所以主动寻求和接受别人的关注是一种很有效的自我保护方式。

3. **放松**　适当调节变动生活内容,不要时时刻刻关注孩子而忽略了自己。将孩子暂时交给其他人照料,让自己放个短假,哪怕是两小时、半天,也能达到放松自己的作用。避免心理、情绪透支。

4. **行为调整法**　鉴于女性生产后不适于做剧烈的运动,但一些适当放松活动是非常必要的,例如深呼吸、散步、打坐、冥想平静的画面、听舒缓优美的音乐等等。

5. **倾诉宣泄**　找好友或亲人交流,尽诉心曲,大哭一场也无妨,尽情宣泄郁闷情绪。

6. **角色转换**　别忘了虽然已为人母,但仍是老公的娇妻、父母的爱女,谁也不可能只做24小时全职妈妈,所以要给自己换个角色享受娇妻爱女的权力。

7. **自我鼓励法**　生儿育女只是女性自我实现的一种方式,但决不是唯一的方式,所以不要忘了还有其他自我实现的潜力和需要。也许趁着休产假的时间还能关注一下自己有擅长的事情,等产假结束会有改头换面的新形象出现。

8. 食物治疗法 产妇在"月子"里通常都会吃大量补品，殊不知这些食物很容易令人心烦气躁、失眠焦虑，严重的还会出现种种"上火"迹象。所以要多搭配吃一些清淡食物，多吃新鲜的蔬菜水果，多喝温开水，自内而外地调整身心状态。

五、家属指导

产妇家属应仔细观察产妇的日常表现、心理状态，可以直接询问她们的内心想法和感受，一旦发现抑郁的蛛丝马迹，及早预防和调整，避免病情加重甚至出现危险。当产妇有悲观厌世情绪时要安排持续陪伴者或往精神专科治疗。

认同她们的感受，避免指责教育。发现产妇心情不好，要表示理解，等同身受，而不要责怪她们不够坚强、太娇气或太依赖，而不允许她们情绪不好。尊重她们自己的调节情绪的方式，比如有的产妇就是控制不住想流泪，容易发脾气，甚至对家人和照顾帮助她们的人比较苛刻，这些表现可能是抑郁的表现，其实也是她们调节情绪的方式。尽量不要阻止她们宣泄情绪。

以产妇为中心原则，家人和其他照顾者别把自己主观觉得好的建议强加给产妇，因为家人认为好的办法并不一定完全适合她们。别把她们看成弱者，而要相信她们有能力顺利应对产后抑郁，多鼓励多肯定她们的细节表现，让她们感到有信心、有能力度过人生的特殊时期。除了精神上的支持和鼓励外，在她们需要时也要适当保持身体上的亲密和亲热，别只亲热孩子而冷落了新做母亲的人。

照顾产妇本身也是一个艰巨的任务，照顾产后抑郁的女性更是挑战性很大的工作，家属和医护人员要互相理解、互相支持，家属本身也需要心理支持。及时寻求外援，照顾产妇对很多人而言都是陌生而缺乏经验的事情，主动向其他家人和社会支持（如专业人员）请求帮助是非常好的自助能力。

六、治疗方法

多数产后抑郁症患者经过治疗或适当干预后会有较好的预后，对孩子不会造成严重的不良影响，可以采用以下治疗方法。

1. 心理治疗 对轻度症状患者可以进行心理治疗，根据孕妇的情况可以选用认知行为治疗、精神分析、家庭治疗、放松训练等。

2. 物理治疗 经颅微电流刺激疗法通过提高 5-HT 的分泌量,促进去甲肾上腺素的释放,增强神经细胞活动的兴奋性,从而起到缓解个体抑郁情绪的效果。通过促进分泌具有镇静作用的内啡肽,能够使产妇保持一种放松、舒适的精神状态,有利于更好地缓解之前消极、沮丧的情绪状态。

3. 药物治疗 对抑郁症状明显者,要用抗抑郁药物治疗;有自杀倾向的病人要住院治疗。尽量应用不良反应较小的新型抗抑郁药物,如 SSRI 类(包括艾司西酞普兰、帕罗西汀、西酞普兰、氟西汀、舍曲林等)、SNRI 类(包括文拉法新、度洛西汀等)、NaSSA 类(米氮平)或圣·约翰草提取物等。用药期间应停止母乳喂养,以减少对婴儿的影响。

案例 7-12 高龄孕产妇需用"心"来呵护

范女士,42 岁,结婚 15 年,在 29 岁时怀孕,因故流产,之后一直未再怀孕。结婚后,本来和老公商量好不要孩子了,做丁克家庭。但是,随着年龄的增大,看到周围同龄人儿孙绕膝,感觉很羡慕,于是和老公商量再要个孩子,老公也有这个想法,于是两人准备怀孕,但是一连三年没有怀上,咨询生殖中心医生,医生说两人年龄较大,建议做试管婴儿。经过两人的同意,于 4 个月前,做试管婴儿,并成功受孕。近日,早孕反应也已经减轻,但是范女士总感觉心烦、担心、后悔怀孕。担心胎儿的健康,担心孩子出世后自己年龄大无力照顾。后悔怀孕,认为与其做试管婴儿,还不如到孤儿院领养一个孩子。伴食欲差,睡眠障碍,整日唉声叹气。

【解读 7-9】 高龄产妇的心理更脆弱

从社会学角度来讲,怀孕与生产是女性的"天职";从心理学角度来看,怀孕与生产是女性的一种心理需求,同时也是女性的一种心理应激因素,对于高龄孕产妇而言则更是一种心理负担。一般认为 35 岁以上的初产孕妇为高龄孕妇,也称高危孕妇。有些高龄初产妇自确诊怀孕后,就忧心忡忡,担心怀孕过程、分娩过程及分娩后会出什么问题。这种不良心理对母婴都很不利。高龄初产妇在怀孕及分娩过程中可能会发生一些问题,但在现代医疗条件下一般都是可以解决的,只要产妇积极与医生配合,听从医生指导,一般可以平安分娩。[1]

一、高龄孕产妇在不同孕程的心理特点

怀孕,对于求子多年终于如愿的高龄孕妇来说是幸福的,但同时也会伴随一些令人不快的心理问题出来。现代医学不提倡女性在35岁以后怀孕,因为高龄怀孕不仅会增加胎儿的危险,同时对母亲身体健康的影响也很大。如高龄产妇易难产,易患高危妊娠综合征;高龄生产会降低自身的免疫力;高龄孕产不利于胎儿发育等等。很多高龄初产妇考虑到自己不像年轻人那样以后还有很多机会,对此次怀孕非常珍视,这些不利因素让高龄孕妇产生不少担忧,甚至成为心理负担。在不同孕程中,高龄孕产妇常表现出不同的心理特点。

1. 高龄孕妇妊娠早期的心理特点。当高龄孕妇一旦知道自己盼望已久的怀孕成为事实时,会产生明显的心理变化:①自我关注增强:在妊娠早期,孕妇的注意力逐渐从外部环境转向对自我的关注,关注自己的形象,关注自己身体的反应,表现较为任性。②情绪不稳定:在妊娠早期,大多数孕妇都有矛盾的想法。对于自己的怀孕,既有积极的感受,积极应对妊娠的反应及感觉,如体验孕育生命的伟大,孕妇无疑存在着不可掩饰的喜悦之情;也有消极的感受,对妊娠的一些担心和恐惧,如对婴儿性别、有无畸形、会不会难产、将来的经济负担的担忧等。情绪经常波动,在无外部刺激的情况下,经常明显地从兴奋状态转变为消沉。③经常反省自己的过去:由于有可能成为母亲,因此经常反省与自己母亲的关系,伴有内疚和矛盾心理。④依赖性增强:由于怀孕,孕妇会感到虚弱,因此需要从其他方面获得支持和关怀。现代医学知识的普及使孕妇认识到自己应该是需要给予特别保护的对象,从而进一步增强了孕妇的依赖感。⑤关注饮食:在妊娠早期由于早孕反应明显,孕妇变得十分注意食欲,变得偏食,特别喜欢某些食物和讨厌一些食物。

2. 高龄孕妇妊娠中期的心理特点。由于恶心、呕吐等早孕反应逐渐消失,高龄孕妇逐渐适应妊娠,进入一个相对比较稳定的时期,自我感觉良好是此期的主要特征。此期孕妇精神处于最佳状态,胎动出现,可听到胎心,

---

[1] 曹秋云. 高龄孕产妇的心理健康问题及处理. 中国实用妇科与产科杂志,2006,22(10):729-732.

使母亲感受到新生命的存在,胎儿变得更为具体,增强了将做母亲的喜悦。同时对胎儿生长和发育的过程感兴趣,常拉着丈夫的手,将其放到腹部,体验胎动,使丈夫也分享幸福,有兴趣了解自己的胎儿,如找相同处境的人交谈,或翻阅有关书籍,或为孩子的出生做些准备。

3. 高龄孕妇妊娠晚期的心理特点。高龄孕妇对丈夫和其他亲人的依赖性进一步增强,由于腹部膨大,压迫下肢,活动不能随心所欲,子宫压迫症状出现如尿频、便秘等不适。有些孕妇因缺钙,易出现下肢肌肉痉挛,常于夜间发作使孕妇睡眠不足,出现心烦、易激怒等。有些高龄孕妇还会出现浮肿、妊高症等不良反应,担心自己的身体状况和胎儿的安危,希望孕程尽快结束,期待分娩。

4. 高龄孕妇临产的心理特点。高龄孕妇在临产时,常会出现各种心理变化。主要表现为对分娩感到紧张、焦虑、担心,甚至恐惧。怕分娩疼痛、难产、出血过多,担心婴儿异常等,对高龄孕妇的心理状态都有重要影响。在其面前谈论某高龄产妇大出血,则会联想到自己会不会大出血;听说某高龄产妇的孩子有畸形,她们就会担心自己的孩子会不会畸形;其他产妇喊叫、哭闹、情绪紧张,也会影响到高龄产妇的情绪。

5. 高龄产妇产后的心理特点。高龄产妇产后的心理状态对机体恢复有着极其重要的影响。高龄产妇把一个新生命送到世界上,完成了神圣使命,心理得到慰藉,但许多消极的精神刺激或家庭生活不协调,会造成产妇闷闷不乐、不仅影响产妇机体恢复,还会导致产后疾病的发生。婴儿的诞生,对于绝大多数父母来说,毫无疑问是件大喜事,但另一方面,照顾孩子的任务也是相当繁琐的,对部分未有充足心理准备的父母会带来很大的心理压力,尤其是高龄产妇,可能导致产后情绪的变化。

二、高龄孕产妇常见的心理问题

高龄孕妇怀孕后,身体的内分泌系统处于变动过程中,加上孕妇本人及家属对妊娠的态度,常使高龄孕妇处于应激状态之中,易发生抑郁、焦虑、强迫、疑病等情绪障碍,有的甚至出现以感知、思维、行为障碍为主要表现的妊娠期心理障碍。

三、高龄孕产妇常见心理问题的处理

怀孕后,虽然绝大多数孕妇的家人会千方百计为其增添营养,以保证母

亲、胎儿的健康,但仅有饮食方面的营养是远远不够的,高龄孕产妇更需要有愉快的心情和稳定的情绪,即"心理营养"。

1. 支持性心理治疗　怀孕期间,高龄孕妇随躯体的变化容易引起情绪波动,如妊娠早期常因妊娠反应出现恶心、呕吐,而导致疲乏、心烦意乱;不少孕妇临近产期,出现浮肿、血压高等躯体不适,惧怕分娩时的疼痛;或担心未来孩子的性别不理想,受家人的歧视,或担心会生出畸形儿而忐忑不安等等。这时孕妇非常渴望得到丈夫、亲人的体贴、关怀和理解。因此,丈夫应经常抽空陪其散步、听音乐、闲聊或欣赏精美的图片,或一起想象未来的孩子美好的一面,设计美好的未来等,尽量减少家庭琐事对孕妇的劣性刺激。临产前做一些有利健康的活动,如编织、绘画、唱歌、散步等,不要闭门在家,整日躺在床上,把注意力集中到对未来的担忧上。医务人员可以组织孕妇产前学习有关分娩的知识,消除紧张、疑虑、恐惧心理。根据情况给予疏导、解释、安慰、理解、支持、关怀、体贴,解除心理负担。对于有疑病症状的孕产妇,暂不要急于予以否认有病,在认真检查除外躯体疾病之后,巧妙地婉拒不必要的重复检查。

2. 自我调整情绪　高龄孕产妇在产前或产后有情绪紧张、焦虑、恐惧者,可以学习自我调整情绪的一些方法,如合理宣泄、适当运动、转移注意力等。可以试着采取下列方式进行:(1)与信任的朋友交流心事,探讨自己的压力来自何方,这是较为有效的缓解方式。(2)把面临的问题写下来,这可以帮助你更清楚地看待这些问题。(3)把解决问题的方法列出一张表,找出可取代的方式,以便在最适合的情况下去做。(4)做一些有益身心的运动,如:做游戏、散步,暂时不去想一些烦恼的问题。(5)做一个深呼吸,在呼气的时候,试着放松全身的肌肉,要尽其所能地去做。(6)事情往往有两个方面,试着向好的一面去想,不要只想到坏的一面,学会多个角度看问题。

3. 关于药物治疗　怀孕期间或产后期间的药物治疗一直是有争议的。一般不主张药物治疗,多数药物对高龄孕产妇及胎儿或婴儿是否有影响或者影响大小均不明确。要先衡量药物对孕产妇及胎儿或婴儿的影响与药物治疗对孕产妇的利处孰大孰小。只有在确定药物治疗对高龄孕产妇的必要性大于药物对孕产妇及胎儿或婴儿的影响时才考虑药物治疗。高龄孕妇尽量在怀孕3个月以后再开始用药,产后要注意婴儿的撤药反应;产后开始用药者,应停止母乳喂养,以减少对婴儿的影响。用药前要充分告知,让产妇及家属参与做决定。

选用药物主要根据患者情况来定,有抑郁、焦虑、强迫障碍及疑病症的高龄孕产妇给予抗抑郁药物,尽量应用不良反应较小的新型抗抑郁药,或合用抗焦虑药物;有精神症状者给予抗精神病药物治疗。抗精神药物要根据高龄产妇的情况尽量选用新型抗精神病药物,以避免较重的药物不良反应。

4. 无抽搐电休克治疗　如患者的病情较严重,抑郁障碍伴有较明显的自杀倾向,或者有明显的冲动伤人或自伤行为,药物治疗的疗效不显著时,应考虑电休克治疗。因电休克治疗对于孕产妇,尤其是孕妇来讲有一定的危险性,可能导致流产或对胎儿造成影响,做治疗前一定要严格知情同意,告知治疗的利弊,征求家属意见,不管做与不做均在知情同意书上签字。

总之,高龄孕产妇应保持愉快心情,良好的情绪有助于正常分娩,利于母婴的身心健康。高龄孕产妇在不同孕程有不同心理特点,应根据各孕程的心理特点给予相应的心理支持治疗;对于高龄孕产妇出现的各种心理问题,应根据病情和孕妇本身情况给予区别对待,一定在权衡利弊之后再进行。

【总读】　女性特殊状态下的心理障碍

女性因为有生理结构和功能的特殊情况,因此,在日常生活中也会遇到一些不被常人接受的特殊情况,如未婚先孕、婚外恋、计划生育手术等。在这些特殊情况下,女性会因心理社会压力出现一些心理问题或心理障碍。

1. 未婚先孕、婚外恋等特殊状态下的心理障碍:未婚先孕与我国的传统文化和现行法制不符,故未婚先孕者不论在家庭、社会中都难以取得充分理解和支持,因此,一旦发生未婚先孕基本都是采取隐瞒态度,而又不能永远隐瞒必须采取措施,在这种状态下,许多女性会产生强烈的心理冲突。常会有来自社会和家庭的压力,内心紧张、羞悔、自卑、自责的心理反应,而这些严重的心理冲突往往和某些妇科疾病交织在一起,如处理不当,可造成严重的心身疾病,轻者不思饮食、失眠、忧虑、发生情绪障碍,重则消极自杀,造成社会和家庭的悲剧。对待未婚先孕心理问题的处理原则基本同普通人群。

2. 妇科手术引起的心理障碍:妇科手术不单涉及疾病本身及一般外科

手术给人们带来的恐惧心理,而患者还会自然地考虑到手术(如子宫或卵巢切除术)后是否会失去她们女性的魅力,影响她们的性生活等。即使最小的人流手术也会导致她们情绪不安及抑郁,想到以后是否会丧失做母亲的可能。子宫、卵巢摘除术患者,心理上常存在丧失女性感,导致心理空虚、焦虑抑郁,或心身疾病及手术后神经症。

3. 计划生育手术引起的心理障碍:计划生育后尤其是输卵管结扎术后的神经症在临床较多见,以宫内放置节育环及人流术后引起的心理障碍较为常见。临床上有食欲不振、心悸、头痛、乏力、失眠、多梦以及腰部酸痛不适等,甚至出现精神病症状。其原因通常为生育功能得不到满足,绝育不是出乎内心要求,对计划生育政策的种种误解,怕手术,怕后遗症等。

在我国,计划生育是一项基本国策,这一国策有别于其他国家。接受计划生育手术者多数是健康个体,手术后多无异常反应。有一部分人是带着害怕手术的疑虑来的,表现为怕痛、怕后遗症、怕中性化、男性化或女性化、怕性功能障碍、怕永远不能生育、怕医生技术不高等,若不在术前解决上述疑虑,往往引医源性疾病。部分为癔症,有的引起躯体病变,也有心因性的下肢瘫痪。

五官的异常感觉让人痛不欲生
——五官科病人的困惑

在五官科门诊,常常见到一些与心理因素有关的疾病患者,他们常常诉说"眼睛看不清"、"张不开口"、"咽喉部有异物"等等,在做各种检查后并未发现异常,常规治疗也不见好转。仔细追问,大都受过社会心理因素的重大刺激,同时伴有睡眠、情感的问题。给于其心理辅导和改变情绪药物治疗,却能获得满意疗效。其实,这些患者并非是五官科疾病,而是精神或心理问题。

案例 8-1　石女士的眼睛出现视物模糊

石女士,36 岁,工人,生有一女儿,上小学。石女士性格内向,不善言谈,结婚 10 年。其丈夫因为很想要儿子,但是她生的是女儿,她丈夫很失望,故很少照顾家庭生活,常在外面喝酒,经常醉醺醺地回家,回到家后对石女士稍不满意,非打即骂,石女士有时会和他吵,有时忍气吞声。石女士原来在一国企上班,感觉尚可,后来单位转制,很多工人下岗,石女士也下岗回家。因难以维持生计,便出去找零工,挣钱养活女儿。天长日久,石女士感觉自己的眼睛视物模糊,曾到眼科检查,未发现异常,有医生怀疑是大脑病变引起,但是查颅脑 MRI 未见异常。在与石女士的交谈过程中,发现她情绪低落,兴趣索然,自我感觉差,自我评价低,很少抬眼看医生,偶尔与医生对视一下,便赶紧躲避,查 SDS 65 分。诊断抑郁症,给予抗抑郁治疗,情绪有好转,视物模糊也有减轻。随着治疗的进展,石女士的感觉越来越好,视物越来越清晰。

【解读 8-1】　心理不悦让人视物不清

石女士以"视物模糊"为主诉,但是眼科和颅脑检查未见器质性异常。石女士并没有因为检查未发现器质性疾病而释怀,总是对自己感觉到的视物模糊念念不忘,并且经常到医院检查。透过其主诉症状,还可以检查到她的情绪低落,自我感觉差,自我评价低等抑郁症状。很明显,石女士病前有很明确的心理因素和性格基础;而且经过心理辅导和抗抑郁治疗,她的视物模糊基本恢复正常。如果忽略其情绪症状,略掉她遭遇的社会心理因素,一味按器质性检查无异常去给予石女士解释她的病,估计她可能永远要"视物模糊"了。

案例 8-2　鼻中隔手术后他再也无法找到从前的感觉

金先生,23 岁,因头昏、记忆力减退,遇感冒有鼻塞、流涕。在报纸上看到,鼻炎会引起头昏、记忆力减退,因担心自己会出现记忆力问题,就去看耳鼻喉科。经检查发现有鼻中隔弯曲,建议手术治疗。手术后,金先生仍感头昏、记忆力减退,并且感觉"找不到以前的感觉",极力去回忆以前的感觉,但就是找不到,感觉现在不知道如何去生活、如何工作,于是赋闲在家,整日苦思冥想,感觉痛苦不堪,家人感觉怪怪的,认为他胡思乱想,不可思议,带他到医学心理科就诊。

【解读8-2】 当鼻中隔偏曲遇上感觉异常

金先生到底怎么啦?经过仔细询问,发现金先生近2年,工作不太顺利,经常苦思冥想,想一些稀奇古怪的事情,但是对他的工作和学习没造成太大的影响,他本人没在意,也就没有告知家人,时间久了,感头昏、注意力不集中、记忆力减退,有时影响睡眠。鼻中隔手术没有治好他的病,反而使他的症状加重。其实金先生表现出来的症状并不是耳鼻喉科的病,而是强迫症,手术前已经出现,手术又激惹该病,加重其强迫思维。如果金先生不看医学心理科医生,不解除其心理疾病,他将在临床其他专科永无休止地看病。

案例8-3 她为什么老是感觉咽喉有异物?

章女士,45岁,咽喉异物感5年。5年前,章女士与邻居吵架后,感觉咽喉部有异物感,开始以为是因为吵架,说话声音大、讲话多的缘故。

几天后,仍未见好转,感觉咽喉部仍有异物感,似有异物梗阻,咯之不出,咽之不下,但并不妨碍饮食进入。到医院检查,医生发现,咽部轻微充血,无异常,告知章女士,没大事,有些炎症,回去多喝些水,休息一下就好了。

章女士回家后,休息一个星期,也注意多喝水,咽喉部异物感并没有减轻。后来,睡眠也出现问题。章女士怀疑医生的诊断,认为她的病没有看出来,应该找个好医生再看看。于是又去医院,挂了个专家号。专家看后,认为没有多大问题,是咽炎。嘱其多喝水,少吃油炸辛辣食品,多吃清淡食品,不用太担心,并为其开了抗生素、草珊瑚含片,胖大海泡茶饮。

章女士回家按照医嘱执行,刚开始感觉好些,过一段时间,又回复到从前的感觉。自己在家天天对着镜子看自己的喉咙,反复查看。虽然也看不出什么变化,但是咽喉异物感仍很明显,很是烦恼,后来又出现耳鸣。患者常常心烦、坐立不安,睡眠也出现问题,早醒,凌晨4点多醒来就再也睡不着,白天无精打采,全身乏力,爱发脾气,耳鸣加重。患者认为自己肯定有什么大病,最后下决心到医院彻底检查一下。到医院进行X线胸片、CT、心电图、脑电图、喉镜检查均无异常,血生化指标也无异常。

通过详细交谈发现,章女士是一个敏锐、软弱的人。在五年前,与邻居吵架,章女士本来认为自己是有理的,但对方是个能说会道的人,没有说赢对方,感到很憋屈,老是感到喉咙里有什么东西似的。通过心理疏导,指导宣泄和放松,并给予抗抑郁药物治疗,15天后症状逐渐好转,3个月后异物感消失。

【解读 8-3】 咽炎的心理成因

咽炎可分为急性咽炎和慢性咽炎两种,急性咽炎常为病毒引起,其次为细菌所致,冬春季最为多见。紧张、受凉、疲劳,长期受化学气体或粉尘的刺激、吸烟过度等,降低人体抵抗力,容易促其发病。慢性咽炎:可以是由于急性咽炎治疗不彻底而反复发作,转为慢性,或是因为患各种鼻病,鼻腔阻塞,长期张口呼吸,以及物理、化学因素、颈部放射治疗等经常刺激咽部所致;也可以是长期慢性压力过大、情绪压抑、心情紧张所致。

章女士的"轻度咽炎"老是让她有异物感,让她痛苦不堪,检查未见严重病变,治疗效果不佳,起因于与邻居发生争执。其实章女士的咽喉异物感是一种咽部感觉异常,并不是由咽炎引起,而是心理问题的表现,在与她人吵架的过程中,虽然认为自己有理,但没有将自己的道理全部讲出来,感到憋屈,如同有异物卡在咽喉。如果章女士是个性性情直爽之人,吵架时能据理力争,或虽然吵架没有占上风,事后能痛快大哭一场,把心中的怨气得以发泄,也许就不会出现咽喉异物感了。

案例 8-4 她突然不能咬东西了

李女士,45岁,身体健康,在孩子高考前夕,突然出现吃东西困难,颞颌关节区酸胀、张口运动障碍等。关节酸胀尤以咀嚼及张口时明显。无颞部疼痛、头晕、耳鸣等症状。李女士没有受外力撞击、突咬硬物、张口过大等局部创伤史;也没有经常咀嚼硬食、夜间磨牙以及单侧咀嚼等习惯。口腔检查：无牙尖过高、牙齿过度磨损、磨牙缺失过多、不良的假牙、颌间距离过低等。无明显的咬合关系紊乱。五官科医生建议看医学心理门诊。

医学心理科医生通过与李女士交谈，知道李女士是个很要强的人，其丈夫是五官科医生，正是在其丈夫出国期间，孩子准备高考。孩子平常成绩正是在发挥好能上本科，发挥不好考本科很困难的水平。孩子高考对一个家庭来说是个大事，是孩子人生道路的一个转折点。李女士又是移民到现在所在城市，周围缺乏亲朋好友的支持，丈夫恰好又出国不在家，李女士的心理定会紧张。李女士颞颌关节的紊乱症状，也正是其内心紧张焦虑的表现。而李女士又是个很要强的人，认为自己一个人能处理好家庭的问题。但她的内心已经很焦虑了，就以躯体形式的症状表现出来，颞颌关节紊乱就是其问题的表达方式，内心还是希望其丈夫在身边，遇事能够商量。心理医生教给李女士一些处理问题的技巧，转移其注意力。一个月后，孩子高考结束，丈夫也回国，李女士症状也消失。

【解读8-4】 颞颌关节紊乱与内心压力

颞颌关节紊乱是口腔颌面外科的常见病和多发病之一，是指颞颌关节内部结构紊乱，即关节盘与髁状突、关节窝和关节结节之间的关系异常。本病一般认为可分为两类：一类是颞颌关节内器质性病变：可表现为滑膜炎、关节套内瘢（关节囊内粘连）、关节内出血、纤维软骨化生、营养不良性钙化及骨关节炎。颞颌关节内器质性病变其病因是多因素的，主要是关节损伤，轻度损伤多由于关节负担过重造成，重度损伤见于明显关节创伤或骨关节形态异常，症状持续时间较长。另一类为功能性改变。表现为短暂性颞颌关节功能紊乱，与心理因素有关系。如情绪压抑、精神紧张、压力过大等情况。这类患者解除心理因素后，一般症状就会缓解。

一些像病的"病"

——他们的机体真的生病了吗?

　　临床上有这样一部分病人,他们表现出各种症状像疼痛、头晕、心悸、胸闷、尿频等,而各种先进设备反复检查、检测却未发现相应异常指标,或指标与症状不符。也就是说,用生物学指标不能解释这些病症,而病人坚信自己有病,强烈要求医生给于治疗,甚至进行创伤性治疗,疗效却甚微。不少人称之为"怪病"或"疑难杂症",其实就是躯体形式障碍。主要特征为多种多样、反复出现、时常变化的躯体症状或神经系统症状,这些症状可涉及身体的任何系统和任一部位,最常见的症状是:胃肠道症状(疼痛、打嗝、反酸、呕吐、恶心、腹泻等),异常的皮肤感觉(痒、烧灼感、刺痛、麻木感、酸痛等),心血管症状(如心慌、胸闷等),性与月经方面的主诉也很常见。可伴有明显的焦虑与抑郁情绪。患者最初常到综合性医院寻求治疗,很少主动提出心理问题。病程常呈慢性波动,有多年就医检查或手术、用药的经历。患者可有药物依赖或滥用史,常有社会、人际及家庭方面的长期功能损害。有资料表明,在综合医院门诊躯体形式障碍病人约占门诊量的10%。

案例 9-1　反复要求做肠镜检查的谢先生

谢先生，54 岁。5 年前经常感腹部不适，大便"不适"，每天检查大便，总觉大便不对头，做肠镜未发现异常，感觉好了一点，过了不久，又感大便不适，医生说"应该没大问题"。第二年，不适更加明显，再看医生，并要求做肠镜，结果未见异常。就这样反反复复，近 2 年每隔 3 个月左右就做一次肠镜，每次结果都是未见异常。医生每次告知没必要做，但他都极力要求做，过段时间又要求再查，总认为自己有病，担心查不出来。他把省内几家大医院都看过了，而且每次去医院之前，把每个专家的情况先了解清楚，看医生时，以与医生讨论病情及原因为主，医生给予解释病情及检查结果，谢先生很难听进去，而且医生开的药也很少用，即使服用，要先把说明书看得清清楚楚，把不良反应研究得透透彻彻。认为自己的病是少见病，世上少有的"怪病"，没有医生能治得好他。

谢先生患的是躯体化障碍。

案例 9-2　栾先生的心脏病到底该如何处理

栾先生，62 岁。因心慌、胸闷反复发作到某医院心脏科就诊。经过心电图、心超等检查发现心脏有点小问题，建议进行心导管检查。

自此开始，栾先生先后到所在地各三甲医院找最好的心血管医生看病，各医生说法不一，有说是小问题，无需检查；有说是既然有点毛病，最好查明白，以便下一步的诊治。

到底查，还是不查？这些说法让栾先生很苦恼，他不知道应该怎么办。家人及部分医生告诉他：目前心脏的实质性问题并不是太严重，也许没必要费这么大的精力去决定这个事。如果感到心里难过，应该去看看医学心理医生。

医学心理医生经过细致交谈，给予慢慢引导，根据客观检查报告和多数心脏科医生的判断，似乎心脏病还没有非常严重；而目前让他难过的就是"如何做决定"带来的焦虑，与其这么烦恼地生活，还不如暂时不去考虑这些问题，过段时间再说。经过几次调整，栾先生换了个方式，暂时放下烦恼，寻找目前可以做的其他事情。心慌胸闷有所减轻,后来加用抗抑郁药物治疗,心慌、胸闷也消失,再问起心脏的问题。他说:"现在没感觉了,心脏医生说没大问题,就不管它了。"这个看似简单的想法,在当时就很难做得到,这也是躯体化障碍在作怪。

案例 9-3　魏女士总怀疑自己患上了胃癌

魏女士,54 岁,退休工人。总感觉自己胃部胀满不适,吃饭不香 3 年。

3 年前,魏女士开始出现胃部不适,饱胀感明显,不愿吃饭,并为此感痛苦不安,夜眠差,消瘦。听说消瘦的人往往可能有癌症,加之自己感觉胃部不适,就开始怀疑自己患了胃癌。先后到多家医院看病,反复要求做过多次胃镜,除发现慢性胃炎外,并未见异常。但是每次查过之后,报告中未发现癌症,医生也告之无大碍,她就感觉不满意,"为什么查不出来呢?"每当医生解释病情时,她总是以质问或怀疑的口气反复问医生:"是不是有病,没查出来?""那胃炎以后会不会发展成胃癌呢?"如果医生回答:"一般不会。"她就会进一步追问:"也就是说特殊情况下会发展成胃癌,那么说我也有可能会发展成胃癌了?!"然后又对胃癌念念不忘。就这样,很多医生不愿再接待她,看见她就想躲避。

魏女士患的是疑病症。

案例 9-4　杨女士全身疼痛 10 余年

杨女士,57 岁。因全身不定位疼痛十几年就诊。

自 1993 年始,杨女士出现全身不定位疼痛,性质模糊不清,但非常难受,曾做多种检查,包括头颅 CT、风湿类疾病的检查,未查出异常;也曾进行中医调理,未见疗效。还多次到北京多家大医院找著名专家进行多项检查,未见明显异常,医生没有给确定诊断,治疗均无明显疗效,感失望。伴食欲差,睡眠差。每次医生进行体格检查,全身各器官、系统未查见异常体征。

诊断:持续性躯体形式疼痛障碍

【总读】 有的病为何症状明显而查无异常

以上4位患者,不管是躯体化障碍、疑病症,还是持续性躯体形式疼痛障碍都属于躯体形式障碍(somatoform disorders),躯体形式障碍是以各种躯体不适症状作为主要主诉,虽多方就医,经各种医学检查证实无器质性损害或明确的病理改变,但仍不能消除其疑虑的一类疾病。躯体形式障碍在综合医院中患病率较高。国内研究发现,综合医院门诊就诊病人中,18.2%为躯体形式障碍,其中躯体化障碍占门诊总人数的7.4%。国外研究发现,在基层保健机构及综合医院就诊人群中,躯体形式障碍病人占就诊病人的16.7%。如何正确诊断和识别这类疾病,并进行恰当干预和治疗,是综合医院和专科医院医师面临的一个问题。

一、发病原因

1. 遗传 有研究认为,躯体形式障碍与遗传易感素质有关,在对一组慢性功能性疼痛的研究证明,其阳性家族史明显高于器质性疼痛。多因素分析显示,家庭遗传史与疼痛程度呈正相关。Cloninger等和Sigvardsson等的寄养子研究表明,遗传因素可能与功能性躯体症状的发病有关。但就目前的资料,尚不能做出遗传因素对此类疾病影响程度的结论。

2. 个性 研究表明,这类患者(不论男女)均有敏感多疑、固执、对健康过度关心的神经质个性特征。他们更多地把注意力集中于自身的躯体不适及其相关事件上,导致感觉阈值降低,增加了对躯体感觉的敏感性,易于产生各种躯体不适和疼痛。研究发现,躯体形式障碍病人常合并一定的人格障碍,以被动依赖型、表演型、敏感攻击型较多见。

3. 神经生理和神经心理 研究发现,躯体形式障碍的患者存在着脑干网状结构注意和唤醒功能的改变。有人认为,在情绪冲突时体内的神经内分泌、自主神经及血液生化改变导致血管、内脏器官、肌张力等改变,这些生理反应被患者感受为躯体症状。另有研究者认为,这类患者存在脑干网状况结构滤过功能障碍。正常个体一般不能感受人体内脏器官的正常活动,因为它们在网状结构或边缘系统等整合机构中被滤掉了。以保证个体将注意力指向外界,而不为体内各种生理活动所纷扰。一旦滤过功能失调,患者的刺激感增强,各种生理变化信息不断被感受,久而久之这些生理变化就可能被患者体会为躯体症状。

4. 心理社会因素

(1) 潜意识获益:精神分析学派的观点认为,这类躯体症状可以在潜意识中为患者提供两种获益,一是通过变相发泄缓解情绪冲突;二是通过呈现患病角色,可以回避不愿承担的责任并取得关心和照顾。

(2) 认知作用:患者的人格特征及不良心境可影响认知过程,导致对感知的敏感和扩大化,使当事人对躯体信息的感觉增强,选择性地注意躯体感觉并以躯体疾病来解释这种倾向,增强了与疾病有关的联想和记忆及对自身健康的负性评价。

(3) 述情障碍。所谓"述情障碍(alexithymia)"是一种长期存在的人格特征,患者不善于表达其内心冲突,难以区分是内心感情还是躯体感觉。有人认为患者在情绪体验的自我感受和言语表达方面存在严重缺陷,其情绪体验没有传达到大脑皮层并通过语言符号表达出来,而是形成所谓"器官语言"表达出来。有人认为,低文化者不善于用语言表达其深藏的感情。

(4) 生活事件:生活事件与躯体感受之间有密切的联系,刺激性生活事件与躯体主诉呈正比,负性事件的刺激引起躯体不适主诉的情况更为多见,生活事件与疼痛程度呈正相关,社会支持与疼痛程度呈负相关,能引起躯体不适的生活事件中以长期性应激为主,家庭社会支持差的人更容易出现躯体症状。

(5) 社会文化因素:有研究发现,躯体形式障碍特别多见于中老年妇女且文化较低者。还有研究显示,慢性功能性疼痛也多见于女性文化程度较低者。有人认为情绪的表达受特定的社会文化影响,无论在20世纪以前的西方社会,还是今天的发展中国家或发达地区的基层社会,负性情绪都常常被看成是无能的表现,从而阻碍了对该类情绪的直接表露,而躯体不适的主诉则是一种"合理、合法"表达。在这种文化背景下,患者会自觉或不自觉地掩饰、否认自己的情绪体验,甚至于不能感受到自己的情绪体验,而对自身的躯体不适敏感,尽管症状的发生和持续与不愉快的生活事件、所遇到的困难等心理因素或内心冲突密切相关,但病人也常否认心理因素的存在,拒绝探讨心理层次的病因。

二、发病机制

对躯体化障碍发生的心理社会机制已有许多研究,但很少有关于其发生的生物学基础的报道。躯体化的作用可以理解为社会和情感交流,也可以解释为心理动力学的结果。

1. 社会交流　主要指患者运用躯体症状以达到控制他人的目的(比如一个女青年表现为持续腹痛,从而阻止他的父母周末外出)研究显示,躯体主诉增多与下列因素有关:独居,接受外界环境刺激较少,抑郁和焦虑情绪等;另外,人格特征、神经过敏及内向性格的人躯体感觉阈值较低,也与躯体化障碍的发生有关。

2. 情感交流　有时患者不能口头表达他们的情感,因此他们可能运用躯体症状或躯体主诉来表达,有些患者也可能利用躯体主诉来处理应激,躯体症状还可能是缓解心理冲突的办法。心理测试方面的研究报道,躯体化障碍患者 MMPI-R 分数明显高于对照组。

3. 心理动力学因素　经典的心理动力学理论认为,躯体化障碍是指用躯体症状来替代被压抑的非本能性冲动,患者的这类躯体症状在潜意识中能够为患者提供两种获益,一是可以变相发泄缓解情绪心理冲突;二是通过患躯体化障碍角色,可以回避不愿承担的责任,还可以得到家人、同事的关心和照顾。

患者的不良人格特征及不良心境可导致对感知的敏感和扩大化,选择性地逐渐加强注意躯体的感觉,并以躯体疾病来解释这种倾向,增强了对自身健康的负性评价。还有些患者不善于表达内心冲突,描述躯体不适比情感不适更容易,甚至于达到难以区分内心感情和躯体不适。有人认为患者在情绪体验的自我感受和言语表达方面存在严重缺陷,其情绪体验只好通过所谓"器官语言"释放出来。

4. 生物学因素　神经心理检查证实,躯体化障碍患者多伴有大脑半球双侧额叶的功能缺陷及非优势半球的功能减退。然而,某些研究证明以左侧躯体症状为主的患者可能提示大脑右侧半球受累较左侧严重。基础研究也证实躯体化障碍患者多伴有皮质功能异常。此结果也被听觉诱发电位检查所证实:与对照组相比,躯体化障碍患者对相关刺激及无关刺激反应相似。提示患者的选择性注意力减退。

三、临床特点

躯体形式障碍患者的躯体症状可涉及全身各个系统,可有多种症状同时存在,表现为各种不适或疼痛,病人可能已长时间四处求医,均未能发现器质性病变的证据,甚至手术探察也一无所获。但各种医学检查阴性和医生的解释均不能打消其疑虑,常伴有明显的焦虑和抑郁,可导致社会功能缺损,主要临床类型如下。

1. 躯体化障碍 躯体化障碍(somatization disorder)又称 Briquet 综合征,躯体化障碍的特征是存在一种或多种,经常反复变化的,可涉及身体任何系统和器官的躯体症状,其中许多症状无法用检查结果和医学理论来解释,经各种医学检查不能证实有任何器质性病变足以解释其躯体症状,常导致患者长期反复就医和显著的社会功能障碍。多起病于 30 岁以前,病程持续至少 2 年以上。大多数临床常见症状为多种,反复出现,经常变化的躯体不适和疼痛,如头痛、腹部不适、其他部位疼痛、头晕、心悸、便秘或腹泻(肠易激惹综合征)、抑郁或焦虑等。

躯体化障碍患者有多种,反复和频繁变化的躯体症状许多年,有些情况下患者完全沉浸在躯体症状的体验中,他们不愿意将疾患和心理因素相联系,因此,心理疾病的诊断是没有帮助的。患者的经治医师在处理这种情况时将起关键作用,经治医生可以限制患者进一步做检查和药物治疗,提供限时的,有规律的约诊,对出现的新体征和症状合理处理。

躯体化障碍的病程和预后未知。然而,如果对躯体症状和心理痛苦之间的联系无法认识和处理不当,会使患者反复去许多医师和专家处就诊,接受过多药物治疗,甚至损伤性医疗检查及手术。因此,如果对此问题缺乏认识,并继续进一步转诊给专家,对个人和医疗保健系统都造成很大的浪费。

躯体化障碍最常见的症状可归纳为以下 4 类:

(1) 疼痛:这是一组经常存在的症状,部位常很广泛,如头部、颈部、腹部、背部、关节、四肢、胸部、直肠等各种性质的疼痛,不固定于某一处,可发生于月经期、性交或排尿时。

(3) 胃肠道症状:如嗳气、反酸、恶心、呕吐、腹痛、腹胀、腹泻或某些食物引起特别不适,胃肠道检查有时仅见浅表性胃炎或肠易激惹综合征,与患者严重的躯体症状不符、难以解释患者经常存在的严重症状。

(3) 泌尿生殖系症状:如排尿困难、尿潴留、尿频、生殖器或其周围不适感,男性性功能障碍可见性冷淡、勃起和射精障碍;女性出现经期紊乱、经血过多、有异常的或大量的阴道分泌物等。

(4) 假性神经症状:常见的有共济失调、肢体瘫痪或无力、吞咽困难或咽部梗阻感、失音、尿潴留、触觉或痛觉缺失、复视、失明、失聪、抽搐、共济失调、肢体瘫痪或无力,异样的皮肤感觉如瘙痒、烧灼感、刺痛等转换症状。但神经系统检查不能发现相应的神经系统器质性损害证据或阳性体征。

少数病人表现为呼吸循环系统症状,如心慌、气短、胸闷、胸痛等。

2. 未分化躯体形式障碍 未分化躯体形式障碍(undifferentiated somatoform disorder)患者诉述一种或多种躯体症状,为此感到痛苦;但医学检查不能发现躯体疾病和任何器质性病变证据,其病程多在半年以上,有显著的社会功能障碍,常见的症状如:疲乏无力、食欲缺乏以及胃肠道或泌尿系统不适。这一临床类型可看作不典型的躯体化障碍,其症状涉及的部位不如躯体化障碍广泛,也不那么丰富,其病程不一定都长达 2 年以上。

3. 疑病症 疑病症(hypochondriasis)是一类以疑病症状为主要临床特征的躯体形式障碍。疑病症的病程为慢性和波动性,对疾病的先占观念可引起痛苦、焦虑及寻求保证的行为,大多数患者其他方面的功能正常,有些患者由于症状的存在,支配或操纵了家庭和社会关系,以担心或相信患严重躯体疾病的持久性优势观念(疑病观念)为基本特征。患者对自身健康或疾病过分担心,害怕自己患了某种严重疾病,或认为自己已经患了严重疾病;感到十分烦恼,其烦恼的严重程度与患者的实际健康状况很不相称。这类患者对自己身体的变化特别警觉,身体功能任何微小变动如心跳、腹胀等都会引起患者注意。而这些在正常人看来微不足道的变化,却使患者特别关注,不自觉地加以夸大或曲解,成为患了严重疾病的证据。这类患者的警觉水平很高,一般轻微的感觉也会引起患者明显不适或严重不安,感到难以忍受;从而使患者确信自己患了某种严重疾病,尽管各种检查结果并不支持患者的揣测,医生也耐心解释,再三保证患者没有严重疾病,但是患者往往对检查结果的可靠性持怀疑态度,对医生的解释感到失望,仍坚持自己的疑病观念,继续到各医院反复要求检查或治疗。由于患者的注意全部或大部集中于健康问题,以至学习、工作、日常生活和人际交往常受到明显影响。其中以担心或相信患严重躯体疾病的持久性优势观念(疑病观念)为基本特征的称"观念性疑病症";以躯体不适感为十分明显,伴有焦虑或抑郁的称"感觉性疑病症";有的则以单一的疑病症状,表述具体而明确称"单症状疑病症";病人的疑病观念很牢固,害怕或认为自己患了某种严重疾病,对自身健康或疾病过分担心,对自身的健康过分关切,对自己身体的微小不适特别警觉、多虑,感到难以忍受,不自觉地加以夸大或曲解,并作为患有严重疾病的证据,甚至对日常出现的某些生理现象也常做出病理性解释,但不是妄想;病人知道自己的疾病证据不充分,故迫切希望通过反复检查进一步明确诊断和证实,病人反复就医。病人对有关疾病的各种读物十分注意,阅读后往往对号入座,更加强了疑病观念。

疑病障碍的主诉可有许多表现:①生理性警觉:警觉增高和焦虑,睡眠障碍;②关注躯体:密切监测躯体情况,注意与所担心疾病一致的信息,存在先占观念和反复思考有关躯体症状;③有检查躯体疾病的行为:用刻板的观点和行为来指导饮食或生活方式,反复自我测查,反复去医院就诊和寻求保证,查阅资料(如看医学书籍);④有逃避或退缩行为:常以存在疾病为由逃避责任,社会功能退缩。

4. 身体变形障碍　身体变形障碍(body dysmorphic disorders)又称变形恐惧症(dysmorphophobia),主要见于青少年或成年早期,患者坚信自己身体外表,如鼻子、嘴唇等部位存在严重缺陷,或变得很难看,要求施行矫形手术。但实际情况并非如此,即使其外貌有轻度变异,也远非患者认为的那么难看。这类观念不为解释所动摇,带有明显情绪色彩。就患者的文化背景而言,可以理解,并不荒谬,因而具有超价观念的特点,患者无其他精神病性症状,不符合精神病的诊断标准。

5. 持续的躯体形式疼痛障碍　持续的躯体形式疼痛障碍(somatoform pain disorder)又称心因性疼痛(psychogenic pain),有时临床上把一些原因不明的慢性疼痛统称为慢性疼痛综合征(chronic pain syndrome),主要表现为各种部位的持久性疼痛,使患者感到痛苦,或影响其社会功能,但医学检查不能发现疼痛部位有任何器质性病变,不能用生理过程或躯体障碍予以合理解释的,经过医学检查不能发现有任何器质性病变的、持续的、严重的疼痛症状。身体任何部位均可发生疼痛,但典型的疼痛部位是头痛,非典型的有面部疼痛、腰背疼痛和慢性盆腔疼痛;疼痛可位于体表,深部组织或内脏器官;性质可为模糊的钝痛、胀痛、酸痛或锐痛。临床上有证据表明:心理因素或情绪冲突对这类疼痛的发生、加剧和持续时间有重要作用。发病高峰年龄在30~50岁之间,女性患者2倍于男性;以体力劳动者居多,有家族聚集倾向,患者常以慢性疼痛作为其突出症状而反复求医,往往使用过多种药物治疗、物理治疗,甚至外科手术治疗,均未能取得确切效果,常导致镇静、止痛药物依赖;并伴发焦虑、抑郁和失眠,病程迁延,常持续6个月以上。

6. 躯体形式自主神经紊乱　是一种主要受自主神经支配与控制的器官或系统发生躯体障碍所致的神经症样综合征,常涉及的系统为心血管、胃肠道、呼吸、泌尿生殖系统等。

（1）症状是受自主神经支配的器官或系统的功能紊乱。

（2）症状常涉及一个或多个器官系统,最常见的是心血管系统、呼吸系统或胃肠系统等。①心血管系统可见心慌、胸闷、胸痛或心前区不适等。②胃肠道系统可见嗳气、呃逆、胸部或上腹部的烧灼感等,或上腹部不适,或胃内翻腾或搅拌感,以及肠鸣、腹胀、大便次数增加等。③呼吸系统可见气短、呼吸困难或过度换气等。④泌尿生殖系统可见尿频或排尿困难,生殖器或其周围不适感等。

（3）症状特点一是以自主神经兴奋的客观体征为基础,如心悸、出汗、口干、脸红（或潮红）、震颤等;二是主观性症状,如部位不定的疼痛、烧灼感、沉重感、紧束感、肿胀感等。

四、诊断与鉴别诊断

在诊断系统中,躯体形式障碍属于神经症中的一类,主要包括5个主要亚型:躯体化障碍、疑病障碍、躯体形式的植物神经功能紊乱、持续的躯体形式的疼痛障碍和其他躯体形式障碍。各亚型的临床表现及诊断要点如下。

躯体化障碍主要特征为多种多样、反复出现、时常变化的躯体症状或神经系统症状,这些症状可涉及身体的任何系统和任一部位,最常见的症状是:胃肠道感觉（疼痛、打嗝、反酸、呕吐、恶心等）,异常的皮肤感觉（痒、烧灼感、刺痛、麻木感、酸痛等）,性与月经方面的主诉也很常见。可伴有明显的焦虑与抑郁情绪。患者最初常到综合性医院寻求治疗,很少主动提出心理问题。病程常呈慢性波动,有多年就医检查或手术、用药的经历,患者可有药物依赖或滥用,常有社会、人际及家庭方面的长期功能损害。

疑病症主要特征是担心或相信自己罹患严重躯体疾病的持久的优势观念。病人因为这种症状反复就医,各种医学检查阴性和医生的解释均不能打消其疑虑,常伴有焦虑或抑郁。患者害怕药物及其不良反应,常频繁更换医生,寻求保证。其中,有一些处于青春期的青少年或年轻人,他们坚信自己身体的某一部位是畸形或丑陋的,并且很明显地令人尴尬。最常见的部位是鼻子、眼睑、面部的其他部位及女性的胸部,但客观上并没有或只有微不足道的异常。病人常固执地追求整形手术矫正。这类疾病被称为身体变形障碍,属于疑病症的一种。

躯体形式自主神经紊乱主要特征为具有明显的自主神经兴奋症状(如心悸、出汗、脸红、震颤),这些症状常附加主观主诉,如部位不定的疼痛,烧灼感、沉重感、紧束感、肿胀感,病人坚持把这些症状归于某一特定的器官或系统,但检查并不能证明有关器官或系统发生了身体疾病。最常见最突出的情况是累及心血管系统("心脏神经症")、呼吸系统(心因性咳嗽与过度换气)和胃肠系统("胃神经症"、"神经性腹泻"和"肠易激综合征")。患者有相信上述器官或系统可能患严重疾病的优势观念而求助于综合医院各科,医生的反复保证和解释均无济于事。

持续的躯体形式的疼痛障碍主要特征是突出诉述持续、严重、令人痛苦的疼痛,不能用生理过程或躯体障碍完全加以解释。情绪冲突或心理社会问题题常是其主要致病原因。

总之,以各种躯体症状作为这类疾病的共同特征,不同临床类型虽各有其相应的突出表现,但经医学检查不能发现器质性病变的证据,或虽有躯体症状存在,却与其症状的持续和严重程度很不相称,患者对其躯体疾病深感关注和痛苦,社会功能常受到损害。有证据表明,其躯体症状的发生、持续和加剧与心理因素有密切联系,持续时间在半年以上可考虑相应的诊断。归纳如下:

1. 许多躯体症状没法用现代医学知识所解释,或这些不适体验要比存在的器质性病变所引起的症状要严重得多。

2. 过分地关心躯体疾病。

3. 各种医学检查均为阴性,临床上找不到与患者倍感痛苦的躯体症状相应的阳性检查证据。

4. 尽管屡次检查未见器质性病变,仍有频繁的就医史。

5. 坚持不顾医师说明没有严重的躯体疾病或异常的劝告,患者仍坚持相信有一种严重疾病存在,并表现出症状。

遇到这类患者时,首先应检查有无躯体疾病。某种躯体疾病可与躯体化症状并存,或被躯体化症状所掩盖。因此,对有躯体化症状的患者首先应进行周密的身体检查,以防疏漏严重躯体疾病。其次,应考虑是否为抑郁症和焦虑症。由于抑郁症和焦虑症患者常伴有躯体化症状,且其发生率远高于躯体形式障碍,故对躯体化患者要注意抑郁症和焦虑症躯体化的可能性。及时识别抑郁症和焦虑症,避免误诊误治,使患者获得有效治疗。

五、治疗

对躯体化障碍主要的处理原则是帮助患者应对他们的躯体症状,处理的目标不是即刻缓解症状,而是帮助患者从慢性的功能障碍中康复,处理策略应根据每个人的特定问题而定。

1. 一般处理　通常患者以前已在自己的经治医生那里进行了全面医疗检查,可以排除潜在的躯体疾病,如没有做过,则首先需要进行彻底的生物学检查,根据所有的检查结果和患者讨论他们的症状,如果没有新的症状或体征出现,复诊时避免转诊给其他专科医师,对躯体主诉的最好处理方法是患者定期地与医师交流。

2. 心理治疗　病人常常拒绝接受"症状的实质在于心理问题",故以提高认知为目的的心理治疗可以帮助病人探究并解决引起症状的内心冲突,但有的病人对这种治疗有阻抗。

(1) 支持性心理治疗:建立良好的医患关系是心理治疗成败的关键,该病患者除诉述众多躯体症状外,还有着漫长而无甚效果的就诊经历,情绪紧张而焦虑,医生要特别耐心倾听患者的倾诉,对患者表示关心,理解和同情;让患者对医生产生信任,对治疗抱有信心,给予病人解释、指导、疏通,使其了解疾病症状有关知识,放下对疾病的思想负担。

在治疗过程中医生的接触技巧至关重要,患者常表现依赖性、表演性及受到伤害的疾病行为,好抱怨或感到委屈,有的患者沉湎于痛苦中,习惯于对药物的依赖,有的甚至带有敌意和威胁,使治疗者处于被动地位或缺乏耐心。医生既要对患者的痛苦表示理解,又要引导患者将注意力集中在既定的治疗目标和已获得的成果上,如睡眠的改善、疼痛的减轻等,要勉励病人将轻微的躯体不适视同正常感知的一部分,并与之和平共处;宜逐渐增加活动量,尽量减少不必要的药物。当药物治疗无效时心理治疗更为重要,主要采取系统、个别的短程面谈的方式,每次至少 30 分钟,疗程约 3 个月。治疗的目的在于让患者认识自己的不良疾病行为,分析引发疾病的有关因素,共同寻找解决问题的方法,客观看待生活事件及躯体病痛。

(2) 认知疗法:首先要让患者认识到,虽然病痛是他真实的感受,但并不存在器质性病变,对生命、健康不会带来威胁;要纠正错误的认知,重建正确的疾病概念和对待疾病的态度,学会与症状共存;要转移对疾病的注意,尽量忽视它;并鼓励患者参加力所能及的劳动和其他社交活动。可运用森田疗法使病人了解症状实质并非严重,采取接纳和忍受症状的态度,继续工作、学习和顺其自然地生活,对于缓解疾病症状,提高生活质量可有帮助。

(3) 精神动力疗法:精神动力学派认为,慢性心因性疼痛是一种情绪的反应,象征着患者好斗性的升华或失去心爱物的反应,疼痛能使其压抑的内心冲突找到寄托,帮助病人探究并领悟症状背后的内在心理冲突,有助于症状的缓解。

(4) 环境及家庭治疗:调整患者所处的环境,对矫正疾病行为、发展健康行为至关重要。医生要协助病人增强对社会环境和家庭的适应能力,鼓励病人努力学会自我调节,尽早摆脱依赖性,指导配偶和亲友对病人的正确态度:既对病人疾病和痛苦要给予充分理解和同情,改变消极、冷漠、歧视的态度,又要避免过于渲染疾病和痛苦,不要受其支配,以建立积极、关心、和睦的家庭气氛,对改善患者的症状是有效的。

(5) 催眠暗示疗法:对某些暗示性较强的患者可以试用,一般认为单用催眠治疗效果不大,疗效也不持久。

(6) 示例:疑病障碍的心理沟通策略,疑病症的处理因人而异,一般处理包括以下:①建立治疗关系。这一步很重要,因为大部分患者只愿意承认躯体疾患,不愿意考虑有关心理因素的任何问题,医生不要马上否定患者的想法,以便建议信任关系。②承认患者的痛苦以及痛苦给病人的生活和工作带来的影响是存在的。③确定患者存在哪些问题,这些问题中哪些是原发的,哪些是继发的。④引出患者的有关躯体健康的担心和信念。⑤选择合理性的解释,说明为什么他们的观点可能是错的。例如,有这样一个案例,这个人对他的医生提出,她感到腹胀、腹痛,她认为自己肚子里有肿瘤,每次她洗澡,她都觉得肚子大了,她认为是肿块在长大。她做过1次CT扫描,全胃肠道造影,纤维胃镜,纤维肠镜均未见异常。医师提出可经得起检验的假设,说这肿块没有生长,她承认如果这肿块真的在生长,那它一定会被检出,不太可能腹部长了肿瘤,因此,她的焦虑有相当大的减轻。然后,进一步修正与疑病性主诉有关的异常行为:①指出这种行为在疑病性主诉长期存在中的作用。检查和寻求保证,在短期内可减少焦虑,但会使患者注意力集中在症状上。高度的注意常导致更明显的焦虑,以及对相对症状的过度解释。此外,有些辅助检查是有损害性的,不断地检查和刺激确实会引起损伤和其他不良反应。②提供合适的资料,建议患者停止检查或寻求保证以使这个恶性循环被打破,说明这样做会导致暂时性的焦虑增加,但最终会减轻。③与患者达成协议,不寻求进一步检查或诊断探讨,这需要其他家庭成员或配偶的参与和同意。

3. 药物治疗　针对某些躯体症状,可给予相应的药物治疗,即佐以涉及各系统症状的相应药物,例如消化系统药物、呼吸系统药物分别来减轻消化、呼吸系统症状,但躯体形式障碍的病人主要是常伴有焦虑、抑郁、失眠等症状,且与躯体症状互为因果,形成恶性循环,而且单纯心理治疗起效较慢,故抗焦虑、抗抑郁药宜尽早使用,原则是选择不良反应较小的药物,以防干扰或加重原有的躯体症状,并应注意病情恢复后的巩固治疗。

较常应用的有 5-HT 再摄取抑制剂(SSRI,如西酞普兰、艾司西酞普兰、帕罗西汀、氟西汀、舍曲林、氟伏沙明等)、5-HT、NE 再摄取抑制剂(SNRI,如文拉法新、度洛西汀等)、米氮平、圣·约翰草等。

过去有人报道阿米替林 50~100mg/d,2 周内有效率可达 88.8%,多塞平(多虑平)为 87%。其疗效机制大致有 3 种解释:首先,通过缓解焦虑起效,但一般抗焦虑药效果不显著,抗抑郁药效果明显;其次,疼痛和躯体不适只不过是抑郁症状的一部分,抑郁缓解后症状也随之消失;最后,感觉/疼痛阈的降低与 5-HT 的水平下降有关,抗抑郁剂可阻止 5-HT 的再吸收,因而提高了感觉阈值。

4. 其他治疗　传统方法中针灸、理疗、按摩治疗等,对治疗慢性疼痛也有效。有研究证明,针灸对 4/5 的慢性疼痛病人有效。经对照研究证明,皮神经刺激术不仅可起安慰、暗示效应,低频率刺激可通过内啡肽,高频率刺激通过 5-HT 起作用。生物反馈及其他全身放松治疗技巧,均可帮助病人放松,控制焦虑、疼痛等症状。保健气功锻炼是一种自我调节和放松训练的好方法,这些均可用于治疗焦虑症状明显的患者。

六、预后

躯体形式障碍的病程和预后未知。然而,如果对躯体症状和心理痛苦之间的联系无法认识和处理不当,会使患者反复去许多医师和专家处就诊,接受过多的药物治疗和损伤性医疗检查及手术,造成个人经济浪费和医疗资源的浪费。能及时获得恰当治疗的病人疗效尚好,治愈后可能有复发。

让人郁闷的病

——他们为何感觉生活了无生趣?

在现实社会中,感到抑郁的人非常普遍。抑郁是一种心境状态,是以心境低落为主要特征,对平时感到愉快的活动丧失兴趣或愉快感。抑郁心境是人们一种常见的正常体验,但如果抑郁程度较重,持续时间较久,同时还伴有一些其他特征性的症状(如睡眠障碍、疲劳感、食欲减退)等,则很可能发展成抑郁症。现实生活中,因工作、学习、生活或经济上的巨大压力、人际关系紧张、环境适应不良、婚姻或情感生活的挫折、不良暗示引起的对疾病的恐惧、遭受重大的生活事件的打击等很容易出现抑郁。抑郁症是自杀率最高的一类疾病,其发病率也不低。2010年据世界卫生组织统计,全球抑郁症发病率约为11%,全球约有3亿~5亿抑郁症患者。当前抑郁症已经成为世界第四大疾病,预计到2020年可能将成为仅次于心脏病的人类第二大疾患,抑郁症将成为21世纪人类的主要杀手。在我国仅有10%的抑郁症患者接受过治疗,大量的病人得不到及时的诊治,病情恶化,甚至出现自杀的严重后果。

案例 10-1　小王近来总是寡言少语

小王,女,18岁,因心情差,言语减少,记忆力下降3个月余,由父母陪伴就诊。3个月余前参加高考,因压力较大,高考失利,只考了三本,不愿升学,选择复读。小王一直不开心,在家不说话,在学校不和老师、同学交流,经常暗自哭泣,胃口不好,睡眠也差,多梦,易醒。上课注意力不集中,记忆力下降,反映迟钝。经了解,小王平时在班上一直非常优秀,成绩名列前茅,但每次考试前都很紧张,压力很大,生怕自己考不好,考前经常睡不好。有时,偶尔一次考试成绩下降,就接受不了,在家哭,责备自己没考好,会和其他同学比较,一直自责,最少需要一周恢复平静。小王性格比较内向,在碰到问题时一般都选择自己承受,不喜欢向家人或朋友倾诉。其父母一直非常宠爱自己女儿,几乎做到饭来张口,衣来伸手的地步。除了学习,什么都不让女儿做,连刷牙的牙膏都要挤好,洗脸水、洗脚水都要倒好。小王就像是温室里的花朵被保护得好好的,没有经历过什么挫折。父母之前一直以为女儿情绪上的反应是正常的,学习压力大,等考完就没事了。直到后来问题越来越多,高考后非但没变好,反而逐渐在加重,复读无法正常继续下去,才意识到女儿问题的严重性。

案例 10-2　袁女士怎么也开心不起来

袁女士,32岁,主诉烦躁、胸闷、心慌2年。患者自诉2年前开始莫名感到胸闷、心慌,并且感到乏力,以为心脏出了问题,到心脏科和呼吸科做了心电图、彩超、拍胸片等检查,并做血生化检测,均未见明显异常。吃了很多中药调理,无任何好转。原来袁女士是家庭主妇,在家相夫教子,丈夫事业有成,儿子成绩优异,她的家庭一直被自己的朋友所羡慕。自己也非常满足于现状。两年前,因一次偶然发现丈夫有外遇,核实后丈夫承认,并发誓痛改前非。袁女士希望丈夫回归家庭,选择忍让接受,但其丈夫仍旧寻花问柳,到处拈花惹草。而她因为非常爱她的丈夫和这个家庭,期待丈夫能回心转意,一直压抑自己,把痛苦埋藏在心里,不敢告诉家人和朋友,努力维护自己家庭的"形象"。在家自己却每天以泪洗面,渐渐地出现了莫名烦躁,开心不起来,对做事情不感兴趣,感觉生活没有意思。身上出现了很多不舒服,包括胸闷、心慌等,胡思乱想,入睡困难,不思茶饭,日渐消瘦。有时候也会和丈夫争吵,反而加重了病情。

案例 10-3　周先生的记忆力快速下降

周先生,45岁,记忆力下降,头晕一年余。周先生自诉这一年多来渐出现记忆力下降,健忘,常常做过的事情瞬间就忘,且经常头晕头胀,怕自己得老年痴呆症。曾在神经内科就诊过,CT、脑电图等检查均未见明显异常,医生诊断为神经官能症,用过一段时间安神补脑液,无明显改善。此后爱人觉察其性格也有些改变,容易发脾气、烦躁、失眠等,强烈建议看心理科。但周先生不肯承认自己有心理问题,经妻子软磨硬泡后才勉强至心理科就诊。刚开始周先生只是陈述自己的身体不适,通过慢慢了解,取得信任后,了解到周先生的一些基本信息。周先生在一家事业单位工作,中层干部,工作认真负责,兢兢业业,日子过的倒也轻松自在。一年半前得到领导赏识,升做部门负责人,此后工作日益忙碌,早出晚归,应酬增加,时间一长,压力倍增。在工作方面,领导给予重任,自己也希望把工作做好,所以拼命工作,没有休息;在家庭方面,因为在家时间减少,对家人关心减少,爱人埋怨增多,经常吵架,母亲身体不太好,经常生病,开支增加。来自多方面的压力压得自己喘不过气来。时间一长,感自己精力下降,反应迟钝,记忆力下降,影响工作,渐出现烦躁,容易发脾气,心情也不好,睡眠减少,早醒。

案例 10-4　杨先生经常唉声叹气

杨先生,72岁,胃痛,体重下降一年。杨先生,退休教师,一年前无明显诱因出现胃部不适,胃胀、胃痛,食欲下降,体重一下子瘦了十几斤,子女非常孝顺,带老爷子至消化科就诊,做了胃镜未发现明显异常,只诊断为慢性浅表性胃炎,服了一段时间中成药,感觉没有明显效果。子女索性给老爷子做了全面检查,仍未发现明显异常。消化科医生建议至医学心理科诊治,但杨先生及其子女都认为不会有什么心理疾病,因为杨先生退休前是名高级优秀教师,深受领导和学生好评。退休后,退休工资相当高,家庭条件非常好,子女工作出色,家庭幸福,对老人来讲,没有任何负担和忧愁。平时身体健康,没什么慢性疾病,怎么会因为胃疼就是心理疾病了呢?经仔细了解,老爷子平时无论对自己还是对别人,要求特别高,不允许有做的不够好的地方,是个完美主义者。所以,几十年工作生涯中,表现非常出色,一直生活在赞扬声中。偶尔,出点小差错,都会懊恼很长一段时间,生闷气,跟自己过不去。现在退休了,在家没事可做,不能教育学生了,只能教育起自己的老伴和子女。子女工作忙碌,不经常在一起,难得能唠叨上。自己老伴呢,又是那种你说你的,我做我的,压根就不听他指挥。生活一下子失去了目标,不知道自己应该找些什么事做,经常自己跟自己生闷气,常常唉声叹气。子女建议老爷子出去旅游,没兴趣;建议跟小区里的老年人一起下棋,觉得看低自己身份了;建议出去打打太极,运动运动,没力气。在一年前感到乏力,胃胀,不消化,胃口变差,体重明显下降,出现胃痛,还以为得了什么大毛病呢。

案例 10-5　葛女士最近失眠了

葛女士,55 岁,退休,以情绪低落伴睡眠差 3 个月。葛女士 3 个月前退休后,因为觉得没有事情可做,于是打算自己和别人一起投资开一家餐饮店,在前期的准备中困难比较多,加之合伙人突然反悔,自己感到处于进退两难之中。葛女士渐渐出现心情烦躁,情绪低落,以前喜欢做的事情现在也不感兴趣了,感到自信心下降了,觉得自己拿了家里人的钱现还没能把店开起来,认为对不起家人。同时葛女士感到自己总是整夜无法入眠,即使睡着了凌晨三四点就会醒来,不能再入睡。葛女士整天感到头昏、头疼,胃口不好,体重下降 10 多斤,注意力不集中,记忆力、反应能力明显下降,甚至觉得对生活也没有信心了,感觉活着没有意思。葛女士既往性格急躁、要强,无其他器质性疾病。

经过与葛女士详细交谈,发现葛女士的情绪有明显的抑郁,同时给她进行情绪方面的测验,诊断为抑郁症。拟给予抗抑郁药物治疗。一开始葛女士对自身的疾病不能理解和接受,而且也对治疗不能接受,觉得心理的疾病怎么可能用药物治疗呢,同时也特别担心药物会对身体有影响,担心药物会有依赖性。经过医生的耐心解释以后,葛女士也意识到了自己的情绪问题确实也是一种疾病,也和别的躯体疾病一样,有一些生物学的因素。了解了药物治疗的一些基本知识以后,葛女士按照医生的要求回家坚持服药,每隔半个月左右到门诊复诊,经过近两个月的治疗后,现在葛女士情绪基本已经稳定,能够面对自己的问题,积极的调整自己的情绪,而且也能够重新去开店了。

【总读】 心灵"感冒"也是病

以上几个故事,发生在不同人群,表现出不同症状,具有不相同的性格,得了同一种疾病叫"抑郁症"。对大家来说,这个病既熟悉又陌生。熟悉是现在各大报纸、各种报刊杂志还有电视新闻节目经常会报道某某某患抑郁症自杀了,抑郁症有多可怕,可能还治不好;陌生是大家都认为抑郁症就是"精神病",谁和抑郁沾上了,谁就是精神上的问题,即使有不适症状出现,也不愿承认自己是抑郁症,不去看心理医生,而去到综合医院其他专科就诊。

第一个故事中,小王被父母过度保护,除了学习之外,没有太多其他经历,所以性格变得敏感脆弱,只要稍有挫折,就会被压垮。并且成绩一直非常优秀,对自我要求非常高,追求完美,高考失利对她来讲是一种耻辱,由于精神刺激和性格的因素,小王最终患上了抑郁症。第2个故事中,袁女士也是遭受了精神刺激——丈夫的外遇,给她致命的打击,又由于性格的因素——爱面子,选择的解决办法就是压抑、忍让和等待。长期如此,被抑郁症所"钟情"。第3个故事中,周先生患的也是抑郁症。一般人都认为男士抗压能力强,出现心理问题的应该是女士居多。其实不然,往往男士是家里的顶梁柱,社会地位要求他们必须承担更多的压力,而又不能像女士一样可以经常抱怨、哭诉。所以,外在的压力转化为内在的压力,就出现了抑郁症。第4个故事中,杨先生同样是位男士,在退休之前的社会角色扮演的非常好,一旦退休回归家庭后,就不知所措了,不知如何安排好自己的晚年生活,因此,也就得了老年抑郁症。现在好多空巢老人都会有类似的问题出现,应提高重视,做好防范。第5个故事中,葛女士为中年女性患者,性格要强,在退休后本打算自己找点事情做做,怀着美好的理想开始了创业之路,但因为对困难估计不足,慢慢感到与理想的差距越来越大,感到承受不住了,最后在重重的压力之下,葛女士的负性情绪逐渐积累,最后抑郁了。这些人的共同特点有:(1)临床特点相似,都有躯体症状,并且多以躯体症状为主诉,但是仔细询问都有抑郁或焦虑等情绪症状。(2)病前多有精神压力。(3)性格都具有较为要强或追求完美。

2007年世界精神病学协会(WPA)上海区域性国际会议资料显示,上海的抑郁症年患病率约为1.7%,其中年轻人由于社会压力大、工作节奏快等原因患抑郁症比例逐年上升。另有资料显示,抑郁症患者数量是20年前的4倍。有人说抑郁是"心灵的感冒",可以看出抑郁是非常容易发生的,是一种很常见的症状。现实生活中,每个人都会出现无端的厌倦、沮丧或悲伤等不良情绪(心情抑郁),多数人很快就过去,只有少部分人持续的时间较长,而且严重影响了自己的日常生活和工作,在临床上称之为抑郁症。抑郁症是一个以情绪低落为主要特征的一组综合征,它包括多种症状和体征,涉及躯体和心理两个方面,前者包括睡眠障碍、食欲改变、疲乏感等;心理症状包括情绪低落、兴趣减退、注意力难以集中、自信心下降、对生活的信心不足等。

抑郁质的特征主要体现在心理、性格特征上,以性格内向、情绪不稳、忧郁脆弱、敏感多疑为主要表现。《红楼梦》中的林黛玉就是一个典型的抑郁质。抑郁症的发生,既有个性因素、体质因素、遗传因素,又有环境因素。现代社会竞争增加、压力增大、节奏加快,导致精神紧张、心理压力大,这都是抑郁症增多的原因。一般认为平时较为内向、敏感、好强、追求完美、急躁或压力感重、自我中心性强、情绪易波动、胆小易紧张、心理可逆性差的性格的患者在出现一些不良的社会心理因素的刺激时,如工作、学习、生活或经济中的巨大压力、人际关系紧张、环境适应不良、婚姻或情感生活的挫折、不良暗示引起的对疾病的恐惧、遭受重大的生活事件的打击等,容易出现抑郁。

名人、有成就者、白领等都是容易被抑郁击中的高危人群。因为这些人往往普遍表现出过度劳累、责任心过强、对自己的期待和要求过高等,这些都是导致抑郁的重要原因。同时,越是聪明人,内心往往就越敏感,情感越脆弱,各种世态炎凉、人情冷暖对他们的影响就会越大,挫折感就越强,就越容易抑郁。历史上有很多名人像海明威、丘吉尔、林肯、三毛、牛顿、王国维等都曾得过抑郁症。所以崔永元说:"得抑郁症的人都是天才。"

一、临床表现

1. **心境低落** 主要表现为显著而持久的情感低落、悲观。患者终日忧心忡忡、郁郁寡欢、愁眉苦脸、长吁短叹。程度轻的患者感到闷闷不乐,无愉快感,凡事缺乏兴趣,任何事都提不起劲,感到"心里有压抑感"、"高兴不起来";程度重者可痛不欲生,悲观绝望,有度日如年、生不如死之感,患者常诉说"活着没有意思"、"心里难受"等。部分患者可伴有焦虑、激越症状,特别是更年期和老年抑郁症患者更明显。典型病例抑郁心境具有晨重夜轻节律改变的特点,即情绪低落在早晨较为严重,到下午和晚上减轻。

在心境低落的影响下,患者自我评价低,自感一切都不如人,并将所有的过错归咎于自己,常产生无用感、无希望感、无助感和无价值感。感到自己无能力、无作为,觉得自己连累了家庭和社会;回想过去,一事无成,并对过去不诚实的行为有犯罪感。想到将来,感到前途渺茫,预见自己的工作要失败,收入要下降,家庭要出现不幸,自己的健康必然会恶化。在悲观失望的基础上,常产生孤立无援的感觉,伴有自责自罪,严重时可出现罪恶妄想;亦可在躯体不适的基础上产生疑病观念,怀疑自己身患癌症等;还可能出现有关系、贫穷、被害妄想等。部分患者亦可出现幻觉,以幻听较常见。

2. 思维迟缓　患者思维联想速度缓慢,反应迟钝,思路闭塞,自觉"脑子好象是生了锈一样"或"脑子象涂了一层浆糊一样"。临床上可见主动言语减少,语速明显减慢,声音低沉,对答困难,严重者交流无法顺利进行。

3. 认知功能损害　研究发现抑郁症患者存在认知功能损害。主要表现为近事记忆力下降,注意力障碍(反应时间延长),警觉性增高,抽象思维能力差,学习困难,语言流畅性差,空间知觉、眼手协调及思维灵活性等能力减退。认知功能损害导致患者社会功能障碍,而且影响患者远期预后。

PET 研究发现,抑郁症患者额叶中部皮层和背前侧血流量的下降与执行功能下降有关。患者 WCST 测验的总反应数、随机错误数、持续错误数增加,反映患者信息反馈后行为改变的困难,认知灵活性下降,学习能力、归纳能力减退。抑郁症患者精神运动速度减慢、瞬间和延迟自由回忆有缺陷,存在选择性回忆障碍,即能够将信息编码,但回忆和再认的特定过程受损。

与受教育程度相匹配的对照研究发现,抑郁症患者的智商明显降低。这反映了在高级认知过程中,患者涉及视觉记忆—控制、空间知觉力、视觉分析综合能力、逻辑联想、部分与整体关系的观念及思维灵活性、想象力及抓住事物线索的能力均受到损害,致使患者环境适应能力下降。

4. 意志活动减退　患者意志活动呈显著持久的抑制。临床表现行为缓慢,生活被动、疏懒,不想做事,不愿和周围人接触交往,常独坐一旁,或整日卧床,不想去上班,不愿外出,不愿参加平常喜欢的活动,常闭门独居、疏远亲友、回避社交。严重时,连吃、喝、个人卫生都不顾,蓬头垢面、不修边幅,甚至发展为不语、不动、不食,可达木僵状态,称为"抑郁性木僵"。但仔细精神检查，患者仍流露痛苦抑郁情绪。伴有焦虑的患者，可有坐立不安、手指抓握、搓手顿足或踱来踱去等症状。

严重的患者常伴有消极自杀的观念或行为。消极悲观的思想及自责自罪可萌生绝望的念头，认为"结束自己的生命是一种解脱"，"自己活在世上是多余的人"，并会使自杀企图发展成自杀行为。这是抑郁症最危险的症状，应提高警惕。长期追踪调查表明，约15%的患者最终死于自杀。

5. 躯体症状　在抑郁发作时很常见。主要有睡眠障碍、乏力、食欲减退、体重下降、便秘、身体任何部位的疼痛、性欲减退、阳痿、闭经等。躯体不适的体诉可涉及各脏器，如恶心、呕吐、心慌、胸闷、出汗等。自主神经功能失调的症状也较常见。病前躯体疾病的主诉通常加重。睡眠障碍主要表现为早醒，一般比平时早醒2~3小时，醒后不能再入睡，这对抑郁发作具有特征性意义。有的表现为入睡困难，睡眠不深；少数患者表现为睡眠过多。体重减轻与食欲减退不一定成比例，少数患者可出现食欲增强、体重增加。

一般认为躯体不适体诉可能与文化背景、受教育程度和经济状况等有关，体诉较多的患者，其社会阶层、受教育程度及经济状况均较低。有的抑郁症患者其抑郁症状被躯体症状所掩盖，而使用抗抑郁药物有效。有人称之为"隐匿性抑郁症"。这类患者长期在综合医院各科就诊，大多数无阳性发现，故容易造成误诊或漏诊。

6. 其他　抑郁发作时也可出现人格解体、现实解体及强迫障碍等。

抑郁发作临床表现较轻者称之为轻度抑郁。主要表现心境低落，兴趣和愉快感的丧失，易疲劳，自觉日常工作能力及社交能力有所下降，不会出现幻觉和妄想等精神病性症状，但临床症状较环性心境障碍和恶劣心境为重。

老年患者除有抑郁心境外，多有突出的焦虑烦躁情绪，有时也可表现为易激惹和敌意。精神运动性抑制和躯体不适感觉较年轻患者更为明显。因思维联想明显迟缓以及记忆力减退，可出现较明显的认知功能损害症状，类似痴呆表现，如计算力、记忆力、理解和判断能力下降，国内外学者将此种表现称之为抑郁性假性痴呆（depressive pseudodementia）。躯体不适诉说以消化道症状较为常见，如食欲减退、腹胀、便秘等。常常纠缠于某一躯体主诉，并容易产生疑病观念，进而发展为疑病、虚无和罪恶妄想。病程较冗长，易发展成为慢性。

儿童抑郁症较少见，发病除遗传易感因素外，儿童心理上的"丧失"，如丧失亲人、与父母分离、母爱丧失及家庭欢乐的丧失等,对发病具有重要影响。临床主要表现为心境抑郁、兴趣减少;自我评价低,认为自己是坏孩子,有自责、自罪及无价值感;精神运动性抑制,言语和动作减少,反应迟钝;不愿意和小朋友玩,较孤独;乏力、食欲减退和睡眠障碍等。

二、分类和分型

心境障碍的分类较为复杂,由于该病的病因未明,以至产生各种观点,并提出不同的分类,目前以症状分类为主要趋向。现简要说明各种分类的依据及有关的概念。

1. 原发性与继发性　这种分类主要基于心境障碍的发生是否继发于其他精神疾病或躯体疾病,或由于酒精中毒或其他物质所致。继发者既往无心境障碍发作史,而有其他精神疾病、躯体疾病或物质滥用等。原发者既往健康或有心境障碍史,发病不是基于明显的社会应激。有人估计原发性心境障碍约占55%,继发性占33%,难以区分者占12%。

2. 心因性与内源性　由外界应激反应所产生的抑郁称为心因性,而与环境无关者称为内源性。心因性抑郁多起病急,在应激事件后发生,临床上有焦虑、易激惹和恐怖等症状,常是可理解的正常痛苦体验和失望情绪的延续,伴有入睡困难,病程短,多在1~2个月内恢复。内源性抑郁缺乏促发的应激,具有一定的生物学基础,临床上除有抑郁心境、兴趣丧失、自责自罪外,尚有食欲下降、体重减轻、性欲低下、早醒及心境呈昼重夜轻改变的生物学症状,对抗抑郁药及电休克反应较好。

3. 精神病性与神经症性　精神病性一词是指患者检验现实能力的丧失,伴有幻觉、妄想或木僵等精神病性症状,心理障碍程度严重,属于重性精神病范畴。有人认为精神病性抑郁是一种独立的亚型,患者家族中患精神病性抑郁的比例较高;血清中多巴胺—β—羟化酶活性低;尿中MHPG低;脑脊液中HVA高;血清皮质醇水平高,地塞米松抑制试验(DST)阳性率高。神经症性抑郁发病具有一定的心理因素,由内心冲突引起的,是对失望产生的一种过分沮丧反应,是长期适应不良人格特征的结果。临床上主要表现焦虑、易激惹、入睡困难,无内因性抑郁症的生物学症状,病程呈慢性、波动性。

4. 激越性与迟缓性　属症状分类。前者焦虑、激越突出,精神运动性抑制症状不明显;后者有明显的精神运动性抑制及思维缓慢。

5. 单相与双相 由 Leonhard(1962)首先提出,既有躁狂发作,又有抑郁发作者称为双相障碍;只表现为躁狂或抑郁者为单相障碍。根据 Perris(1966)调查,单相躁狂仅占 1.1%。经长期纵向研究,发现在躁狂发作前常有轻微和短暂的抑郁发作,所以多数学者认为有躁狂发作就是双相障碍,只有抑郁发作才是单相障碍。正因为这样,在 ICD-10 和 DSM-IV 中将有躁狂发作者称为双相,但我国 CCMD-3 中仍保留反复发作躁狂的诊断。

DSM-IV 中将双相分为二个亚型。双相 I 型:有躁狂、抑郁发作史,躁狂发作严重。双相 II 型:有躁狂、抑郁发作史,抑郁发作重,躁狂发作轻,易反复发作,发作次数越多,对治疗反应可能越差。

6. 季节性心境障碍 指某些患者总是在一年的某个季节发生心境障碍。最常见的类型是在秋、冬季发作抑郁,而在春、夏季恢复。一般是在地球纬度较高的国家和地区多见,主要发生在北欧国家,我国较少见。研究认为这些国家冬季日照时间短与该病的发生有关,因此采用人造光增加光照时间的光疗可使抑郁症状减轻。有人用褪黑激素治疗,也取得一定的疗效。采用抗抑郁药治疗也可取得良好的效果。

7. 发作性与慢性 一般认为抑郁障碍是一种发作性、周期性、自限性的疾病,发作间歇期,病情可充分缓解。近年来发现有 15% 患者多次反复,迁延多年,趋于慢性。

8. 更年期和老年期 更年期抑郁主要指中年以后发病。女性较多见,伴有应激因素,其特点是激越和疑病症状明显,认为本病与内分泌变化有关,但家族史调查不支持,因其亲属中患心境障碍的频率较高,而在更年期发病者却不多,且用性激素治疗未获得良好的效果。因此,这一术语已趋于废弃。老年期抑郁是指首次发病于老年期,临床特点是以情绪低落、焦虑、迟缓、绝望感及躯体症状为主,但不能归因于躯体疾病或脑器质性病变,一般病程较长,部分患者预后不良。

三、病程和预后

大多数为急性或亚急性起病,好发季节为秋冬季。单相抑郁发病年龄较双相障碍晚,每次发作持续时间比躁狂发作长,但也有短的,只有几天,长者可以超过 10 年,平均病程约为 6~8 个月。病程的长短与年龄、病情严重程度以及发病次数有关。一般认为发作次数越多,病情越严重且多伴有精神病性症状;年龄越大,病程持续时间就越长,缓解期也相应缩短。

有人进行随访研究,大多数经治疗恢复的抑郁症患者,仍有30%一年内复发。有过1次抑郁发作的患者,其中50%的患者会再发,有过2次抑郁发作的患者,今后再次发作的可能性为70%,有3次抑郁发作患者,几乎100%会复发。有关影响复发的因素主要有:①维持治疗的抗抑郁药剂量及时间不足;②生活事件和应激;③社会适应不良;④慢性躯体疾病;⑤缺乏社会和家庭的支持;⑥阳性心境障碍家族史。随访研究还发现,单相抑郁的预后较双相抑郁好。

抑郁障碍的预后一般较好,但反复发作、慢性、老年、有心境障碍家族史、病前为适应不良人格、有慢性躯体疾病、缺乏社会支持系统、未经治疗和治疗不充分者,预后往往较差。

四、诊断与鉴别诊断

(一) 诊断标准

在 ICD-10 中,抑郁发作是指首次发作的抑郁和复发的抑郁,不包括双相抑郁。患者通常具有心境低落、兴趣和愉快感丧失、精力不济或疲劳感等典型症状。其他常见症状是:①集中注意和注意的能力降低;②自我评价降低;③自罪观念和无价值感(即使在轻度发作中也有);④认为前途暗淡悲观;⑤自伤或自杀的观念或行为;⑥睡眠障碍;⑦食欲下降。病程持续至少两周。

根据抑郁发作的严重程度,将其分为轻度、中度和重度三种类型;根据心境变化又可分为环性心境障碍和恶劣心境。

1. 轻度抑郁 是指具有至少两条典型症状,再加上至少两条其他症状,且患者的日常的工作和社交活动有一定困难,患者的社会功能受到影响。

2. 中度抑郁 是指具有至少两条典型症状,再加上至少三条(最好四条)其他症状,且患者工作、社交或家务活动有相当困难。

3. 重度抑郁 是指三条典型症状都应存在,并加上至少四条其他症状,其中某些症状应达到严重的程度;若症状极为严重或起病非常急骤时,不足两周的病程作出诊断也是合理的。除了在极有限的范围内,几乎不可能继续进行社交、工作或家务活动。应排除器质性心理障碍,或精神活性物质和非成瘾物质所致。

4. 环性心境障碍 是指反复出现轻度心境高涨或低落,但不符合躁狂或抑郁发作症状标准。心境不稳定至少2年,其间有轻度躁狂或轻度抑郁的周期,可伴有或不伴有心境正常间歇期。社会功能受损较轻。排除①心境变化并非躯体疾病或精神活性物质的直接后果,也非精神分裂症及其他精神病性障碍的附加症状;②排除躁狂或抑郁发作,一旦符合相应标准即诊断为其他类型心境障碍。

5. 恶劣心境　恶劣心境是慢性的心境低落,无论从严重程度还是一次发作的持续时间,目前均不符合轻度或中度复发性抑郁标准,同时无躁狂症状。至少2年内抑郁心境持续存在或反复出现,其间的正常心境很少持续几周。社会功能受损较轻,自知力完整或较完整。排除①心境变化并非躯体疾病(如甲状腺机能亢进症),或精神活性物质导致的直接后果,也非精神分裂症及其他精神病性障碍的附加症状;②排除各型抑郁(包括慢性抑郁或环性心境障碍),一旦符合相应的其他类型心境障碍标准,则作出相应的其他类型诊断。

(二) 鉴别诊断

1. 继发性心境障碍　脑器质性疾病、躯体疾病、某些药物和精神活性物质等均可引起继发性心境障碍,与原发性心境障碍的鉴别要点:①前者有明确的器质性疾病、或有服用某种药物或使用精神活性物质史,体格检查有阳性体征,实验室及其他辅助检查有相应指标的改变;②前者可出现意识障碍、遗忘综合征及智能障碍,后者除谵妄性躁狂发作外,一般无意识障碍、记忆障碍及智能障碍;③器质性和药源性心境障碍的症状随原发疾病的病情消长而波动,原发疾病好转,或在有关药物停用后,情感症状相应好转或消失;④前者既往无心境障碍的发作史,而后者可有类似的发作史。

2. 精神分裂症　精神分裂症的早期常常可出现精神运动性兴奋,或出现抑郁症状,或在精神分裂症恢复期出现抑郁,类似于躁狂或抑郁发作,其鉴别要点为:①精神分裂症出现的精神运动性兴奋或抑郁症状,其情感症状并非是原发症状,而是以思维障碍和情感淡漠为原发症状;心境障碍则以情感高涨或低落为原发症状。②精神分裂症患者的思维、情感和意志行为等精神活动是不协调的,常表现言语零乱、思维不连贯、情感不协调、行为怪异;急性躁狂发作可表现为易激惹,亦可出现不协调的精神运动性兴奋,若患者过去有类似的发作而缓解良好,或用心境稳定剂治疗有效,应考虑诊断为躁狂发作。③精神分裂症的病程多数为发作进展或持续进展,缓解期常有残留精神症状或人格的缺损;而心境障碍是间歇发作性病程,间歇期基本正常。④病前性格、家族遗传史、预后和药物治疗的反应等均可有助于鉴别。

3. 创伤后应激障碍　创伤后应激障碍常伴有抑郁，与抑郁症的鉴别要点是：①前者常在严重的、灾难性的、对生命有威胁的创伤性事件如强奸、地震、被虐待后出现，以焦虑、痛苦、易激惹为主的情感改变，情绪波动性大，无晨重夕轻的节律改变；后者可有促发的生活事件，临床上以情感抑郁为主要表现，且有晨重夕轻的节律改变。②前者精神运动性迟缓不明显，睡眠障碍多为入睡困难，有与创伤有关的恶梦、梦魇，特别是从睡梦中醒来尖叫；而抑郁症有明显的精神运动性迟缓，睡眠障碍多为早醒。③前者常出现重新体验到创伤事件，有反复的闯入性回忆，易惊。

4. 抑郁症与恶劣心境　国内外随访研究表明，抑郁症与恶劣心境两者之间无本质的区别，同一患者在不同的发作中可一次表现为典型的抑郁发作，而另一次可为恶劣心境，只是症状的严重程度不同，或病期的差异。但有人认为两者之间仍有区别，主要鉴别点：①前者以内因为主，家族遗传史较明显，DST 试验阳性、血清 T_3 和 T_4 有改变；后者发病主要因生活事件或环境因素引起，家族遗传史不明显，DST 试验阴性、血清 T_3 和 T_4 改变不明显。②前者临床上精神运动性迟缓症状明显，有明显的生物学特征性症状，如食欲减退、体重下降、性欲降低、早醒及晨重夜轻的节律改变；后者均不明显。③前者可伴有精神病性症状，后者无。④前者多为自限性病程，后者病期冗长，至少持续 2 年，且间歇期短。⑤前者病前可为循环性格或不一定，后者为多愁善感，郁郁寡欢，较内向。

5. 躁狂症和抑郁症与环性心境障碍　主要区别在于后者心境障碍的严重程度较轻，未达到躁狂或抑郁发作的诊断标准，且不出现精神病性症状。

五、治疗

(一) 治疗原则

抗抑郁药物是当前治疗各种抑郁障碍的主要药物，能有效解除抑郁心境及伴随的焦虑、紧张和躯体症状，有效率约 60%～80%。抗抑郁药的治疗原则是：

(1) 诊断要确切。

(2) 全面考虑患者症状特点、年龄、躯体状况、药物的耐受性、有无合并症,因人而异地个体化合理用药。

(3) 剂量逐步递增,尽可能采用最小有效量,使不良反应减至最少,以提高服药依从性。

(4) 小剂量疗效不佳时,根据不良反应和耐受情况,增至足量(有效药物上限)和足够长的疗程(>4~6周)。

(5) 如仍无效,可考虑换药,换用同类另一种药物或作用机制不同的另一类药。应注意氟西汀需停药5周才能换用MAOIs,其他SSRIs需2周。MAOIs也需停用2周后才能换用SSRIs。

(6) 尽可能单一用药,应足量、足疗程治疗。当换药治疗无效时,可考虑二种作用机制不同的抗抑郁药联合使用。一般不主张联用三种以上抗抑郁药。

(7) 治疗前向患者及家人阐明药物性质、作用和可能发生的不良反应及对策,争取他们的主动配合,能遵嘱按时按量服药。

(8) 治疗期间密切观察病情变化和不良反应并及时处理。

(9) 根据心理—社会—生物医学模式,心理应激因素在本病发生发展中起到重要作用,因此,在药物治疗基础上辅以心理治疗,可望取得更佳效果。

(10) 积极治疗与抑郁共病的其他躯体疾病、物质依赖、焦虑障碍等。

根据国外抑郁障碍药物治疗规则,一般推荐SSRIs、SNRIs、NaSSA作为一线药物选用。我国目前临床用药情况调查表明,TCAs如阿米替林、氯米帕明等在不少地区作为治疗抑郁症首选药物。总之,因人而异,合理用药。

(二) 治疗策略

抑郁症为高复发性疾病,目前倡导全程治疗。抑郁症的全程治疗分为:急性期治疗、巩固期治疗和维持期治疗。首次发作的抑郁症,50%~85%会有第2次发作,因此常需维持治疗以防止复发。

1. 急性期治疗　控制症状,尽量达到临床痊愈。治疗严重抑郁症时,一般抗抑郁药物治疗2~4周开始起效。如果患者用药治疗6~8周无效,改用同类另一种抗抑郁药物或作用机制不同的抗抑郁药物可能有效。

2. 巩固期治疗　目的是防止症状复燃。巩固治疗至少4~6个月,在此期间患者病情不稳,复燃风险较大。

3. 维持期治疗　目的是防止症状复发。维持治疗结束后,病情稳定,可缓慢减药直至终止治疗,但应密切监测复发的早期征象,一旦发现有复发的早期征象,迅速恢复原有治疗。有关维持治疗的时间意见不一,多数意见认为首次抑郁发作维持治疗为3~4个月;有2次以上的复发,特别是起病于青少年、伴有精神病性症状、病情严重、自杀风险大、并有家族遗传史的患者,维持治疗时间至少2~3年;多次复发者主张长期维持治疗。有资料表明,以急性期治疗剂量作为维持治疗的剂量,能更有效防止复发。新型抗抑郁药不良反应少,耐受性好,服用简便,为维持治疗提供了方便。如需终止维持治疗,应缓慢(数周)减量,以便观察有无复发迹象,亦可减少撤药综合征。

虽然抗抑郁药的维持用药在一定程度上预防抑郁症的复发,但不能防止转向躁狂发作,甚至可能促使躁狂的发作。有研究表明,抑郁症中有20%~50%的患者会发展为双相抑郁。双相障碍抑郁患者应采用心境稳定剂维持治疗,预防复发。

(三) 常用的抗抑郁药

1. 三环类(TCAs)及四环类抗抑郁药物　米帕明、氯米帕明、阿米替林及多塞平(多虑平)是常用的三环类抗抑郁药物,主要用于治疗抑郁发作,总有效率约为70%。对环性心境障碍和恶劣心境障碍疗效较差。有效治疗剂量为150~300mg/d,分2次口服,也可以每晚睡前一次服用。

三环类抗抑郁药物的不良反应较多,均有抗胆碱能、心血管和镇静等不良反应,常见的有口干、便秘、视力模糊、排尿困难、心动过速、直立性低血压、心率改变和嗜睡等。老年和体弱的患者用药剂量要减小,必要时应注意监护。原有心血管疾病的患者不宜使用。

麦普替林为四环抗抑郁药,其抗抑郁作用与米帕明相同。有效治疗剂量为150~250mg/d,不良反应较少,主要有口干、嗜睡、视物模糊、皮疹、体重增加等,偶可引起癫痫发作。

2. 单胺氧化酶抑制剂(MAOIs)　主要有异丙肼、苯乙肼等,过去曾用来治疗非典型抑郁症,由于会引起对肝实质的损害的严重不良反应,目前已极少使用。与富含酪胺的食物如奶酪、酵母、鸡肝、酒类等合用时可发生高血压危象,一般不应与其他种类抗抑郁药物合用。

新型的单胺氧化酶抑制剂吗氯贝胺(moclobemide)是一种可逆性、选择性单胺氧化酶A抑制剂,它克服了非选择性、非可逆性MAOIs的高血压危象、肝脏毒性及体位性低血压等不良反应的缺点,抗抑郁作用与米帕明相当。有效治疗剂量为300～600mg/d,主要不良反应有恶心、口干、便秘、视物模糊及震颤。

3. 选择性5-羟色胺再摄取抑制剂(SSRIs) 目前已在临床应用的有氟西汀、帕罗西汀、舍曲林、氟伏沙明、西酞普兰、艾司西酞普兰。临床的随机双盲研究表明,上述6种SSRIs对抑郁症的疗效优于安慰剂,与米帕明或阿米替林的疗效相当,而不良反应显著少于三环类抗抑郁药物,患者耐受性好,使用方便和安全。最低有效治疗剂量氟西汀20mg/d、帕罗西汀20mg/d、舍曲林50mg/d、氟伏沙明100mg/d、西酞普兰20mg/d、艾司西酞普兰10mg/d。少数疗效欠佳者剂量可加倍或更大。约需2～4周见效。常见的不良反应有恶心、呕吐、厌食、便秘、腹泻、口干、震颤、失眠、焦虑及性功能障碍。偶尔出现皮疹。少数患者能诱发轻躁狂。不能与MAOIs合用。

4. 5-HT和NE再摄取抑制剂(SNRI) 主要有盐酸文拉法辛、盐酸度洛西汀。常用治疗剂量为文拉法辛75～300mg/d、度洛西汀60mg/d,文拉法辛有普通制剂和缓释剂两种,普通制剂分2～3次服用,缓释剂1次/d。常见不良反应为恶心、盗汗、嗜睡、失眠及头昏等。个别患者可出现肝脏转氨酶及血清胆固醇升高,文拉法辛日剂量大于200mg时,可使血压轻度升高。不能与MAOIs合用。

5. 去甲肾上腺素和特异性5-羟色胺能抗抑郁药(NaSSA) 主要有米氮平。常用治疗剂量15～45mg/d,分1～2次服用。常见不良反应有嗜睡、口干、食欲增加及体重增加。少见有心悸、低血压、皮疹。偶见有粒细胞减少及血小板减少。

6. 其他抗抑郁药 (1)曲唑酮是一种5-HT受体拮抗剂。常用治疗剂量为200～500mg/d,分2～3次服用。不良反应为口干、便秘、静坐不能、嗜睡、直立性低血压、阴茎异常勃起等。(2)噻奈普汀是一种5-HT受体激动剂。常用剂量37.5mg/d,分2～3次服用。常见不良反应有口干、便秘、头晕、恶心等,有肾功能损害者及老年人应适当减少剂量。(3)圣·约翰草提取物(路优泰)为圣·约翰草提取出的有效成分贯丝桃素。常用治疗剂量为900mg/d,分3次服用。不良反应轻,少数病人可出现头晕、光敏感等。

(四) 电抽搐治疗

有严重消极自杀企图的患者及使用抗抑郁药治疗无效的抑郁症患者可采用电抽搐治疗,且见效快,疗效好。6～10次为一疗程。电抽搐治疗后仍需用药物维持治疗。

(五)心理治疗

对有明显心理社会因素作用的抑郁症患者,在药物治疗的同时常需合并心理治疗。支持性心理治疗,通过倾听、解释、指导、鼓励和安慰等帮助患者正确认识和对待自身疾病,主动配合治疗。认知治疗、行为治疗、人际心理治疗、婚姻及家庭治疗等一系列的心理治疗技术,帮助患者识别和改变认知曲解,矫正患者适应不良性行为,改善患者人际交往能力和心理适应功能,提高患者的家庭和婚姻生活的满意度,从而能减轻或缓解患者的抑郁症状,调动患者的积极性,纠正其不良人格,提高患者解决问题的能力和应对处理应激的能力,节省患者的医疗费用,促进其康复,预防复发。

六、预防复发

经药物治疗已康复的抑郁症患者在停药后的一年内复发率较高,有人报道抑郁症第一次抑郁发作治愈后复发的概率为50%,第2次治愈后复发的概率为70%,第3次治愈后复发的概率为100%,故抑郁症患者需要进行维持治疗,预防复发。若第一次发作且经药物治疗临床缓解的患者,药物的维持治疗时间多数学者认为需6月到1年;若为第二次发作,主张维持治疗3～5年;若为第三次发作,应长期维持治疗,甚至终生服药。维持治疗药物的剂量多数学者认为应与治疗剂量相同,亦有学者认为可略低于治疗剂量,但应嘱患者定期随访观察。

惶惶不可终日的日子
——心病还需"心药"医！

在现实生活中，几乎每个人都有过焦虑，因此，焦虑是一种常见现象。但是如果焦虑异常则为焦虑性障碍，也叫焦虑症(anxiety)，它是一种以焦虑情绪为主要表现的神经症。包括广泛性焦虑及发作性惊恐状态两种临床相，常伴有头晕、胸闷、心悸、呼吸困难、口干、尿频、尿急、出汗、震颤和运动性不安等。这部分人的焦虑并非实际威胁所引起，其紧张程度与现实情况很不相称。

20世纪中叶，焦虑一词曾在神经症中泛滥，其原因除了弗洛伊德学说的影响之外，还有抗焦虑药物的大量合成。一类新药的临床应用引起相应疾病的诊断增加，是精神医学领域中颇为独特的现象。但在我国，焦虑症始终未受到十分重视，直到1981年，我国的分类方案才将焦虑症单独列出。我国的调查研究显示，焦虑症在一般居民中的发病率为2%，其中41%为广泛性焦虑，33%为情境性焦虑。精神障碍病人中，至少有三分之一有某种形式的焦虑障碍，而且随着社会竞争日趋激烈，生活中应激因素增加，心理不适应等焦虑反应势必增多，应引起大家的重视。

案例 11-1 梁先生常常莫名其妙的紧张

梁先生,42岁,公司职员。控制不住的紧张、担心伴睡眠差一年就诊。梁先生于一年前渐出现控制不住的紧张、不安,总是担心家中会发生一些不好的事情,常常感到莫名的恐慌,坐立不安,伴心悸、全身发抖、出冷汗,夜间总是难以入睡,多恶梦。发病以来,梁先生总是感到注意力不能集中,记忆力、反应能力下降。曾到多家医院检查,心电图、头颅CT等相关检查未发现任何的器质性病变,后由神经内科转诊至心理门诊就诊。梁先生既往体健,个性敏感,母亲有"神经衰弱"病史。体格检查:神志清楚,心、肺及神经系统检查未见异常。精神检查:神志清,语言流利,接触主动,无明显情绪低落,存在焦虑情绪,未引出幻觉、妄想,智能正常,自知力存在。初步诊断:广泛性焦虑障碍。

案例 11-2 反复心悸的公务员

范女士,32岁,公务员。以经常心悸伴睡眠不满意一年来医院就诊。范女士于一年前工作调动后,渐出现反复心悸不适,伴头晕,容易紧张,总是感到未来会发生一些灾难性的事件。夜间难以入睡,常常会感到莫名的恐惧,注意力难以集中。多次查心电图均未发现异常,其他检查未发现任何明确的器质性病变。但范女士还是担心自己的身体,难以安静下来做事,工作效率下降。后由心脏科转至医学心理门诊就诊。范女士既往体健,个性急躁,追求完美。体格检查:神志清楚,心、肺检查未见异常,神经系统无任何定位体征。精神检查:神志清,语言流利,接触主动,情绪明显焦虑,精神运动性不安,未引出幻觉、妄想,智能正常,自知力存在。初步诊断:广泛性焦虑障碍。

案例 11-3 整天提心吊胆和惊慌恐惧的女教师

杨女士,38岁,高中文化,已婚,教师。出现易激惹,心烦意乱,伴头痛头昏2年。在等公共汽车时,不停地走下人行道翘首张望;拨电话、调收音机时心急手抖,极无耐性。经常担心有什么不幸将要来临,上课时担心家中被盗;学生放学回家,担心途中出车祸;学校评比担心自己落后(实际上经常是先进)。诉失眠、多梦,坐立不安;胸痛,月经也不规则;但凡遇事便要上厕所小便,事越急,便意也越急。曾在某医院检查未见特殊异常,诊断为神经衰弱,给服脑乐静、天麻丸及 ATP 等药,未见好转。一年前途径某菜场时突发性心慌心悸、呼吸困难,杨女士极度恐惧,好像"周围没有空气","天要塌下来了",大声尖叫,抱头乱窜,最后死死抱住一根电杆,浑身战栗、大汗淋漓,持续约半小时后瘫软下来。杨女士事后回忆起来也莫明其妙,不知为何如此惊慌和恐惧。

此后发作频繁,每次发作十多分钟,程度较首次为轻,多为突然心慌、胸闷,出现濒死感,抓住亲人的手惊叫"不得了啦!不得了啦!"。发作后疲乏无力、脸色苍白。否认既往有重大躯体疾患史。

诊断:广泛性焦虑症伴惊恐发作。

【总读】 大难临头的感觉并非空穴来风

按照中国精神障碍分类与诊断标准(CCMD-3)焦虑性障碍即焦虑症(anxiety),是一种以焦虑情绪为主要表现的神经症,包括广泛性焦虑症及惊恐发作。广泛性焦虑症常伴有头晕、胸闷、心悸、呼吸困难、口干、尿频、尿急、出汗、震颤和运动性不安等。患者的焦虑并非实际威胁所引起,其紧张程度与现实情况很不相称,既往曾有许多术语描述各种焦虑状态,如心脏性神经症、血管运动性神经症等。

据1982年全国12地区流调统计,焦虑症的患病率为1.48‰,国外报告为5‰左右,差异较大。其原因之一是我国有一部分焦虑症可能被诊断为神经衰弱。有资料显示,在神经症专科门诊中,焦虑症占神经症总数的16.8%。

一、病因与病理机制

焦虑症的发病与机体的素质、所处的环境均有密切关系。单卵双生子的同病率为35%,高于全部其他的神经症。焦虑症患者病前性格特征:自卑、自信心不足,胆小怕事,谨小慎微,对轻微挫折或身体不适容易紧张,焦虑或情绪波动。精神因素在焦虑症的发病中也有重要作用,当人们长期面临威胁或处于不利环境之中时,焦虑症更易发生。有人观察了100名左利手儿童,并与 100 名右利手儿童对照,发现前者更易出现紧张、口吃、惊恐等焦虑症状。提示焦虑症可能有特殊的生物学基础,但也不能排除环境因素的影响,因为大部分左利手儿童的双亲们都坚持要他们改用右手使用餐具、玩具,所以经常地呵斥、惩罚他们。故有人认为焦虑症是环境因素通过易感素质共同作用的结果。

焦虑症的发病机制不完全清楚,有如下阐述:

1. 去甲肾上腺素的作用　焦虑伴有警觉程度增高和交感神经活动增强的表现,提示患者的肾上腺素能活动增加。从脑脊液、血和尿中都已寻找到有关证据。去甲肾上腺素在焦虑症中的作用还得到了药物实验的证实。研究报告抗焦虑药物的疗效与单胺氧化酶的活性相关。某些可以降低去甲肾上腺素能活动的药物如可乐定,也有减轻焦虑的作用。

2. 5-羟色胺的作用　焦虑的动物模型提示,5-羟色胺在焦虑的消长中起重要作用。当 5-羟色胺释放增加时,出现明显焦虑反应。电生理研究发现,氯氮䓬能抑制中缝背核的放电,氯硝西泮能抑制 5-羟色胺神经元的放电,均能减少 5-羟色胺的转换与释放,这些抗焦虑药物从另一个侧面表明了 5-羟色胺在焦虑症发生中的作用。

3. γ-氨基丁酸的作用　γ-氨基丁酸有抗焦虑的作用。焦虑可能与 γ-氨基丁酸的功能不足有关。研究发现苯二氮䓬类药物能增强 γ-氨基丁酸的作用,而且可能是其影响焦虑的最后途径。而 γ-氨基丁酸的拮抗剂,如印防已毒素、荷色牡丹碱(bicuculline)均可阻断苯二氮䓬类的作用。

4. 乳酸盐的作用　乳酸盐静脉注射可以引起惊恐发作,是焦虑症研究的重大发现之一。Pitts 和 McClure(1967)给焦虑症患者注射乳酸钠溶液(每公斤体重给予 10 毫升 0.5 克分子浓度,在 20 分钟内输完),结果全部患者出现急性焦虑发作,而正常对照组仅 20% 出现焦虑症状。乳酸是体内普遍存在的中间代谢产物,也是糖无氧酵解的最终产物,而且乳酸盐不能透过血脑屏障,为什么注射乳酸盐能引起惊恐发作?它是通过什么途径发挥作用的?都不得而知。但是,乳酸盐的致焦虑作用已在制造焦虑症的动物模型及检验抗焦虑药物的疗效中得到应用。

5. 动物脑内发现苯二氮䓬受体　Möhle(1977)等采用放射性配体结合分析发现,哺乳动物脑内存在对氚标记的地西泮有高亲和力且可饱和的特异结合点。其后不断有新的发现:如以氚标记的氟硝西泮在中枢神经系统中也有特异性结合点。结合点可分为中枢型和周围型两类。中枢型结合点位于神经元上,同苯二氮䓬类的药理作用有关,因而称之为受体。周围型结合点见于神经胶质细胞,它们对无安定作用的苯二氮䓬类亲和力高。最近用放射自显影的方法发现,苯二氮䓬受体的密度以大脑皮层、边缘结构和小脑皮层为最大。苯二氮䓬受体和 γ-氨基丁酸、氯离子通道一起组成一个超分子复合体。如今,这一复合体已被提纯,分子量约为 20 万。而且已发现,哺乳动物体内还存在内源性苯二氮䓬配体,如次黄嘌呤核苷。有理由推测,焦虑也许是缺乏这种内源性配体所致。

6. 有研究发现,广泛性焦虑症患者的血浆肾上腺素、促肾上腺皮质激素以及白细胞介素Ⅱ均高于正常对照组,而皮质醇却低于对照组,焦虑症状经治疗缓解后,上述各生理指标均恢复至正常。

关于发病机制也有不同说法,有的学者强调杏仁核和下丘脑等"情绪中枢和焦虑症的联系,边缘系统和新皮质中苯二氮䓬受体的发现,提出焦虑症的"中枢说";也有人根据 β-肾上腺素能阻断剂能有效地改善躯体的症状、缓解焦虑,支持焦虑症的"周围说"。心理分析学派认为,焦虑症是由于强烈的内心冲突对自我威胁的结果。基于"学习理论"的学者认为,焦虑是一种习惯性行为,由于致焦虑刺激和中性刺激间的条件性联系使条件刺激泛化,形成广泛的焦虑。Lader 提出:遗传素质是本病的重要心理和生理基础,一旦产生较强的焦虑反应,通过环境的强化或自我强化,形成焦虑症。

二、临床表现

主要症状为焦虑的情绪体验、自主神经功能失调及运动性不安。患者长期感到紧张和不安。做事时心烦意乱,没有耐心;与人交往时紧张急切,极不沉稳;遇到突发事件时惊慌失措、六神无主,极易朝坏处着想;即便是休息时,也坐卧不宁,担心出现飞来之祸。患者如此惶惶不可终日,并非由于客观存在的实际威胁,纯粹是一种连他自己也难以理喻的主观过虑。

自主神经功能失调的症状经常存在,表现为心悸、心慌、出汗、胸闷、呼吸迫促、口干、便秘、腹泻、尿频、尿急、皮肤潮红或苍白。有的病人还可能出现阳萎、早泄、月经紊乱等症状。

运动性不安主要包括舌、唇、指肌震颤、坐立不安、搓拳顿足、肢体发抖、全身肉跳、肌肉紧张性疼痛等。

三、诊断与鉴别诊断

(一) 诊断

除了具备神经症性障碍的共同特征以外,还必须以持续的广泛性焦虑为主要临床相。表现符合下述两项:(1)常有持续的无明确对象或无固定内容的恐惧,或提心吊胆,或精神紧张;(2)自主神经症状或运动性不安。

(二) 鉴别诊断

1. 焦虑症与躯体疾病伴发的焦虑症状的鉴别

(1) 躯体疾病伴发的焦虑症状可见于急性心肌梗死、冠心病、阵发性心动过速、高血压、甲状腺机能亢进、嗜铬细胞瘤、更年期综合征等。类惊恐发作可见于二尖瓣脱垂、甲状腺机能亢进、自发性低血糖、颞叶癫痫等。必须熟悉这些疾病的特有症状和体征,以资鉴别。必要时进行有关疾病的特殊检查。老年期容易出现焦虑症状,但大多不是单纯的神经症,而与健康或环境有关。

(2) 临床上广泛使用激素类药物后,药物引起的焦虑症状不再罕见,只要询问时不忽略服药史,鉴别不难。可卡因、大麻、海洛因的服用或戒断都可引起自主神经功能紊乱,甚至出现典型的类惊恐发作。

2. 焦虑症与精神疾病伴发的焦虑症状的鉴别

焦虑可见于任何精神病,除了焦虑之外如果还伴有其他精神病性症状,不诊断为焦虑症。

3. 焦虑与抑郁

焦虑与抑郁常常同时存在,有时难分伯仲。纵向的病史调查、横向的症状评估,有助于两者的鉴别。两者鉴别实在困难时,有人主张诊断倾向抑郁,理由之一是抑郁更易导致绝望、自杀,后果严重。也有人诊断为焦虑抑郁混合状态。

4. 广泛性焦虑与神经衰弱

焦虑症的紧张性头痛和失眠常被误诊为神经衰弱,这种现象在我国综合医院中比较普遍。长期以来,神经衰弱是一个被滥用的诊断术语,老概念的神经衰弱中可分离出部分焦虑症病例。早在1895年,弗洛伊德就发表了他那篇著名的文章《从神经衰弱中分出一种特殊症状群即焦虑性神经症的说明》。神经衰弱可以有焦虑症状,但不突出,不持久。神经衰弱最基本的症状是脑力活动减弱,注意力不集中,记忆力差,易兴奋又易疲劳。而焦虑症却是突出的焦虑体验,明显的植物神经功能失调及运动性不安。

四、预后

焦虑症的预后很大程度上与个体素质有关。如处理得当,大多数患者能在数周内好转。病前有特殊个性或生活事件频发者,预后较差。

五、治疗

(一) 心理治疗

放松疗法对广泛性焦虑症是有益的。当个体全身松弛时,生理警醒水平全面降低,心率、呼吸、脉搏、血压、肌电、皮肤电等生理指标出现与焦虑状态逆向的变化。许多研究证实,松弛不仅有如此生理效果,亦有相应的心理效果。生物反馈疗法、音乐疗法、瑜珈、静气功的原理都与之接近,疗效也相仿。

焦虑症患者病前常经历过较多的生活事件,病后又常出现所谓"期待性焦虑",总担心结局不妙。在过分警觉的状态下又可产生周围环境、人物的错误感知或错误评价,因而有草木皆兵或大祸临头之感。帮助患者解决这些问题可试用认知疗法。

弗洛伊德认为焦虑是神经症的核心症状,许多神经症的症状不是焦虑的"转换",便是焦虑的"投射"。这些症状的出现换来焦虑的消除。通过精神分析,解除压抑,使潜意识的冲突进入意识,症状便可消失。

(二) 药物治疗

苯二氮䓬类是最常用的抗焦虑药,其中地西泮(安定)和氯氮䓬(利眠宁)使用历史最长,但因氯氮䓬半衰期长等原因,现已逐渐被半衰期较短的药物(如阿普唑仑,氯硝西泮,艾司唑仑)替代。这类药因有镇静作用,会影响反应的速度,因此用药期要避免操作快速器械(如高速驾车等),以避免意外;再者,苯二氮䓬类药物长期用药容易出现耐受性和依赖性,只宜短期服用,不适合长期服用。

非苯二氮䓬类药物如丁螺环酮、坦度螺酮可能是较理想的抗焦虑药物,它们既可抗焦虑,又较少产生镇静、肌肉松弛和耐药性问题。

目前临床上应用较多的还是抗抑郁药,包括 5-羟色胺再摄取抑制剂(SSRI)、5-羟色胺去甲肾上腺素再摄取抑制剂(SNRIs)、NaSSA(如米氮平)、圣·约翰草提取物、三环抗抑郁药物等。这类药物除了有较好的抗抑郁作用,还有较好的抗焦虑作用,甚至较非苯二氮䓬类及其他抗焦虑药物疗效都好。

β肾上腺素阻断剂如普萘洛尔,对慢性焦虑症或惊恐发作均有疗效,每日剂量为10~100mg。因个体的有效剂量和耐受量均差异很大,须严密观察调整药量。

恐怖得合情但不合理

——为何他们终日生活在恐怖之中

临床上,有这样一部分人,常常莫名其妙恐惧,称之为恐惧性障碍即恐惧性神经症,简称恐惧症(phobia,原译恐怖症),指患者对某些特殊处境、物体,或与人交往时,产生异乎寻常的恐惧与紧张不安的内心体验,可致脸红、气促、出汗、心悸和血压变化,甚至恶心、无力、昏厥等症状,因而出现回避反应。患者明知恐惧对象对自己并无真正威胁,明知自己的这种恐惧反应极不合理,但在相同场合下仍反复出现,难以控制,以致影响其正常活动。国外报告在普通人群中的患病率为 6‰ 左右,我国为 0.59‰,相差十倍多,原因待究。

案例 12-1 特别容易紧张脸红的大学生

小沈,男性,22岁,大学三年级学生。与人打交道容易紧张,好脸红,感觉压抑6年。小沈自上高中以后就开始出现与人打交道时感觉紧张,担心别人会看不起自己,与人交谈就脸红,感到很压抑,心情不好,总是不敢去面对别人,和朋友在一起谈笑时,总是听他人说笑,自己找不到话题。考入大学后,还是不敢和同学交往,担心同学会瞧不起自己,尤其是不敢和女生交往,和他们在一起,不敢抬头看对方,尤其不敢有眼神的接触。大学三年竟然没有一个好朋友。

小沈既往体健,性格偏内向,追求完美,对自己一直要求很高,从不允许自己犯任何一点错误。小沈告诉医生,在幼年时,曾出于好奇,与邻居家小女孩玩过一次关于性方面的游戏。在高中学习阶段突然回想起来幼时玩过的性游戏,便感到不道德,犯下不可饶恕的错误,认为别人会瞧不起自己,总是觉得压抑,紧张不安。精神检查:神志清,语言流利,接触主动,眼神躲闪,不敢与医生有眼神的交流,未引出幻觉、妄想,智能正常,自知力存在。诊断:社交恐惧症。

案例 12-2 卢先生不敢与他人交流

卢先生,33岁,高中文化。10年前因母亲病危住院,日夜伺候操劳数日,身体极度疲乏。自感面容一定十分憔悴,不敢抬头,总觉得别人在注视自己。此后与熟人邂逅时顿觉脸红,在公共场合下更不敢抛头露面,但尚能正常工作。半年前,妻子人工流产(因避孕失败)后,更羞于见人,且恐惧对象日渐增多,常常违心地拒绝朋友们的邀请,自知毫无道理,也知推辞有失交情,但无勇气应邀。在电大上课时低头学习,目不斜视。与人讲话时总是眼望别处,以免眼睛对视,与异性相处更觉心跳、脸红、发颤,被同学讥笑为"黄花闺女"。家中来客,就要托词走开,自知无礼,会引起客人误会,但不避不行。近来因不敢去见岳父母,不敢面对妻子,以至于与妻子讲话要熄灯。诊断:社交恐惧症。

【解读 12-1】 与人打交道的难堪

社交恐惧症又称社交焦虑症,是指对社交场合或社交操作呈显著和持续的畏惧,明明知道这种害怕是过分的,或者是不合理的,但难以摆脱,往往回避社交场合,常陷于极度苦恼之中。多发病于青少年(13～19岁)时期,为慢性病程。

社交恐惧症是一种因心理紧张造成的心因性疾病,常常是在以下两种情况下形成的。(1)直接经验:青少年在以往的人际交往中因为遭受挫折、失败,就会形成一种心理上的打击或威胁,在情绪上产生种种不愉快的,甚至痛苦的体验。久而久之,在与人交往的过程中就形成一种紧张、不安、焦急、忧虑、恐惧等情绪状态。(2)间接经验:看到别人或听到别人在人际交往的过程中遭受挫折,陷入窘境,或受到讥笑、拒绝等,自己同样也会感到痛苦、羞耻、紧张、不安和恐惧。长此以往,这两种情形下所产生的不良状态就定型下来,形成了固定的心理结构,于是以后每遭遇类似情景的时候,便会旧病发作,心生恐惧感。

社交恐惧症在临床上通常表现为:(1)害怕处于"众目睽睽"的场合,担心大家注视自己;(2)害怕自己当众出丑,使自己处于难堪或窘困的地步,因而害怕当众进食,害怕去公共厕所方便,当众写字时控制不住手抖,或在社交场合结结巴巴不能作答;(3)害怕见人脸红或出汗,担心被别人看到,因而忐忑不安;(4)害怕与别人对视或自认为眼睛的余光在窥视别人;(5)害怕在公共场所遇见陌生人或者熟悉的人;(6)在以上的情景时出现不同程度的紧张、不安和恐惧常伴有脸红、出汗、口干等植物神经系统的症状。

案例 12-3 害怕坐飞机的公务员

殷先生,40岁,公务员,害怕坐飞机3年。殷先生3年前因为经常需要出差,经常看到电视、报纸有关于空难的报道,逐渐出现担心自己出差坐飞机时会出现意外。此后便害怕出差,出差时不敢坐飞机,总是选择飞机以外的其他交通工具。听到关于飞机出事的报道,便会紧张不安,感到胸闷、心悸,出冷汗。

殷先生既往体健,个性敏感、多虑。精神检查:神志清,语言流利,接触主动,谈及关于飞机的事件时情绪明显焦虑,未引出幻觉、妄想,智能正常,自知力存在。

诊断:场所恐惧症。

【总读】 异常恐怖的来由

该患者是一个场所恐惧症的病例,场所恐惧症的患者害怕对象主要为某些特定的环境,如广场、黑暗场所、交通工具等,特征是担心当处于上述情境时没有能够即刻逃走的出口。殷先生就是以害怕坐飞机为主要表现的恐惧症。临床上恐惧症除了以上所列的社交恐惧症和场所恐惧症外,还包括一些特定的恐惧症,其害怕对象是特定物体或情境,如动物、高处、雷电、鲜血等,在恐惧时患者亦会伴有显著的焦虑和自主神经症状。

一、病因和发病机制

(一) 遗传因素

有人发现,恐惧症具有较明显的家族聚集性,因而引起了遗传学家的关注。有人调查了 50 对同卵双生子和 49 对异卵双生子,调查其是否存在空间恐惧、小动物恐惧、社交恐惧、混合恐惧及疾病恐惧。发现同卵双生子比异卵双生子的恐惧并发现象多一些,提示遗传因素有一定影响。对恐惧症家系进行的研究和对双生子同病率进行的调查,却又不支持遗传因素在恐惧症的发病中有何特殊作用。此两种结果说明家族聚集性并不只是意味着遗传倾向,因为共同生活、共同学习的经验以及其他的环境因素,也可能起重要的致病作用。

(二) 素质因素

患者病前性格多为胆小、羞怯、被动、依赖、高度内向,容易焦虑、恐惧,有强迫倾向,或者自小受到母亲过多的保护,成人之后,容易发生恐惧症。

(三) 生理因素

有人发现恐惧症患者神经系统的觉醒水平(arousal level)增高,这种人敏感、警觉,处于过度觉醒状态,其体内交感神经系统兴奋占优势,肾上腺素、甲状腺素的分泌增加。但这种生理状态与恐惧症的因果关系尚难分清，因为交感神经兴奋可以是恐惧症的表现症状之一。临床观察发现，各种原因引起的焦虑状态，均易导致恐惧。但是，将生理因素作为恐惧症的病因，证据尚远远不足。

（四）心理社会因素

资料表明，有近三分之二的患者都能主动地追溯到与其发病有关的某一事件。条件反射学说认为当患者遭遇到某一恐惧性刺激时，当时情景中另一些并非恐惧的刺激（无关刺激）也同时作用于患者的大脑皮层，两者作为一种混合刺激形成条件反射。故今后凡遇到这种情景，即便是只有无关刺激，也能引起强烈的恐惧情绪。如美国学者华生（Watson），曾运用条件反射形成的原理使一个原来不怕兔子的儿童产生了对兔子的恐惧，后来又用条件反射消退的原理使该儿童恢复正常。然而有部分患者，并无受恐吓的经历，还有些患者恐惧的对象时常变换，这些都是条件反射学说难以解释的。

二、临床表现

恐惧症的临床表现很多，已见于文献的恐惧对象就达数百种，而且多以恐惧对象作为疾病名称，如飞行恐惧症（phobia of flying）、医牙恐惧症（phobia of dental treatment）等，ICD-10归纳为以下三类：

（一）场所恐惧症

场所恐惧症（agoraphobia）以前常译为"广场恐惧症"、"旷野恐惧症"或"幽室恐惧症"，此词的agora原义是"人民的聚会"，所以有人主张译为聚会恐惧症。患者主要表现为不敢进入商店、公共汽车、剧院、教室等公共场所和人群集聚的地方，或者是黑暗空旷的场所，担心忍受不了那种场合下将要产生的极度焦虑，因而回避。甚至根本不敢出门，对配偶和亲属的依赖突出。这种表现形式在西方最常见，女性患者尤多，多在20～30岁起病，恐惧发作时还可伴有抑郁、强迫及人格解体等症状。

（二）社交恐惧症

社交恐惧症（social phobia）主要表现在社交场合下感到害羞、局促不安、尴尬、笨拙、怕成为人们耻笑的对象。他们不敢在人们的注视下操作、书写或进食；他们害怕聚会，害怕与人近距离相处，更害怕组织以自己为中心的活动；他们不敢当众演讲，不敢与重要人物谈话，担心届时会脸红（称赤面恐惧症 erythrophobia）。有的患者害怕并回避与别人的视线相遇,称对视恐惧(anthropophobia)。他们并没有牵联观念,对周围现实的判断并无错误,只是不能控制自己不合理的情感反应和回避行为,并因而苦恼。患者恐惧的对象可以是陌生人,也可以是熟人,甚至是自己的亲属、配偶。较常见的恐惧对象是异性、严厉的上司和未婚(夫)妻的父母等。多在17～30岁期间发病,男女发病率相近。患者若被迫进入社交场合,便产生严重的焦虑反应,惶然不知所措。

（三）特定恐惧症

特定恐惧症(specific phobia)指患者对某一特定的物体、动物有一种不合理的恐惧。常起始于童年,比如恐惧某一小动物,在儿童中很普遍,只是这种恐惧通常随着年龄的增长而消失。为何少数人一直持续到成人呢？目前尚无法解释。不祥物恐惧(如棺材、坟堆、血污)在正常人中也不少见,不同的只是没有患者那种典型的回避行为及强烈的情绪和自主神经反应。单一恐惧症的症状恒定,多只限于某一特殊对象,如恐惧昆虫、老鼠或刀剪等物品,既不改变,也不泛化。但在部分病人,却可能在消除了对某一物体的恐惧之后,又出现新的恐惧对象。

三、诊断与鉴别诊断

（一）诊断

除了具备神经症性障碍的共同特征以外,还必须以恐惧症状为主要临床相,符合以下各点：

1. 对某些客体或处境有强烈恐惧,恐惧的程度与实际危险不相称；
2. 发作时有焦虑和自主神经症状；
3. 有反复或持续的回避行为；
4. 知道恐惧过分或不必要,但无法控制。

（二）鉴别诊断

1. 普通人的恐惧情绪　毒蛇、猛虎,多数人皆惧之,这种恐惧不应算恐惧症。对某些小动物如蜘蛛,儿童妇女中害怕的也为数不少。黑暗、旷野、电闪雷鸣、居高临渊兴许人人都有不安全感。如不加以区别,恐惧症的诊断势必扩大化。因此,处境是否具有危险性、症状的严重性及有无回避行为是鉴别的要点。所谓严重,也只是个相对的概念,即要患者感到强烈的难受,伴有明显的自主神经性反应,以致明显影响了正常的生活。回避行为是恐惧症不可缺少的一条,没有回避就不算病态。

2. **焦虑症** 恐惧症也伴有严重的焦虑,但它是境遇性的、发作性的。而焦虑症并无具体对象,持续存在,故又称"浮动性焦虑"或"广泛性焦虑症"。

3. **强迫障碍** 恐惧症是由强迫障碍中的强迫性恐惧情绪演化而来的,后来分化独立成为恐惧症的诊断,故恐惧症患者许多有强迫性格特征或一些强迫障碍状,应根据主要症状建立诊断。

4. **疑病症** 疑病症是指患者对自身的健康状况或身体某一部位的功能过分关注,怀疑患了某种疾病,与其实际健康状况不符,医生的解释和客观检查结果,常不足以改变其固有成见。他怀疑自己患了某种病,但不象疾病恐惧症那样表现出突出的恐惧情绪。而且疑病症总认为自己的怀疑担忧是合理的,因而对医生持怀疑态度。恐惧症则认为这种恐惧不必要,只是无法摆脱,故求助于医生以解脱困境。更主要的鉴别在于恐惧症所害怕的客体是患者身体以外的,而疑病症所担心的则是非外在性的。

5. **颞叶癫痫** 颞叶癫痫可表现为阵发性恐惧,但其发作并无具体对象。意识障碍、脑电图改变、神经系统体征均可鉴别。

四、病程和预后

儿童对某些事物常会有过份的恐惧,但成长后多数会缓解。成人的特定恐惧症预后较好,广泛性的恐惧症预后较差。社交恐惧症病程已持续一年以上者,如不经治疗,以后五年内的变化不会很大,但在更长的时间以后会有些逐步改善,场所恐惧症亦是如此。

五、治疗与预防

对恐惧症的治疗,主要有以下几种方法:

(一) 行为疗法

行为疗法是目前的首选治疗。先弄清患者的恐惧是如何形成的,尤其是首次发病时的情景。详细了解患者的个性特点,精神刺激因素,采用适当的行为疗法,如系统脱敏疗法或暴露冲击疗法。Wolpe 等对 39 名患者的 68 个恐惧症状脱敏共 762 次,完全清除 45 个,明显改善 17 个,共占 91%,无效症状仅 6 个。张亚林等对 28 例社交恐惧症进行了两种行为疗法的对照研究,追踪观察一年,发现系统脱敏疗法的治愈率为 30.7%,冲击疗法的治愈率为 26.6%。当前,行为疗法是治疗恐惧症的首选方法,但行为疗法只强调可以观察到的行为动作,归根结底仅是治表,疗效是否持久,尚须更多的验证。

(二) 药物治疗

严格地说并无一种消除恐惧情绪的药物。但苯二氮䓬类等抗焦虑药和普萘洛尔为代表的 β 受体阻滞剂对恐惧症的躯体症状效果很好,能减轻或消除自主神经反应,降低觉醒水平。选择性 5-HT 再摄取抑制剂(SSRI)、选择性 5-HT、NE 再摄取抑制剂(SNRI)、三环抗抑郁药物等,对恐惧伴有焦虑的患者常有疗效。文献报道,氯米帕明对恐惧发作有时具有戏剧性作用。

(三) 其他

如气功、松驰疗法等也有一定作用。

(四) 预防

恐惧是一种痛苦的体验,但并不完全是消极有害的,它跟机体的痛觉一样具有自我防卫保护作用。在危险场合下产生恐惧可促使我们迅速离开险境,显然有利。在黑暗的空旷中容易产生恐惧,这绝非仅仅是迷信的鬼怪观念造成的。在黑暗中,从环境中获取情报信息的主要途径视觉失去了作用,这使我们对可能遭到的危害降低了分辨和防卫的能力。精神的恐惧和紧张便是一种很自然的代偿反应,因为它调动体内各种因素,使机体处于一个高度警醒水平的戒备状态——应激状态,即战斗或逃跑(fight or flight)反应,以随时应付可能来自周围环境的突然袭击。很多恐惧症是与童年的心理发育有关的,因此从小就要注意培养儿童们健康的行为模式,一方面教育其正视困难并设法解决困难,不回避、不拖延。另一方面要理解孩子们的恐惧,不要冷酷地加以斥责,因为恐惧也是人类一种正常的情绪,过于鲁莽、胆大包天,什么也不怕,未必是健全人格的特征。在同情与了解的基础上,支持鼓励孩子们去接受各种考验,克服不必要的恐惧心理,培养坚韧、顽强、沉着、豁达、泰然、勇于面对现实的性格,这对预防恐惧症颇有裨益。

"控制不住重复"的烦恼
——谁在"强迫"他们？

生活中经常见到这样一些人，他们反复做同样运作。如反复洗手，把刚锁好的门再反复检查，验证是否锁好等，明知没必要，但控制不住，感到痛苦和纠结，称这部人为强迫障碍。强迫障碍（Obsessive-compulsive disorder）是以强迫观念、强迫冲动或强迫动作为主要表现的一种神经症，又称强迫症。以有意识的自我强迫与有意识的自我反强迫同时存在为特征，患者明知这些观念、行为不合理、不必要，但不能克制的反复出现，愈是企图努力抵制，反愈感到紧张和痛苦。国外报道一般人群中的患病率为 0.05%～2%，占精神科病人总数的 0.1%～2%。国内流行学调查的本症时点患病率为 0.3‰(1982)，在神经症专科门诊中占 12%（长沙，1989）。通常于青少年期起病，性别分布上无显著性差别。强迫性思维、恐惧或冲动也可发生于一些正常人，尤其在关于性冲动和攻击性冲动方面，但与强迫症不同的是症状并不持续，只是偶尔出现。

案例13-1　小包总是怀疑自己做的事情

小包,男,19岁,高三学生。近3年来担心任班干部会影响学习,常为此苦思冥想,担任班长吧,影响学习;不担任吧,怕得罪老师,进退两难。有时辗转通宵、权衡利弊,终于决定辞职,但次日起床,又犹豫不决。如此多日,心烦、失眠。自己觉得脑子里有两个人打架,难解难分。学习成绩日渐下降,做事六神无主。一日去邮局取父母的汇款,共30元,对方递出三张10元,小包一目了然,故未点数便放入衣袋。出邮局后便怀疑钱数是否有错,想拿出来数一下。但是又想:似乎没错,何必多此一举? 如此转念数次,最终还是从袋中拿出钱来仔细点数,确是30元。正当如释重负之际,突然又想到是否袋中原来就有钱呢? 于是又逐一回想上月的开支。此后做事便十分小心和仔细,锁门后要反复开关多次,验证是否锁紧。吐痰时需瞻前顾后、左右巡视,生怕溅污他人,吐过之后还要审视良久,确信判断无误方才宽心离去。某日归还别人的物品时向对方致意:"麻烦您了。"事后一想,此话不准确,应该说"谢谢您了。"为此事一直耿耿于怀,常常困扰小包,每每碰见那位当事人,小包便想迎面上去慎重说明:"我上次说错了,应该说谢谢您,而不是麻烦您。"与别人交谈,偶有几句话未听清楚,便不放心,唯恐这几句话至关重要,总想要别人重新述说一遍。该校领导病故,向遗体告别,小包出现想去按死者人中穴的冲动,曾听说按压此穴可以起死回生。小包知道病人已死去几天,此法肯定无效,但按穴的冲动不止。棺材下葬后,小包仍多次徘徊墓前,只想挖开黄土、掀开棺盖、按一下死者人中,才能一了心愿。小包在痛苦的自我控制之下,才未行动。

诊断:强迫障碍。

案例13-2　唐女士为什么会无休止担心

唐女士,46岁,因"反复担心伤人、咬牙一年半"来医学心理门诊就诊。唐女士一年半前某晚在家陪儿子复习功课,削水果时不小心弄伤手指,感恐惧、害怕,想自己会不会用刀捅自己儿子,伤害儿子。至此之后,只要看到刀具唐女士就会担心自己是否会伤害到儿子,感觉有股冲动,但从未真正伤害到儿子。整日紧张、恐惧,不敢和儿子近距离接触。想要控制却控制不住,感觉自己得了精神病,感很痛苦。渐出现重复咬牙的行为,重复放东西的行为,逐渐加重,影响生活和工作。经常感紧张、心烦、易怒,担心如果自己疯了,儿子和丈夫怎么办。后又出现入睡困难,躺在床上胡思乱想,即使入睡后也易惊醒。诊断:强迫障碍。

案例 13-3　反复洗手的女性会计

何女士,35 岁,会计。控制不住的反复洗手伴心烦、压抑 3 年。自 2003 年"非典"后,何女士开始害怕被传染各种疾病,如妇科病、传染病等。只要有人不小心碰过她,或在工作单位、公共场合接触过某人某物后,客人在她家做客走后,她都要反复洗手、洗澡、洗衣服。刚开始不在意,认为是爱干净,后来越来越严重,家人和同事觉得怪异,何女士本人自我感觉也越来越难受,但不洗心里就觉得不放心,明明知道没有必要这样,但就是难以自控。渐渐出现心情烦躁、易怒,感觉压抑,不愿意和别人交往,无法进行正常的工作和学习。

既往何女士体健,个性敏感,做事细心谨慎,追求完美。精神检查:神志清,语言流利,接触主动,情绪明显焦虑、低落,存在强迫怀疑、强迫联想和强迫行为,未引出幻觉、妄想,智能正常,自知力存在。诊断:强迫障碍。

案例 13-4　反复怀疑自己是同性恋的女学生

小唐,女性,22 岁,学生。控制不住担心自己是同性恋半年。小唐半年前失恋,随后出现了控制不住地担心自己是同性恋,脑海里整天思考一些和同性恋相关的话题,总是在试图证实自己不是同性恋,但又难以很准确的搞清楚,明知不必要却难以自控,并因为此整天烦躁不安、易怒,注意力难以集中,对学习的兴趣下降,自信心也明显下降,平时不敢和女性同学交往,害怕自己会变成同性恋,睡眠差。

既往小唐体健,个性敏感,追求完美。精神检查:神志清,语言流利,接触主动,情绪明显焦虑、低落,存在强迫性怀疑,存在强迫联想;未引出幻觉、妄想,智能正常,自知力存在。诊断:强迫障碍。

案例 13-5　胡思乱想的邢老师

邢老师,男,40岁,中学教师。控制不住的担心会使别人怀孕5年。邢老师5年前,在一次报纸中无意看到,一个女孩因为用了父母夫妻生活使用的毛巾后而意外怀孕的消息后,渐开始控制不住的担心,担心自己的女儿用了自己的毛巾会不会意外怀孕,自己小便后洗手的水不小心甩到异性的身上会不会让别人也怀孕。明知不可能,却难以自控,整天因为此而烦躁不安,注意力难以集中,工作经常出错。

既往邢老师体健,个性敏感,细心、谨慎,自我要求高,追求完美。精神检查:神志清,语言流利,接触主动,情绪明显焦虑、低落,存在强迫性思维及联想,未引出幻觉、妄想,智能正常,自知力存在。诊断:强迫障碍。

【总读】　内心的"矛"与"盾"的冲突

强迫障碍(obsessive-compulsive disorder),即以强迫观念、强迫冲动或强迫行为等强迫障碍状为主要表现的一种神经症。病人深知这些观念、行为不合理、不必要,但却无法控制或摆脱,因而焦虑和痛苦。以上5个故事中的人物均为强迫障碍,其共同特点是有意识地自我强迫和反强迫同时存在,这两者的尖锐冲突使得患者焦虑不安和痛苦,患者能够体验到,观念或冲动是来源于自我,但是违反了自己的意愿,遂极力去抵抗和排斥,但总是无法摆脱。

一、病因和发病机制

(一) 遗传

有资料显示,强迫障碍患者与双亲的同病率为5%～7%,远远高于普通人群。当然,这个数字并非完全意味着遗传的作用,因为它无法排除环境因素(同一家庭)的影响。

(二) 器质性因素

有人发现部分强迫障碍患者有脑损伤史,而且许多器质性疾病也易产生强迫障碍状,如脑炎、癫痫及颞叶损伤的病人。但从临床观察来看,大部分患者并无脑形态学变化的证据。

(三) 心理、社会因素

工作过分紧张、要求过分严格、处境不佳、性生活不满意均可造成长期的思想紧张、焦虑不安,可能逐渐出现一些强迫障碍状。重大的精神刺激更易使人忧心忡忡、惶惶不安,反复思考检点过去、揣测担忧未来,继而演变成强迫障碍状。这些症状的表现内容多与所经历的心理社会因素颇有联系,具有保护性回避反应的性质。

强迫障碍与强迫人格有一定关系,调查发现72%的患者病前即有强迫人格,我国报告为26%。所谓强迫人格,其突出表现为不安全感、不完美感、不确定感,因而表现为小心多疑,事无俱细均必求全求精、尽善尽美,且犹豫不决、优柔寡断。他们往往是理智胜于情感,逻辑强于直觉。既严于律己,又苛求别人。平日一本正经,做事一丝不苟,难以通融。

二、临床表现

描述强迫障碍的英文词通常有两个,obsession 指强迫观念、表象、情绪和冲动一类;compulsion 则主要指强迫动作和行为。有人认为,obsession是原发症状,compulsion是继发症状。

(一) 强迫观念

1. 强迫怀疑 对已完成的某件事的可靠性有不确定感,如门、窗是否关紧? 钱物是否点清? 吐痰是否溅在别人身上? 别人的话是否听清? 理解是否正确? 不管病人怀疑什么,事实上他自己都清楚,这种怀疑是没有必要的。

2. 强迫回忆 不由自主地反复回忆以往经历,无法摆脱。

3. 强迫性穷思竭虑 对一些毫无意义或与己无关的事反复思索、刨根究底,如一个会计师苦苦思索了十年:眉毛为什么长在眼睛的上面而不是眼睛的下面? 欲罢不能。

(二) 强迫情绪

主要指一种不必要的担心。如某病人坐公共汽车时总是把双手举过头顶,防止万一车上有人丢失钱包会涉嫌自己;一个男孩与女孩说话时要把双手放在背后,用一只手紧紧握住另一只手,说是怕自己做出不文明的举动来;寝室里丢了一块香皂,某同学担心失主怀疑自己,又不好主动向失主说明,一直耿耿于怀,十多年后还写信给那位失主询问香皂是否找到,声明此事与己无关,并可找若干旁证。自知此事十分荒唐,却非如此不能释怀。

(三) 强迫意向

病人感到有一种冲动要去做某种违背自己心愿的事。如某工人见到电源插座就想去触电,站在阳台上就想往下跳,抱着自己的婴孩就想往地上摔。患者不会真的去做,也知道这种想法是非理性的,但这种冲动不止、欲罢不能。

(四) 强迫行为

1. **强迫检查** 反复检查门是否锁紧、煤气是否关好、账目是否有错。严重时检查数十遍也不放心。

2. **强迫洗涤** 反复洗手、反复洗涤衣物,明知过分,但无法自控。

3. **强迫计数** 反复点数门窗、阶梯、电杆、路面砖等。某患者养成了清点门牌号码的嗜好,在大街上行走,常因某个门号未见到而不安,必定要走街串巷,直到找着方才罢休,为此常常耗费了时间耽误了正事,因而痛苦不堪。

4. **强迫性仪式动作** 患者经常重复某些动作,久而久之程序化。如某同学进寝室时要在门口站一下,再走进去。某次因与同学们相拥而入,没来得及站立一下,遂焦虑不安,直到后来借故出来,在门口站立一下之后,方才平静下来。某患者宽衣解带有一定程序,结婚后夫妻共同生活,有时程序被打乱,于是患者便失眠,一定要偷偷起床,穿好衣服,重新按程序脱衣,才能安然入睡。

三、诊断与鉴别诊断

(一) 诊断

除了具备神经症性障碍的共同特征以外,还必须以强迫障碍为主要临床相,表现至少有下述症状之一:

1. **强迫观念**:包括强迫怀疑、强迫回忆、强迫性穷思竭虑等。

2. **强迫情绪**:表现为十分害怕丧失自我控制能力而发疯或有冒失行为。

3. **强迫意向**:表现为经常感到有立即行动的冲动感或强烈的内在驱

使,但并不表现为行动,病人因此感到非常痛苦。

4. 强迫动作:表现为屈从于强迫观念的反复洗手,反复核对检查,反复询问等,或者表现为对抗强迫障碍的仪式动作。

(二) 鉴别诊断

有些正常的重复行为或仪式动作应与强迫障碍相区别。几乎每个人都有些重复的行为或遵循一定仪式程序的动作,正常情况下,这种动力定型是节省精力和提高效率的行为方式,以不引以为苦为其典型特征。而强迫障碍患者恰恰相反,他们的清规戒律明显地降低了他们的工作效率,到了连自己也无法容忍耐受的程度,以至于欲罢不能。

抑郁症患者可出现强迫症状,而强迫障碍患者也可有抑郁心情。鉴别主要根据哪种症状是原发性的,并占有主要地位而定。如两者难分伯仲的话,有人建议抑郁症诊断优先(ICD-10 草案,1986)。

精神分裂症患者常出现强迫症状,I. rosen 报告 848 例入院的精神分裂症中有 30 例(3.5%)曾有过强迫症状。而强迫障碍患者也容易出现精神症状,N. L. Gittleson 发现 398 例强迫性神经症中有 21 例(5.3%)后来出现了妄想。E. Bleuler 曾认为强迫障碍可能是精神分裂症的一种变异或先驱形式,于是有人提出了假性神经症型精神分裂症的概念。临床上难于鉴别的是少数。诊断时不宜仅从症状的荒谬与否来判别。主要是看患者有无自知力,是引以为苦,还是淡漠处之;患者与环境、现实是否保持一致;以及患者有无精神分裂症的特征性症状。

五、治疗与预后

三环类抗抑郁药物已应用于强迫障碍的治疗。国内报道氯米帕明、米帕明及多塞平均有一定的疗效,其中氯米帕明疗效最好,有效剂量为150～250mg/d,服药后第 3～4 周症状明显改善,显效和有效率达 70%左右。选择性 5-羟色胺再摄取阻滞剂(SSRI$_S$),如氟西汀、帕罗西汀、氟伏沙明、和舍曲林等也可用于治疗强迫障碍,但需用较大剂量。

行为疗法适用于各种强迫动作和强迫性仪式行为,也可用于强迫观念。用系统脱敏疗法可逐渐减少患者重复行为的次数和时间,起初患者会有焦虑不安的表现,除了教会患者放松肌肉外,还可配用地西泮和普萘洛尔以减轻焦虑。

心理治疗具有重要的意义,使患者对自己的个性特点和所患疾病有正确客观的认识,对周围环境、现实状况有正确客观的判断。丢掉精神包袱以减轻不安全感;学习合理的对应方法,增强自信,以减轻其不确定感;不好高骛远,不精益求精,以减轻其不完美感。同时动员其亲属同事,对患者既不姑息迁就,也不矫枉过急,帮助患者积极从事体育、文娱、社交活动,使其能逐渐从沉湎于穷思竭虑的境地中解脱出来。

部分患者能在一年内缓解。病情超过一年者通常呈持续波动的病程,可达数年。强迫症状严重或伴有强迫人格以及遭遇较多生活事件的患者预后差。Kringlen 报道在住院的强迫障碍患者中,有四分之三的人症状持续 13~20 年以上。部分患者的症状呈间歇性出现,每次持续半年至 2 年,其后完全缓解若干年,经历较大的生活事件后症状又复发。

重大创伤之后
——生活中"灾难性"事件的后遗症

生活中不可避免发生一些灾难性事件,如地震、海啸、重大交通事故等,之后有一部分人会出现情绪上的异常,称之为创伤后应激障碍(post－traumatic stress disorder,PTSD),也称延迟性心因性反应。一般在遭受强烈的或灾难性精神创伤事件之后,数日至半年内出现。创伤后应激障碍最初仅被认为是由战场特殊经历引起的,现已包括强奸、虐待、暴力袭击、绑架、重大交通事故等多种生活事件和地震、洪水、海啸等自然灾害在内的可引起严重精神创伤的事件所导致的精神障碍。患者在经历创伤事件后,对该事件反复体验,并处于高度的警觉状态和避免引起相关刺激的回避行为,引起主观上的痛苦和社会功能障碍。PTSD的发病率报道不一,有报道在经历创伤事件的人群中发病率为1.5%~70%,一般认为是20%~30%;在美国全部人群的发病率为1%,终身患病率为9.2%。PTSD已在全球范围内引起关注,常与其他精神障碍共病,如焦虑症、抑郁症和物质滥用等,易导致诊断上的混乱和漏诊。本病可引起明显的职业、心理和社会功能残疾,给患者本人、家庭和社会带来严重的经济和心理负担。

案例 14-1　来自"9·11"的心理创伤

美国东部时间 2001 年 9 月 11 日上午 9 时,美国纽约和华盛顿的主要建筑接连遭到恐怖主义分子袭击。首先纽约的世贸中心姊妹楼在 9 时前后遭恐怖分子劫持的两架飞机撞击,30 分钟后,位于美国首都华盛顿的两座标志性建筑,包括国防部五角大楼和美国国会山庄也分别遭到撞击。飞机与世贸中心大楼相撞时,人们为逃生从高楼上不顾一切地往下跳,燃烧的大厦坍塌为瓦砾。据统计共有 2792 人在这场灾难中丧生。

这是美国历史上最惨重的恐怖攻击事件,而这些持续存在的恐怖事件导致了美国范围内的恐惧、焦虑和抑郁。一项由美国纽约医学会进行的研究统计发现,9.7% 的纽约人在 9·11 事件后 1~2 个月表现出抑郁症状,7.5% 的人经历了创伤后应激障碍(PTSD)。这项研究预示大约有 100 万纽约人在恐怖袭击后数周内出现心理障碍。抽样调查显示,受调查的纽约人,有 11.2% 的人呈现出心理压力和恐怖症状,看到世贸中心大楼倒塌的纽约居民在心理上所承受的压力比其他的美国人大。五角大楼被撞后,接受调查的首都华盛顿地区居民,有 2.7% 的人有类似的心理压力症状。居住在其他地方的美国人,也有 4% 的人出现了相关症状。在普通人群中,一般的 PTSD 症状在创伤经历发生 3 个月之内明显减轻。而 9·11 事件之后,持续存在恐怖袭击的危险使这些心理压力和恐怖症状持续严重。虽然 9·11 事件已经过去了,可很多纽约人依然还没有走出恐怖的阴影,至今仍然影响着他们的生活,甚至已经成为他们内心深处永远难以愈合的创伤。据《纽约时报》公布的一项调查表明,"9·11"发生 3 年之后,约 70% 纽约市民生活还没有恢复常态,非常担心纽约再次遭受恐怖袭击,并努力摆脱"9·11"留下的恐怖记忆。纽约人说,在日常生活中,他们虽然较少谈论恐怖袭击,但不安的感觉仍然存在。至今仍有人因此刻意地避开地铁、摩天大楼,不敢再乘飞机,甚至辞去了工作,搬了家,夜晚难以安然入睡,回想起那天上午,仍会泪流满面。

案例 14-2　汶川大地震后应激障碍

单先生,男,60 岁,四川汶川大地震幸存者。2008 年 5 月 12 日,四川汶川发生特大地震,单先生是大地震的幸存者,只是左腿股骨骨折,需要住院治疗,但他的爱人在地震中去世。住院期间,医护人员发现单先生沉默少语,不怎么爱说话。家人反映他的性格都变了,对亲友冷淡。单先生自诉睡眠差,噩梦频频,常常在梦中惊醒,脑海里经常浮现爱人被砖块砸死的情景。不愿看电视,一听到有关地震的新闻就紧张不安,失控尖叫。

【总读】 人在遭受重大创伤后的反应

2001年美国发生"9·11"事件和2008年四川汶川大地震都是巨大的灾难性事件,在灾难中幸存下来的人,精神受到巨大创伤,部分人会出现心理异常,与灾难前判若两人,对工作、生活造成很大影响,并且会持续很长时间,如果没有外界干预,自身很难恢复。因此,在遭受强烈的或灾难性创伤事件后,若出现心理异常,及早找医学心理医生咨询或治疗。

一、病因和发病机制

(一) 遗传因素

早期研究发现,在战争中发生过应激反应的士兵,其中有 48%~74% 的家族中存在某种精神疾病;并且其个体具有一定的遗传易感素质,较低强度的应激性事件也可能会导致应激相关障碍。后来的研究表明,PTSD的发病有家族聚集趋势,PTSD患者的后代发病危险较一般人群增加50%,患者一级亲属中有较高的精神疾病发病率,以心境障碍、焦虑症和酒依赖最为常见。双生子研究发现,PTSD患者单卵双生子的同病率比异卵双生子的高。

(二) 神经内分泌

有研究表明,PTSD患者下丘脑—垂体—肾上腺轴(HPA轴)的功能异常,血浆皮质醇水平下降,促皮质醇释放激素水平升高。已知心房利钠多肽(ANP)是一种具有抗焦虑作用的神经调节剂,它可在多种水平上抑制HPA轴的活性。研究发现PTSD患者血浆ANP水平持续性降低,血浆ANP的降低可促进焦虑的产生和引起心血管不良反应。对下丘脑—垂体—性腺轴（HPG轴）的研究发现，躯体和心理应激可抑制血中睾丸激素的水平。但也有研究表明，在极度紧张和与战争相关的应激时血中睾丸激素水平升高。急性应激反应时，可出现睾丸激素水平下降；慢性心理应激的适应性反应时可出现睾丸激素水平升高。

（三）神经生化

人类对创伤性事件的记忆与 γ-氨基丁酸系统功能下降有关。PTSD 患者服用苯二氮䓬类药和滥用酒精，可以增强 γ-氨基丁酸功能，能加速对创伤性事件的遗忘。PTSD 患者的警觉性增高、焦虑、惊跳反应可能与去甲肾上腺素活性增高有关。PTSD 患者服用 α_2-肾上腺素受体拮抗剂育亨宾后，通过增加去甲肾上腺素的释放可以激发患者的回闪（flashback）体验和惊恐发作；而 α_2-肾上腺素受体激动剂可乐定通过减少去甲肾上腺素的释放可以减少患者的警觉性和易激惹性。创伤性事件可以刺激海马和杏仁核，且通过投射到蓝斑及去甲肾上腺素能通路来加强对创伤性事件的记忆。

（四）脑结构和功能改变

影像学研究表明，PTSD 患者的海马体积缩小，大脑白质发生非特异性损害。海马功能发生紊乱，如海马处 N-甲基天门冬氨酸明显减少，应激大鼠海马突触囊泡蛋白成分减少。功能性磁共振（fMRI）研究发现，PTSD 患者的脑干、双侧岛叶、左侧海马和右侧豆状核等部位的脑血流与回闪创伤性事件发生时体验的强度呈正相关。还有研究表明，PTSD 患者的丘脑、扣带回前部和中央前回的活动明显减弱。正电子发射计算机断层显像（PET）脑血流研究发现，PTSD 患者杏仁核、海马旁结构前部的活动增强，而皮层区和其他非边缘皮层区活动明显减少，且扣带回前部不能被激活。杏仁核的高反应性，提示 PTSD 患者边缘皮质，特别是海马皮质的代谢受到明显抑制。

（五）家庭、社会心理因素

童年期的创伤，如受虐待、受歧视、被遗弃、遭强奸等均可使 PTSD 发病率增高。这些创伤可来自家庭和社会。其中家庭暴力是 PTSD 非常普遍的易患因素，它可导致儿童发生 PTSD 或使儿童成为 PTSD 高危个体。家庭暴力使儿童在持久的应激环境中形成不良的行为模式，导致这些儿童成人后往往变成施虐者，当他们经历创伤性事件后无所适从，而易患 PTSD。此外，生活在相对隔绝并受虐待、歧视的社会环境中的成年人也易患 PTSD，如美国黑人和战俘的 PTSD 发病率较高。与之相反，良好的家庭和社会支持则是免于罹患 PTSD 的保护因素。

二、临床特点

1. 创伤性事件在患者的意识中反复涌现、萦绕不去,精神创伤体验反复重现,在梦境中也经常呈现,常出现触景生情,回闪创伤性事件发生时的体验。创伤事件的类型不同,患者的反应也不同,但反复体验精神创伤的症状在 PTSD 发展中已被肯定。

2. 持续性警觉增高,过分警惕,易激惹,心惊肉跳,坐立不安,注意力集中困难。警觉性增高的症状在创伤暴露后的第一个月最普遍、最严重。

3. 情感麻木,兴趣减少,行为退缩,持续回避与创伤有关的人与事。情感麻木为 PTSD 的核心症状之一。创伤性体验使患者产生非常强烈的负性情绪,如恐惧、紧张和焦虑,这些情绪反应可持续终生。事实上患者有能力体验和表达患病前的所有感情,他们不是因为创伤性体验导致了情感麻木,而是对负性情感刺激常作出过度的反应所致。

4. 通常在遭遇创伤性事件后数日至数月内发病,病程较长,多数患者在一年内恢复,少数患者可持续多年不愈。病愈后对创伤性经历可有选择性遗忘。

5. 常与下列疾病共病

(1) 物质滥用:PTSD 与物质滥用的共病率很高,常见的有嗜酒、大量使用镇静催眠类药物、吸毒等。酒精和药物最初被患者用来改善、缓解 PTSD 的症状,但随着物质依赖的加重,由物质滥用阶段的综合征导致躯体高度警觉性而加重 PTSD 的症状,并导致物质滥用的反复发作。

(2) 抑郁症:PTSD 与抑郁症的共病率较高,PTSD 患者中重性抑郁症的患病率为 25%～50%。躯体和精神创伤可从不同途径引发抑郁症状。

(3) 睡眠障碍:睡眠障碍是 PTSD 患者常见的主诉,以失眠、易醒、与创伤有关的恶梦、梦魇为主。客观检查可见患者睡眠的快眼动相睡眠(REM)异常,出现 REM 密度增加、睡眠觉醒阈降低,惊跳反应加重,对梦的回忆能力下降。

(4) 精神分裂症:精神症状可在创伤性事件发生的数月甚至数年之后出现。其中幻觉、妄想的内容多与创伤性体验有关,但较为泛化。创伤性事件可成为精神分裂症发病的诱因。

三、诊断与鉴别诊断

(一) 诊断依据

1. 遭受了异乎寻常的、重大的创伤性事件或处境（如天灾人祸）。

2. 反复重现创伤性体验，可表现为不由自主地回想受打击的经历，反复出现有创伤性内容的恶梦，反复发生错觉、幻觉或反复发生触景生情的精神痛苦。

3. 持续的警觉性增高，可出现入睡困难或睡眠不深、易激惹、注意力集中困难、过分担心害怕。

4. 对与刺激相似或有关情境回避，表现为极力避免思考或接触与创伤经历有关的人和事，避免参加能引起痛苦回忆的活动，避免去能引起痛苦回忆的地方，不愿与人交往，对亲人变得冷淡。兴趣爱好范围变窄，但对与创伤经历无关的某些活动仍有兴趣。对与创伤经历有关的人和事常出现选择性遗忘，甚至对未来失去希望和信心。

5. 在遭受创伤后数日至数月后发生，罕见延迟到半年以上。须排除心境障碍、其他应激障碍、神经症、躯体形式障碍等疾病。

(二) 鉴别诊断

1. 其他应激相关障碍　PTSD应与急性应激障碍、适应障碍相鉴别。PTSD与前者的主要区别是起病的时间和病程。急性应激障碍在事件发生后迅速起病，病程较短，通常不超过1周。而适应障碍的诱发事件属于一般应激性事件，程度不严重。

2. 其他心理障碍　抑郁症可出现兴趣缺乏、言语和动作减少、感到前途茫然、有严重消极自杀言行等表现；焦虑症表现出紧张、警觉性增高、坐立不安；但二者都不存在与创伤性事件直接相关的回忆与梦境，也不会出现针对特殊场合出现的回避行为。如PTSD与这些疾病出现共病时，应做出鉴别诊断。

3. 器质性心理障碍　要注意遭受创伤性事件时是否出现头部或躯体外伤、一过性意识丧失等情况，排除器质性疾病的可能性。

四、应激相关障碍的治疗

应激相关障碍的治疗主要是应用某些方法处理症状，帮助患者正确认识疾病，提高患者的心理应付技能，学会自我治疗的某些方法，树立起自我战胜疾病的信心,以便防止反复。

由于应激源不同,又存在个体差异,因此采用治疗方法也不同。常用的治疗方法有心理治疗和药物治疗,或二者结合。

(一) 心理治疗

心理治疗对应激相关障碍的康复起着相当重要的作用,比药物治疗更持久有效。心理治疗可改善患者的症状,提高药物治疗效果,并能巩固疗效促使患者早日康复。

1. 帮助患者尽快脱离应激源,改变与创伤有关的生活环境。这对应激相关障碍的治疗非常重要。

2. 在疾病急性期应给予支持性或疏导性心理治疗。使患者的情感得到疏泄或释放,使其情绪能够稳定下来,对缓解症状有很大帮助。此时不宜采用让患者回忆创伤性事件的认知疗法或暴露疗法,这些方法可能会使患者在不适宜的情况下再次体验创伤性经历,有加重病情的可能性。

3. 帮助患者认识有关的应激源,正视和面对现实,让患者认识人生中会遇到各种各样意想不到的困难,生活就是和自然作斗争,就是和各种预料不到的境遇作斗争。鼓励患者调整自己,去适应和处理各种事物,应付不同应激,适应各种环境。这对应激相关障碍的症状缓解很有帮助。

4. 患者的主要表现为恐惧,可采用暴露疗法,它常作为系统脱敏疗法的一部分。此方法对病前精神状况良好、病前无明显的创伤性经历、创伤事件是单次孤立发生的、无严重的抑郁或物质滥用病史、有严重的闯入性回忆的患者有明显疗效。

5. 鼓励患者锻炼自己的意志,发挥患者的主观能动性,培养其独立应付或处理各种复杂情况的能力。

6. 采用道家处世养生法,改变价值观念,减缓应激。道家处世养生法,主要有4条原则:"利而不害,为而不争;少私寡欲,知足知止;知和处下,以柔克刚;清静无为,顺其自然"。

7. 进行家庭治疗、社会环境治疗,使患者获得家庭和社会的支持和帮助,有助于尽快康复。此外,还可让患者之间建立"互助组",使患者增加对彼此的关注,建立团队间的安全感和信任感,改变无助感和被动状态,增强自信心。

(二) 药物治疗

对临床症状明显的患者,常需要药物治疗,以便尽快减轻症状,为心理治疗打好基础。药物治疗以对症治疗为主,对创伤后应激障碍尤其重要。但应注意,药物剂量不宜过大,疗程因人而异,多数患者应治疗 3~6 个月。

1. 抗焦虑剂　抗焦虑剂能降低患者的警觉程度,治疗焦虑和抑制记忆的回闪、再现,从而改善患者的焦虑情绪和睡眠障碍。但应注意其停药时常产生撤药症状,易出现反弹。常用的抗焦虑剂主要有艾司唑仑、阿普唑仑、地西泮等。

2. 抗抑郁药物　目前选择性 5-羟色胺再摄取抑制剂(SSRI)已被广泛用于治疗应激相关障碍,特别是创伤后应激障碍(PTSD)。主要用于改善患者的抑郁情绪。有研究证明,舍曲林对 PTSD 常见的三组症状群都比安慰剂有更好的疗效,特别是记忆回闪和情感麻木症状群。氟西汀对 PTSD 患者都有显著疗效。前瞻性研究发现,用氟西汀治疗 6 个月或更长时间能改善症状和减少残疾,比短期治疗效果好,如经 3 个月治疗后,再维持治疗 15 个月,则疗效更好。SSRI 类药物的疗效肯定,但其胃肠道和性功能方面的不良反应较多。三环类抗抑郁剂(TCA)和单胺氧化酶抑制剂(MAOI)对改善应激相关障碍患者抑郁症状亦有很好疗效,但其严重的不良反应限制了它们的应用。

3. 抗精神病药　抗精神病药主要用于治疗兴奋、激越和幻觉妄想症状,可选用氯丙嗪、奋乃静、氟哌啶醇等经典抗精神病药或利培酮、喹硫平、奥氮平、齐拉西酮等非经典抗精神病药。药物剂量和用药时间可根据临床情况而定,一般剂量较低、不需长期用药。

参考文献

1. 张涓,胡大一等. 抑郁与心血管疾病. 北京:中国环境科学出版社,1999.

2. Braunwald 著;陈灏珠主译. 心脏病学(第五版). 北京:人民卫生出版社,2000.

3. 吴文源,季建林. 综合医院精神卫生. 上海:上海科学技术文献出版社,2001.

4. 徐俊冕. 医学心理学. 上海:上海医科大学出版社,1996.

5. 胜利. 不明原因的胸痛(一)、(二). 第二届全国心身医学研讨会,1998.

6. 中华医学会精神科学会、南京医科大学脑科医院. 中国精神疾病分类方案与诊断标准. 南京:东南大学出版社,1998.

7. 杨菊贤,陈玉龙,毛家亮等. 内科医生眼中的心理障碍. 上海:上海科学技术出版社,2007.

8. 伊铭. 联合早报网. 2003-09-11.

9. William E. Schlenger,Juesta M. Caddell,Lori Ebert,et al. *Psychological Reactions to Terrorist Attacks*. JAMA. 2002,288,581-588.

10. 赵忠新. 临床睡眠障碍学. 上海:上海第二医科大学出版社,2003

11. 朱晓彤. 睡眠生物节律的神经生物学研究. 长沙:国外医学精神病学分册,2005,32(2):117-121.

12. Watanabe T, Kajimura N, Kato M, et al. *Sleep and circadian rhythm disturbances in patients with delayed sleep phase syndrome*. Sleep,2003,26(6):657-661

13. Benca RM. *Consequences of insomnia and its therapies*. J Clin Psy-

chiatry,2001,62(suppl):33-38

14. Stahl SM. 原著;于欣,司天梅译. 精神药理学精要:处方指南(第2版). 北京:北京大学医学出版社,2009

15. 郭念锋. 心理咨询师. 北京:民族出版社,2002

16. Klaus Grawe. *Psychological therapy*. Hogrefe & Huber Publishers,2004

17. Robert L. Leahy, E. Thomas Dowd(ed). *Clinical advances in cognitive psychotherapy:theory and application*. New York:Springer Pub. Co. 2002

18. Lipke,Howard. *EMDR and psychotherapy integration*. Boca Raton CRC Press,2000

19. Villar, Imelda Virginia G. *Brief psychodynamic strategies for counseling and psychotherapy*. De La Salle University Press,2001.

20. 沈渔邨. 精神病学(第5版). 北京:人民卫生出版社,2009.

21. 徐光兴. 临床心理学——心理咨询的理论与技术. 上海:上海教育出版社,2009.

22. 忻志鹏. 实用临床心理医学. 上海:上海医科大学出版社,1991.

23. (美)特鲁尔,(美)斐瑞斯著;丛中等译. 临床心理学:概念、方法和职业(第六版). 北京:中国轻工业出版社,2005.

24. (英)保罗·贝内特著;陈传峰,严建雯,金一波等译. 异常与临床心理学. 北京:人民邮电出版社,2005.

25. 季建林. 医学心理学(第四版). 上海:复旦大学出版社,2005.

26. 姚树桥等. 医学心理学. 北京:人民卫生出版社,2008.

27. 潘芳. 临床心理学. 天津:南开大学出版社,2005.

28. 张明. 临床心理学. 北京:科学出版社,2009.

29. 李心天. 医学心理学. 北京:中国协和医科大学出版社,1998.

30. 姜乾金. 医学心理学——临床心理问题指南. 北京:人民卫生出版社,2006.

31. 姜乾金. 医学心理学. 北京:人民卫生出版社,2005.

32. 钱铭怡. 变态心理学. 北京:北京大学出版社,2006.

33. 王建平. 变态心理学. 北京:高等教育出版社,2005.

34. 马欣川. 现代心理学理论流派. 上海:华东师范大学出版社,2003.

35. 李功迎. 情感障碍——变态心理学理论与应用系列丛书. 北京:人民卫生出版社,2009.

36. 福鲁德著,李虹等译. 变态心理学. 北京:清华大学出版社,2008.

37. 柯瑞格编;张秀华等译. 睡眠医学理论与实践. 北京:人民卫生出版社,2010.

38. 江开达. 精神药理学. 北京:人民卫生出版社,2006.

39. 王锦琰,罗非. 疼痛心理学的发展及其临床和社会意义. 中国疼痛医学杂志,2006,12(4):238~241.

40. 傅志俭. 临床疼痛学. 济南:山东科学技术出版社,2004.

41. 曹秋云. 高龄孕产妇的心理健康问题及处理. 中国实用妇科与产科杂志,2006,22(10):729~732.

42. The review panel on coronary-prone behavior and coronary heart disease. *Coronary-prone behavior and coronary heart disease:a critical review*. Circulation,1981,63(6):1199-1215.

43. 何耀,李兰荪,李良寿等. A型性格与冠状动脉病变的关系研究. 中华心血管杂志,1991,19(4):214-216.

44. Kryger MH,Roth T,Dement WC. *Principles and practice of sleep medicine*(4th ed). Elsevier Inc,2005,77,403.